北京大学预防医学核心教材
普通高等教育本科规划教材

供公共卫生与预防医学类及相关专业用

卫生化学教程

主　编　崔　蓉
编　委　（按姓名汉语拼音排序）
崔　蓉　北京大学公共卫生学院
施致雄　首都医科大学公共卫生学院
王　斌　北京大学公共卫生学院
王　晖　首都医科大学公共卫生学院
邬春华　复旦大学公共卫生学院
许珺辉　北京大学公共卫生学院
闫赖赖　北京大学公共卫生学院

北京大学医学出版社

WEISHENG HUAXUE JIAOCHENG

图书在版编目（CIP）数据

卫生化学教程 / 崔蓉主编．—北京：北京大学医学出版社，2023.11

ISBN 978-7-5659-3005-8

Ⅰ．①卫…　Ⅱ．①崔…　Ⅲ．①卫生学－分析化学－教材　Ⅳ．① R113

中国国家版本馆 CIP 数据核字（2023）第 192917 号

卫生化学教程

主　　编：崔　蓉
出版发行：北京大学医学出版社
地　　址：（100191）北京市海淀区学院路 38 号　北京大学医学部院内
电　　话：发行部 010-82802230；图书邮购 010-82802495
网　　址：http: //www.pumpress.com.cn
E-mail：booksale@bjmu.edu.cn
印　　刷：北京溢漾印刷有限公司
经　　销：新华书店
责任编辑：王孟通　　责任校对：靳新强　　责任印制：李　啸
开　　本：850 mm × 1168 mm　1/16　　印张：14.75　　字数：410 千字
版　　次：2023 年 11 月第 1 版　2023 年 11 月第 1 次印刷
书　　号：ISBN 978-7-5659-3005-8
定　　价：45.00 元

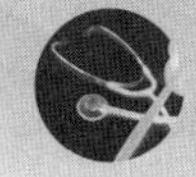

北京大学预防医学核心教材编审委员会

前言

结合卫生分析工作的内容和特点，本书分别介绍了误差与分析数据处理的相关内容，预防医学领域涉及的样品的采集、保存和预处理的基本原则和常用方法，以及选择和建立分析方法的一般原则。同时，对常用仪器分析法的基本原理、仪器结构、实验技术以及定性定量方法进行了系统阐述。全书共十四章，内容包括绪论，误差与分析数据处理，样品的采集、保存与预处理，紫外 - 可见吸收光谱法，分子荧光分析法，原子吸收光谱法，原子发射光谱法与原子荧光光谱法，电化学分析法，色谱分析法基础，气相色谱法，高效液相色谱法，离子色谱法，质谱法及其联用技术，以及分析方法的选择与建立。

本书主要面向公共卫生与预防医学类专业本科生，相关专业的教师、学生及分析测试人员等也可作为参考书使用。

本书力求做到条理清晰、概念明确、内容简洁。为便于学生更好地理解和掌握各章节的基本内容、各类仪器分析法的特点及其应用范围，书中附有案例分析及思考题与习题，可供自学参考。

崔　蓉

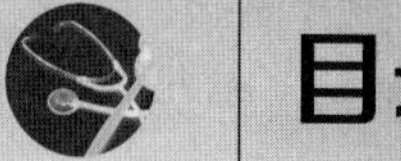

目录

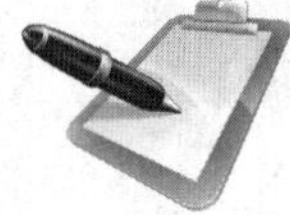

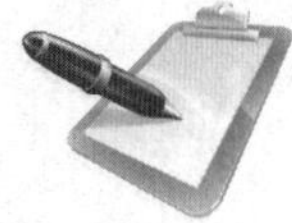

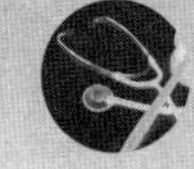

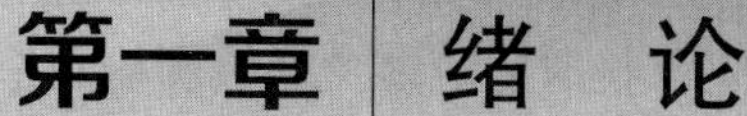

第一章 绪 论

卫生化学（sanitary chemistry）是将分析化学的基本理论和实验技术应用于公共卫生与预防医学领域，研究与人群健康相关的化学物质的质、量及其变化规律的学科。卫生化学始创于20世纪30年代，是分析化学和公共卫生与预防医学的交叉学科，致力于研发与人群健康相关的化学物质的分析方法和实验技术，获取有关被测物质的组成、含量、结构、形态等信息。

分析化学是化学的分支学科，根据分析对象的不同可分为无机分析和有机分析，二者的分析对象分别是无机物和有机物。根据样品中被测组分含量的不同可分为常量组分分析（大于1%）、微量组分分析（0.01%～1%）和痕量组分分析（小于0.01%）。根据分析任务的不同可分为定性分析、定量分析、结构分析和形态分析。通过定性分析可确定样品中包含哪些元素、离子、基团或化合物。定量分析可用于确定样品中组分的含量。结构分析可用于确定物质的分子结构、晶体结构。形态分析可用于确定样品中物质的存在形式。

根据分析方法原理的不同，分析化学可分为化学分析和仪器分析。化学分析法是指依据被测物质的化学反应来确定物质的组成和含量的分析方法，是分析化学的基础。仪器分析法是指依据被测物质的物理性质或物理化学性质对物质进行定性、定量和结构分析的分析方法。化学分析法主要包括滴定分析法和重量分析法，多用于含量大于1%的常量组分的分析，准确度高，分析成本低，所用的仪器设备较为简单。仪器分析法是在化学分析法的基础之上发展而成的一类分析方法，依据分析原理可分为光谱分析法、电化学分析法、色谱分析法和其他仪器分析法（质谱法、中子活化法、热分析法等），测定时使用的分析仪器较为精密和复杂。

人民健康是民族昌盛和国家强盛的重要标志。公共卫生与预防医学旨在通过采取一系列有效措施，创造健康的生产与生活环境，预防和控制疾病，保护和促进人群健康，提高公众的生命质量。一方面，科学技术的进步和社会经济水平的提升使人们的生活水平得以逐步提高，对自身的健康状况与生活质量有了更高的要求。另一方面，伴随着科学技术的迅猛发展，人类的生产和生活活动引发了诸多破坏环境、危害公共安全的问题。例如，在工业生产过程中，废水废气不经处理的直接排放对水质和大气造成污染；在农业生产中，化肥、农药和除草剂的大量使用导致农作物和食品中残留农药和重金属超标；在日常生活中，大量化学制品的消费与使用对人体健康和环境造成一定的潜在威胁；全球气温的异常升高引发自然灾害增加、农作物减产和生态环境受到破坏，直接或间接地对人类健康造成不利影响。再有，随着工农业的不断发展，污染物的种类和数量与日俱增。某些新型污染物尽管含量很低，但在环境中不易降解，可长期存留，具有持久性和生物累积性，且多数具有致畸、致癌和致突变作用，对人体健康和生态系统都有潜在风险。大自然是人类赖以生存发展的基本条件。只有尊重自然、顺应自然、保护自然，方能在长久地、可持续性地发展经济的同时实现人与自然的和谐共生。为应对和解决不断涌现的新问题和新挑战，公共卫生与预防医学的研究内容与研究方向也在不断地调整与变化中。

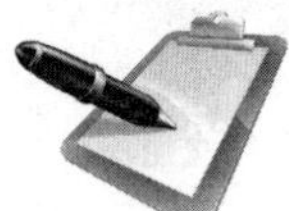

卫生化学的研究对象是与人群健康相关的化学物质，分析的样品主要包括环境样品、食品、日用化学品和生物样品等。样品的种类多、来源广泛、组成复杂。一些样品中，多种无机成分和有机成分并存，测定时基体干扰较大。为此，样品测定前常需要进行必要的预处理以去除共存组分的干扰，而对一些复杂样品的预处理常需要采取多个实验步骤方能取得较理想的处理效果。同时，为提高测定结果的准确度，在去除干扰时还应避免对被测物质造成损失。而不同种类的样品其基体干扰可能不尽相同。例如，土壤样品和水样尽管同为环境样品，但其样品的基体组成有较大差异，因此采取的样品预处理方法也会有所不同。再有，卫生化学所分析的样品中，被测物质含量的差别较大，包括常量组分、微量组分、痕量组分甚至超痕量组分。测定某些含量过低的组分时，需选择灵敏度足够高的分析方法，或者将样品富集后再行测定。鉴于卫生化学所分析的样品具有上述特点，与一般的分析化学相比，要实现对被测物质的准确分析，对分析方法的准确度、灵敏度和选择性等都有较高的要求。

现代科学技术的进步，以及物理学、电子学、数学和计算机等学科和技术的不断发展使得分析化学由经典的化学分析逐步转向仪器分析。仪器分析法具有准确、灵敏、快速、选择性好、自动化程度高、应用广泛等优点，可对复杂样品中的低含量组分进行准确定量，通过对分析数据的处理和分析，可获取有关被测物质的多方面的有效信息。因此，仪器分析法已成为公共卫生与预防医学领域中检测化学物质常用的分析方法。一些常用的仪器分析法的基本理论和实验技术是卫生化学教程介绍的重点内容。

一、卫生化学的主要内容和任务

卫生分析过程主要包括样品的采集、保存、预处理，分析方法的选择，样品的测定，分析数据的处理以及分析结果的报告。结合卫生分析工作的实际内容与特点，卫生化学主要介绍误差与分析数据处理的相关内容，预防医学领域涉及的样品的采集、保存和预处理的基本原则和常用方法，常用的仪器分析法的基本原理、仪器结构、实验技术和定性定量方法，以及选择和建立分析方法的一般原则。常用的仪器分析法包括紫外 - 可见吸收光谱法、分子荧光分析法、原子吸收光谱法、原子发射光谱法与原子荧光光谱法、电化学分析法、气相色谱法、高效液相色谱法、离子色谱法以及质谱法及其联用技术。

卫生化学是预防医学专业本科生的专业基础必修课，包括理论课和实验课两部分内容。通过对卫生化学教程内容的讲授，同时结合实验课的教学和对学生基本技能的训练，使学生在掌握常用仪器分析法的基本原理、实验技术和基本操作技能的基础上，了解不同分析方法的特点及其适用范围，学习和掌握在实际工作中如何选择和应用适合的分析方法完成对被测物质的分析。

二、卫生化学的作用

公共卫生与预防医学领域重点关注人群健康，某些化学物质的性质、结构、种类、含量及其存在形式均与人体健康相关，因此该领域开展的研究常有赖于相关化学物质的分析结果。而在一些实际样品中，不仅样品的基体组成复杂，多组分与被测物质共存，而且被测物质的含量常常很低，例如在大气中的浓度为 pg/m^3 级，水体中的浓度为 ng/L 级甚至更低，而已有的分析方法的选择性和灵敏度水平可能达不到要求，因此样品测定前需要对被测物质进行有效的提取、净化和富集。而一些传统的样品预处理方法多为手动操作，样品量较大时，完成样品的预处理常常需要耗费较长时间，且被测物质的提取效率及测定结果的准确度和精密度不一定理想。为解决上述问题，常需要优化、选择或者建立新的样品预处理方法和新的分析方法以满足定量分析需求。

卫生化学的研究对象涉及公共卫生与预防医学各领域，可为多学科开展的与人群健康相关

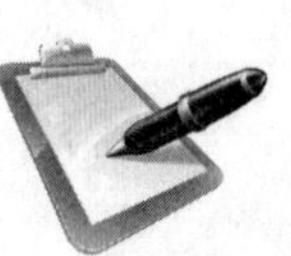

的研究提供有关化学物质的方法学研究、技术支持和基础实验数据。例如，通过测定大气、土壤、水及工作场所中污染物的水平，可为环境质量评价提供分析数据。同时，通过对环境样品的分析，可以了解污染物的种类、含量、分布特点和污染现状，开展污染物的源解析及迁移转化规律等相关研究，及时发现和解决环境污染问题；通过对食品中的营养成分和添加剂进行分析，可判定食品中的营养成分是否达标，添加剂的种类、使用范围和使用量是否符合相关卫生标准的要求，了解食品的质量和安全性；通过对化妆品中限制使用和禁止使用的物质进行分析，可为化妆品的安全性评价提供实验数据；人体中微量元素含量的检测结果可用于开展微量元素与人体健康的相关研究；测定动物染毒后不同时间、不同器官中毒物及其代谢产物的含量，有助于了解毒物在不同器官中的分布情况及毒物的代谢规律等。

同时，卫生化学的分析理论和实验技术可用于制定卫生标准和研制标准检验方法，例如食品标准检验方法、室内空气质量标准检验方法、化妆品标准检验方法、生活饮用水标准检验方法等。制定的卫生标准与研制的标准检验方法还可用于指导和开展卫生监督工作。

三、卫生化学的学科发展

现代分析化学将数学、物理学、计算机科学、环境科学、生命科学、信息科学、材料科学等多学科的理论和技术与化学相结合，可以更全面地获取有关被测物质的化学信息。与此同时，公共卫生与预防医学事业的不断发展也促进了卫生化学的学科发展与进一步完善。新的测定方法的研发、新的仪器设备的研制、新的实验技术的应用，都使得卫生化学的分析理论和技术手段得以不断更新，其内容也愈加丰富。

化学计量学作为化学的分支学科，是一门数学、统计学、计算机技术与化学相结合的交叉学科。自 20 世纪 70 年代始，化学计量学已越来越多地应用于分析化学中，且发挥了重要作用。化学计量学包含采样理论与方法、多元校正与多元分辨、试验设计与优化、分析信号处理、化学模式识别和化学专家系统等多方面的内容。与传统的分析化学方法相比，化学计量学通过设计测量程序，可以科学高效地安排实验方案，优化分析过程，及时发现和解决测量过程中出现的问题。在卫生化学中应用化学计量学的理论和方法，可以有效提高卫生分析工作的质量和效率。同时，通过对分析数据的处理和解析，可从中最大限度地提取有关被测物质的有效信息。

分析仪器的创新改进与更新换代为仪器分析法的持续发展提供了坚实的基础。伴随着科学技术的进步与发展，激光技术、等离子体技术、计算机技术、多机联用技术等被不断引入分析仪器中，改善和提升了仪器多方面的性能，显著扩充了仪器的使用范围。例如，电感耦合等离子体串联质谱法可以有效提升仪器的检测性能，应用于一些对灵敏度要求较高的元素的分析。液相色谱串联质谱法具有灵敏度高、特异性强、分析速度快、分离能力强等优势，对于基体复杂的生物样品亦可获得较理想的分析结果。而且，一次进样可同时检测多种被测物质，分析效率高。

此外，分析仪器的自动化程度不断提高，部分分析仪器业已实现全自动化。仪器配备的软件系统使得分析仪器的操作更加简便和智能。再有，便携式自动分析仪已越来越多地应用于卫生分析中，仪器方便携带，使得分析工作更加便捷和高效。

卫生化学的分析工作可以涵盖从常量组分到超痕量组分的分析，可为不同含量的组分分别提供适合的分析方法；对被测物质的测定既可以采用传统的离线分析，也可以采用在线分析，以便实现对被测物质的快速、精准的实时分析，例如对大气中的污染物浓度进行实时监控。再者，对样品的测定既可以是常见的破坏性分析，也可以采用无损分析。例如采用光谱分析法对食品做无损分析，检测食品质量。

新形势下，为满足不同情况下对分析工作的不同要求，卫生化学一直致力于提高分析方法

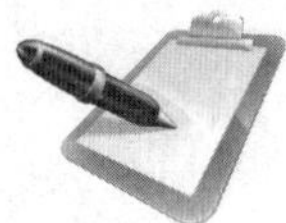

的准确度、灵敏度、选择性和线性范围，力求能够快速、灵敏、准确、高效、自动化地完成对被测物质的分析。例如，电感耦合等离子体原子发射光谱法可同时完成十几种元素的分析，检出限可达 10^{-12} g/ml，线性范围可达 6 ~ 7 个数量级，灵敏度高，线性范围宽。气相色谱法对于结构、性质相似的同分异构体亦能有效地分离测定，选择性好；检出限可达 10^{-14} g/ml，灵敏度高；对某些样品，仅需几分钟即可完成测定，分析速度快。再有，色谱法与质谱法的联用技术已广泛应用于对复杂组分的分离鉴定。与单一的色谱法相比，色谱法与质谱法的联用能够更准确地完成对被测物质的定性和定量分析。气相色谱法与质谱法的联用可用于对低分子量和挥发性化合物的分离分析。高效液相色谱法与质谱法的联用可对大分子量化合物、不挥发化合物、热不稳定化合物和极性化合物进行分析测定，很好地弥补了气相色谱法与质谱法联用技术的不足，应用范围更为广泛。

思考题与习题

第 1 章 思考题与习题解析

1. 简述卫生化学的主要内容。
2. 与分析化学相比，卫生化学有何特点？
3. 简述化学分析法与仪器分析法的区别。

（崔　蓉）

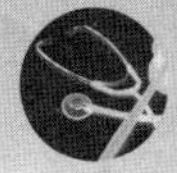

第二章 误差与分析数据处理

卫生分析工作中，由于受到各种主客观因素的影响和制约，测得的试样中某被测组分的含量与其真实含量不同，其差值即为误差（error）。分析过程中，误差是客观存在的，不可能完全消除。为了提高分析结果的准确性，可在分析工作的全过程积极采取有效措施，控制和减小误差。与此同时，科学地处理实验数据，可以减小误差对分析结果的影响，提高分析工作的质量。

第一节 误差的分类

误差可能来源于分析工作的每一个步骤。依据误差的性质和来源的不同，可将其分为系统误差（systematic error）和随机误差（random error）两类。

一、系统误差

系统误差是指分析过程中，由某些确定性因素引起的误差。测量过程中，系统误差的大小和正负的变化具有确定性和规律性，重复测量时可重复出现。系统误差的产生主要源自以下几个方面：

1．方法误差 即实验方案和分析方法不完善引起的误差。例如，采集气态样品时，所选择的吸收液吸收效率过低；样品保存不当，致使被测物质的含量或形态发生了变化；样品预处理过程中造成了被测物质的损失；样品测定过程中，干扰物的存在使得被测物质的定量结果偏高等。

2．仪器与试剂误差 即由使用的分析仪器和试剂引起的误差。例如，分析仪器不够精密；试剂中杂质的存在影响被测物质的准确定量等。

3．主观误差 即分析人员的主观因素引起的误差。例如，使用刻度吸管吸取液体时，读数总是偏大或者偏小。

系统误差的存在可使被测物质的测量结果偏低或偏高。理论上，系统误差的大小和正负可以测量。实际工作中，可通过方法完善、仪器校准、试剂提纯、空白试验等方法，减小和校正系统误差。

二、随机误差

随机误差是指分析过程中，由一些偶然因素引起的误差。如实验室的温度、湿度、气压等的微小变化引起的测量结果的变化。单次测量结果中，随机误差的大小和正负具有随机性，而同一样品无限多次重复测量结果的随机误差服从正态分布（normal distribution），见图 2-1。图中，横坐标 u 为误差值单位，纵坐标 y 为概率密度。

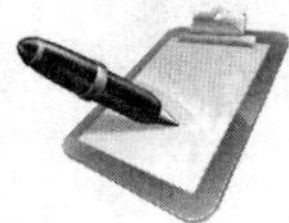

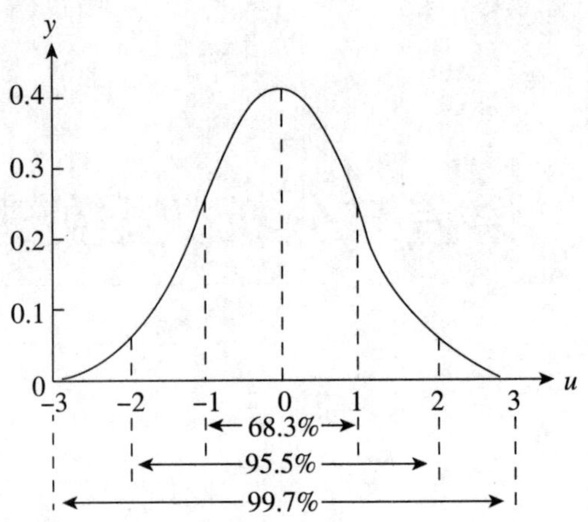

图 2-1　随机误差的正态分布曲线

$u=\frac{x-\mu}{\sigma}$（式中 x 为测量值，μ 为总体平均值，σ 为多次测量的总体标准偏差）。概率密度 y 即测量值出现的概率。如图 2-1 所示，对同一样品进行无限多次重复测量时，绝对值小的误差出现的概率大，绝对值大的误差出现的概率小，且绝对值相等的正负误差出现的概率相同，可相互抵消。因此，实际工作中，可对同一样品进行多次重复测量，取其平均值，以减小随机误差对测量结果的影响。

此外，由于分析人员的疏忽大意或操作失误造成的过失误差（gross error）也会导致测量结果偏离其真实值。在实际工作中，若确认存在过失误差，其相应的实验数据应舍弃。

第二节　准确度与精密度

准确度（accuracy）和精密度（precision）是评价分析方法的两项重要指标，同时，可反映分析过程中误差的大小。

一、准确度

准确度是指测量值与其真值的符合程度，可以用绝对误差（absolute error，E）和相对误差（relative error，RE）来表示。

绝对误差即测量值与其真值的差值，相对误差则为绝对误差与测量值的真值之比。

$$E=x-\mu \tag{2-1}$$

$$RE=\frac{E}{\mu}\times 100\% \tag{2-2}$$

上式中，x 为测量值，μ 为其真值。其中，绝对误差的单位与测量值相同，相对误差无单位。显然，绝对误差越小，分析结果的准确度越高。实际工作中，可用相对误差比较不同测量结果间准确度的高低。

二、精密度

精密度是指在相同实验条件下，同一样品多次平行测量结果间的符合程度，可用不同形式的偏差来表示。偏差越大，则测量结果间的精密度越差。

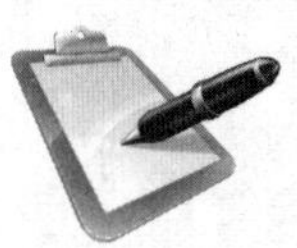

1．绝对偏差（absolute deviation，*d*） 即一组平行测量值中，某单次测量值与其平均值之差。

$$d = x_i - \bar{x} \tag{2-3}$$

上式中，x_i 表示单次测量值，$\bar{x}$ 为一组测量值的平均值。

2．平均偏差（average deviation，$\bar{d}$） 即各单次测量值绝对偏差的绝对值的平均值。

$$\bar{d} = \frac{|d_1| + |d_2| + |d_3| + \cdots + |d_n|}{n} = \frac{\sum_{i=1}^{n} |x_i - \bar{x}|}{n} \tag{2-4}$$

上式中，n 为平行测量次数。

3．相对平均偏差（relative average deviation，$R\bar{d}$） 即平均偏差与测量值的平均值之比。

$$R\bar{d} = \frac{\bar{d}}{\bar{x}} \times 100\% \tag{2-5}$$

4．标准偏差（standard deviation，*s*） 实际工作中，对被测样品无法做到无限次测量。当测量次数有限时，可用样本标准偏差 s 表示平行测量值的精密度。

$$S = \sqrt{\frac{d_1^2 + d_2^2 + d_3^2 + \cdots + d_n^2}{n-1}} = \sqrt{\frac{\sum_{i=1}^{n} (x_i - \bar{x})^2}{n-1}} \tag{2-6}$$

5．相对标准偏差（relative standard deviation，*RSD*） 即标准偏差与测量值的平均值之比。

$$RSD = \frac{s}{\bar{x}} \times 100\% \tag{2-7}$$

上述各种不同形式的偏差中，相对于平均偏差，在计算标准偏差时，使用了平行测量值中各单次测量值绝对偏差的平方和，使得绝对值大的绝对偏差在标准偏差的计算结果中贡献更大，即偏差较大的测量值对测量结果精密度的影响在标准偏差中表现得更为突出。因此，实际工作中多用标准偏差和相对标准偏差表示测量结果的精密度。其中，相对标准偏差可用于比较不同测量结果间精密度的好坏。

在分析工作中，准确度和精密度可用于评价分析方法和测量结果的优劣。精密度高，表明分析方法或测量系统中包含的随机误差较小，测量结果的重复性好。准确度高，说明分析方法或测量系统中的系统误差和随机误差都已控制在较低水平。若分析方法或测量系统中存在较大的系统误差，那么即使测量结果具有高精密度，测量结果的准确度也难以满足卫生分析的要求。因此，实际工作中，必须同时控制系统误差和随机误差的大小，以保证测量结果的高精密度和高准确度。

第三节　分析数据的处理

卫生分析工作中，测量所得的原始实验数据常需要经过一系列的运算，方能获得被测物质的分析结果。测量过程中，实验数据的读取和记录、测量结果中可疑数据的判别与取舍，都关系到测量结果的准确性。因此，科学地处理实验数据，是分析工作中不可或缺的重要内容。

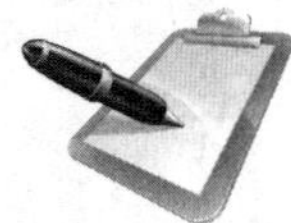

一、有效数字

（一）有效数字的概念

有效数字（significant digits）是指测量过程中能测得的有实际意义的数字。有效数字的位数与仪器测量的精度有关。例如，有效数字 25.10 和 25.100 所对应的仪器的测量精度不同。有效数字中，仅末位数字是可疑的，其余数字都是准确的。

记录测量数据时，应根据所用仪器的精度水平正确保留有效数字的位数。以“0”结尾的整数，可用指数形式表示其有效数字位数，例如 3380 可记为 3.38×10^3。测量数据中的数字“0”若仅用于定位，如 0.0086 中的“0”不是有效数字，而 60.52 和 55.10 中的“0”则均为有效数字。

（二）有效数字的修约

有效数字可按照“四舍六入五成双”的规则进行修约。若拟修约的第一位数字小于 5，舍去；大于 5 或等于 5 且后面的数字不全为 0，进一位；等于 5 且后面的数字全为 0，则 5 之前的数字是奇数时，进一位；偶数时，舍去。例如 7.1532、55.682、12.1501、33.750 和 66.6500 修约为三位有效数字时，其结果分别为 7.15、55.7、12.2、33.8 和 66.6。

（三）有效数字的运算

有效数字的运算过程中，应按照有效数字的修约规则正确保留有效数字位数。

1．加减运算 以小数点后有效数字位数最少的数据（绝对误差最大）为准，保留运算结果小数点后的有效数字位数。运算过程中其他数据可多保留一位有效数字。

例如：$15.38+5.6-2.528\approx15.38+5.6-2.53\approx18.4$。

2．乘除运算 以有效数字位数最少的数据（相对误差最大）为准，保留运算结果的有效数字位数。运算过程中其他数据可多保留一位有效数字。

例如：$33.12\times25.375\div18.6\approx33.12\times25.38\div18.6\approx45.2$。

3．乘方和开方运算 运算结果与原数据保留相同的有效数字位数。

4．对数和反对数运算 运算结果中，对数尾数与真数保留相同的有效数字位数。

二、可疑值的取舍

可疑值（suspect value）是指对同一样品进行平行测量时，测得的数据中，明显偏离其他测量值的数据。若该数据已确认是因为过失误差引起的，则应舍弃。若无法判明其原因，就需要借助统计学方法，对可疑值进行判断，以决定其取舍。常用的统计学方法有 Q 检验法和 Grubbs 检验法。

（一）Q 检验法

Q 检验法可用于测量次数较少（$n=3\sim10$）时，一组平行测量值中可疑值的检验。首先，将测量值由小到大排序：x_1，x_2，x_3，……，x_n。其次，将可疑值（x_1 或 x_n）与其邻近的测量值（x_2 或 x_{n-1}）代入式（2-8），计算 Q 值（$Q_{计}$），并与表 2-1 中查得的 Q 值（$Q_{表}$）进行比较。表中，Q 值下标为置信水平。

$$Q=\frac{\left|x_{可疑}-x_{邻近}\right|}{x_n-x_1} \tag{2-8}$$

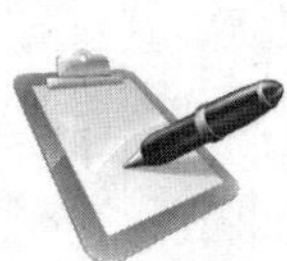

若 $Q_{计} > Q_{表}$，则该可疑值应舍去；否则，可以保留。

表2-1　Q值表

n	3	4	5	6	7	8	9	10
$Q_{0.90}$	0.94	0.76	0.64	0.56	0.51	0.47	0.44	0.41
$Q_{0.95}$	0.97	0.84	0.73	0.64	0.59	0.54	0.51	0.49
$Q_{0.99}$	0.99	0.93	0.82	0.74	0.68	0.63	0.60	0.57

例 2-1　某样品溶液荧光强度的平行测量结果为 45.6、47.3、44.8、46.8、43.7 和 47.1，请判断 43.7 是否应舍去（置信水平：0.95）。

解：$Q=\dfrac{|43.7-44.8|}{47.3-43.7}=\dfrac{1.1}{3.6}=0.31$

查表，n=6 时，$Q_{0.95}$=0.64，$Q_{计} < Q_{表}$，43.7 不应舍去。

（二）Grubbs 检验法

Grubbs 检验法可用于一组平行测量值以及多组平行测量值均值中可疑值的检验。首先，将测量值由小到大排序：x_1，x_2，x_3，……，x_n。其次，计算测量值的均值（$\bar{x}$）、标准偏差（s）和 T 值（$T_{计}$），并与表 2-2 中查得的 T 值（$T_{表}$）进行比较。表中，α 为显著性水平。

$$T=\frac{|x_{可疑}-\bar{x}|}{s} \tag{2-9}$$

若 $T_{计} > T_{表}$，则该可疑值应舍去；否则，可以保留。

表2-2　T值表

n	α		n	α	
	0.05	0.01		0.05	0.01
3	1.153	1.155	15	2.409	2.705
4	1.463	1.492	16	2.443	2.747
5	1.672	1.749	17	2.475	2.785
6	1.822	1.944	18	2.504	2.821
7	1.938	2.097	19	2.532	2.854
8	2.032	2.221	20	2.557	2.884
9	2.110	2.323	21	2.580	2.912
10	2.176	2.410	22	2.603	2.939
11	2.234	2.485	23	2.624	2.963
12	2.285	2.550	24	2.644	2.987
13	2.331	2.607	25	2.663	3.009
14	2.371	2.659	26	2.681	3.029

例 2-2　某茶叶中铁元素的原子吸收值的平行测量结果为 0.3891、0.3756、0.3882、0.3877、

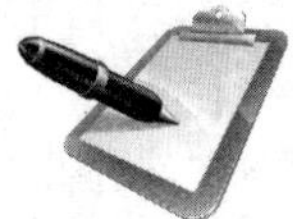

0.3799、0.3781、0.3802、0.3853、0.3738、0.3823、0.3795 和 0.3955，请判断 0.3955 是否应保留（α=0.01）。

解：$\bar{x}$=0.3829，s=0.0063

$$T=\frac{|0.3955-0.3829|}{0.0063}=2.0$$

查表，n=12，α=0.01 时，$T_{表}$=2.550，$T_{计}< T_{表}$，0.3955 应保留。

三、分析数据的显著性检验

分析工作中，常遇到需要对不同实验条件下测量的分析数据进行比较的问题。例如，不同实验室或不同分析人员对同一样品的测量结果的比较，或者新建立的分析方法与标准方法对同一样品的测量结果的比较等。由于误差的客观存在，测量结果间会存在差异。采用显著性检验（significance tests）的方法，如 F 检验法和 t 检验法，可判断测量结果间的差异是否具有统计学意义。

（一）F 检验法

比较两组测量结果间精密度的差异是否具有统计学意义，可采用 F 检验法。将两组测量结果的方差（s_1^2 和 s_2^2，且 $s_1^2 > s_2^2$）代入式（2-10），计算 F 值（$F_{计}$），并与表 2-3 中查得的 F 值（$F_{表}$）进行比较。表中，f_1、f_2 分别为两组测量数据的自由度（$f_1=n_1-1$，$f_2=n_2-1$）。

$$F=\frac{s_1^2}{s_2^2} \tag{2-10}$$

若 $F_{计}> F_{表}$，表明两组测量结果间精密度的差异有统计学意义。否则，说明数据间精密度的差异仍在允许范围内。

表2-3 F值表（α=0.05）

f_2	f_1										
	2	**3**	**4**	**5**	**6**	**7**	**8**	**9**	**10**	**20**	**∞**
2	19.00	19.16	19.25	19.30	19.33	19.35	19.37	19.38	19.40	19.45	19.50
3	9.55	9.28	9.12	9.01	8.94	8.89	8.85	8.81	8.79	8.66	8.53
4	6.94	6.59	6.39	6.26	6.16	6.09	6.04	6.00	5.96	5.80	5.63
5	5.79	5.41	5.19	5.05	4.95	4.88	4.82	4.77	4.74	4.56	4.37
6	5.14	4.76	4.53	4.39	4.28	4.21	4.15	4.10	4.06	3.87	3.67
7	4.74	4.35	4.12	3.97	3.87	3.79	3.73	3.68	3.64	3.44	3.23
8	4.46	4.07	3.84	3.69	3.58	3.50	3.44	3.39	3.35	3.15	2.93
9	4.26	3.86	3.63	3.48	3.37	3.29	3.23	3.18	3.14	2.94	2.71
10	4.10	3.71	3.48	3.33	3.22	3.14	3.07	3.02	2.98	2.77	2.54
20	3.49	3.10	2.87	2.71	2.60	2.51	2.45	2.39	2.35	2.12	1.84
∞	3.00	2.60	2.37	2.21	2.10	2.01	1.94	1.88	1.83	1.58	1.00

例 2-3 甲、乙两个实验室采用相同的分析方法测量饮用水中某消毒副产物的含量，测量结果分别为 57.8 ng/L、59.2 ng/L、54.3 ng/L、55.6 ng/L 和 53.3 ng/L、55.9 ng/L、54.1 ng/L、57.2 ng/L，请判断两组测量结果精密度的差异有无统计学意义（α=0.05）。

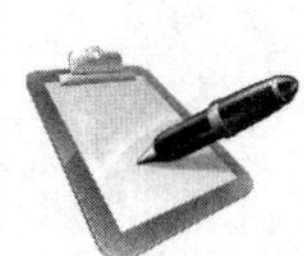

解：$s_甲^2=4.80$，$s_乙^2=3.10$，$s_甲^2>s_乙^2$，$F_计=\dfrac{s_甲^2}{s_乙^2}=1.55$

查表，$f_1=f_2=3$，$F_{0.05}=9.28$，$F_计<F_{0.05}$，表明两组测量结果精密度的差异无统计学意义。

（二）*t* 检验法

比较一组测量值的平均值与标准值，或者两组测量值的平均值间的差异是否具有统计学意义，可采用 *t* 检验法。

1．测量值的平均值与标准值的比较　将测量值的平均值（$\bar{x}$）与标准偏差（s）代入式（2-11），计算 *t* 值（$t_计$），并与表 2-4 中查得的 *t* 值（$t_表$）进行比较。式中，μ 为标准值。

$$t=\frac{|\bar{x}-\mu|}{s}\sqrt{n} \tag{2-11}$$

若 $t_计>t_表$，即平均值与标准值间的差异已超出随机误差的允许范围，差异具有统计学意义，表明分析方法或测量系统中存在系统误差。否则，表明测量结果间的差异源于随机误差。

例 2-4　采用新方法测定某标准物质中元素 A 的含量，平行测量结果为 22.82 μg/g、21.33 μg/g、23.10 μg/g、20.93 μg/g、22.56 μg/g，已知标准值为 22.38 μg/g，请判断新方法是否存在系统误差（α=0.05）。

解：$\bar{x}=22.15$ μg/g，$s=0.96$ μg/g，$t=\dfrac{|\bar{x}-\mu|}{s}\sqrt{n}=\dfrac{|22.15-22.38|}{0.96}\sqrt{5}=0.54$

查表，f=4，$t_{0.05}$=2.78，$t_计<t_{0.05}$，说明新方法不存在系统误差。

2．两组测量值的平均值的比较　首先，用 *F* 检验法判断两组测量值精密度的差异是否具有统计学意义。若差异无统计学意义，将两组测量值的标准偏差 s_1、s_2 和测量次数 n_1、n_2 代入式（2-12），计算两组数据的合并标准偏差 s：

$$s=\sqrt{\frac{(n_1-1)s_1^2+(n_2-1)s_2^2}{n_1+n_2-2}} \tag{2-12}$$

将两组测量值的平均值 $\bar{x}_1$、$\bar{x}_2$ 和合并标准偏差 s 代入式（2-13），计算 *t* 值（$t_计$），并与表 2-4 中查得的 *t* 值（$t_表$）进行比较。

$$t=\frac{|\bar{x}_1-\bar{x}_2|}{s}\sqrt{\frac{n_1n_2}{n_1+n_2}} \tag{2-13}$$

若 $t_计>t_表$，表示两组平均值间存在系统误差，差异具有统计学意义。否则，说明差异无统计学意义。

表2-4　*t*值表

f	α			*f*	α		
	0.10	**0.05**	**0.01**		**0.10**	**0.05**	**0.01**
2	2.92	4.30	9.93	6	1.94	2.45	3.71
3	2.35	3.18	5.84	7	1.90	2.36	3.50
4	2.13	2.78	4.60	8	1.86	2.31	3.36
5	2.02	2.57	4.03	9	1.83	2.26	3.25

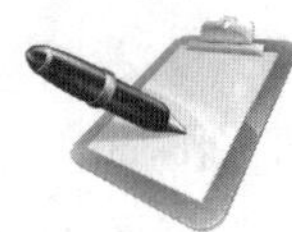

续表

f	α			f	α		
	0.10	0.05	0.01		0.10	0.05	0.01
10	1.81	2.23	3.17	16	1.75	2.12	2.92
11	1.80	2.20	3.11	17	1.74	2.11	2.90
12	1.78	2.18	3.06	18	1.73	2.10	2.88
13	1.77	2.16	3.01	19	1.73	2.09	2.86
14	1.76	2.14	2.98	20	1.73	2.09	2.85
15	1.75	2.13	2.95	∞	1.65	1.96	2.58

注：自由度 $f=n_1+n_2-2$

例 2-5 甲乙两个分析人员测量同一试样，测量结果的平均值和标准偏差分别为 33.91 mol/L、0.22 mol/L（n=6）和 36.28 mol/L、0.31 mol/L（n=8）。请判断甲乙二人的测量结果间是否存在系统误差（α=0.05）。

解：$F_{计}=\dfrac{s_{乙}^2}{s_{甲}^2}=1.99$

查表，$f_1=7$，$f_2=5$，$F_{0.05}=4.88$，$F_{计}<F_{0.05}$，表明甲乙二人测量结果的精密度差异无统计学意义。

$$s=\sqrt{\frac{(n_1-1)s_1^{\ 2}+(n_2-1)s_2^{\ 2}}{n_1+n_2-2}}=\sqrt{\frac{(8-1)\times 0.31^2+(6-1)\times 0.22^2}{8+6-2}}=0.28$$

$$t=\frac{\left|\overline{x_1}-\overline{x_2}\right|}{s}\sqrt{\frac{n_1n_2}{n_1+n_2}}=\frac{|36.28-33.91|}{0.28}\sqrt{\frac{8\times 6}{8+6}}=15.7$$

查表，$f=12$，$t_{0.05}=2.18$，$t_{计}>t_{0.05}$，说明甲乙二人测量结果间的差异有统计学意义，存在系统误差。

四、分析方法的性能指标

如前所述，分析过程中误差的客观存在可影响分析结果的准确性。这其中，分析方法的不完善引入的误差是分析误差的主要来源。完善分析方法，可有效地减小和控制分析误差，提高分析结果的准确度。分析工作中，分析方法的性能指标，如准确度、精密度、校准曲线（calibration curve）的线性范围、灵敏度（sensitivity）、检出限（limit of detection）、选择性可用于评价分析方法的优劣。

（一）准确度

准确度是指测量值与其真值的符合程度，可反映分析方法或测量系统中系统误差和随机误差的大小。准确度越高，表明测量结果越接近其真值。

（二）精密度

精密度是指在相同实验条件下，同一样品多次平行测量结果间的符合程度，反映的是分析方法或测量系统中随机误差的大小。精密度高，表明测量结果的重复性好。

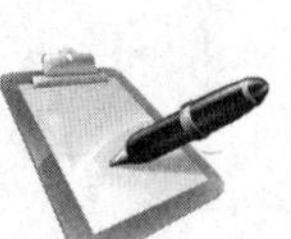

（三）校准曲线的线性范围

校准曲线是描述被测物质的浓度或量与仪器响应值之间定量关系的曲线。仪器分析法中，校准曲线多为直线，常用于定量分析。卫生分析工作中，通常至少需要配制 5 个不同浓度的被测物质的标准溶液（除空白外），并测定其仪器响应值。以被测物质的浓度或量（x）为横坐标，其相应的响应值（y）为纵坐标，绘制校准曲线并计算其相应的直线回归方程（regression equation）$y = a + bx$。其后，将相同实验条件下测得的样品的响应值代入方程中，即可求得样品中被测物质的浓度或量。回归方程中，a 为曲线的截距（intercept），b 为曲线的斜率（slope）。

校准曲线可分为标准曲线（standard curve）和工作曲线（working curve）。测定过程中，若标准溶液无需和样品采用相同的预处理步骤，可直接测量其仪器响应值，此种情况下绘制的校准曲线称为标准曲线。标准曲线法适用于样品组成简单，基体效应小的情况下进行定量分析。若标准溶液和样品的基体组成相差较大，样品的预处理方法较复杂且有可能影响测量结果的准确度，为减小误差，可采用工作曲线法进行定量分析，即标准溶液与样品采用完全相同的预处理方法，之后测量其仪器响应值并绘制校准曲线。

实际工作中，校准曲线的绘制会受到实验室环境、分析人员的操作水平、仪器性能等多种因素的影响，而校准曲线的准确性直接关系到分析结果的可靠性，因此，为减小误差，校准曲线的绘制应与样品分析同步进行。

相关系数 r 可用以表示校准曲线的线性关系。$|r|$ 越接近于 1，表明被测物质的浓度或量与其测得的仪器响应值之间的线性相关性越强。校准曲线的直线部分所对应的被测物质的浓度或量的范围为校准曲线的线性范围。若样品中被测物质的浓度超出了校准曲线的线性范围，可对样品进行稀释或浓缩后再测定。

（四）灵敏度

灵敏度即分析方法对被测物质的单位浓度或量的变化所产生的响应值的变化程度，即校准曲线的斜率 b。分析方法的灵敏度高有利于对样品中低含量组分的准确定量。

（五）检出限

检出限即采用某一特定的分析方法在给定的置信水平下，可以从样品中定性检出被测物质的最低浓度或最小量。检出限可通过多次空白试验（$n = 20$）计算得到。空白试验是指不加入被测物质，按照与样品测定完全相同的分析方法和实验条件进行试验。

国际纯粹和应用化学联合会（International Union of Pure and Applied Chemistry，IUPAC）规定，在一定置信水平下，样品中可被检出的被测物质的最低浓度 c_L 可按照下式进行计算：

$$c_L = \frac{x_L - \bar{x}_b}{S} = \frac{Ks_b}{S} \tag{2-14}$$

式中，x_L 为被测物质能被检出的最小分析信号，$\bar{x}_b$ 为多次空白测量的分析信号的平均值，s_b 为空白测量的标准偏差，S 为分析方法的灵敏度，即校准曲线的斜率 b。K 是与置信水平相关的系数。

对于光谱分析法，计算检出限时，K 值可取 3（对应的置信水平为 0.90）。对于气相色谱法，可以相当于三倍噪声水平的被测物质的浓度或量作为检出限。对于离子选择电极法，可以校准曲线的延长线与平行于横坐标且通过空白电位的直线的交点所对应的被测物质的浓度或量作为检出限。

检出限的高低与仪器的稳定性和噪声水平相关。检出限低的分析方法，灵敏度较高。

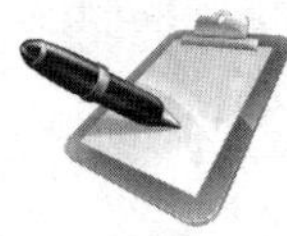

（六）选择性

实际工作中，样品的基体组成常比较复杂，且样品中某些被测物质的共存物可能干扰被测物质的测量。通过干扰试验可以确定干扰物的最大允许浓度，该浓度的大小在一定程度上可反映分析方法选择性的好坏。分析方法的选择性好，表明方法的抗干扰能力强，即在干扰物共存的情况下仍然能够较好地满足对被测物质准确定量的需求。

案例分析 2-1

第 2 章 案例分析及思考题、习题解析

小鼠组织中烷基酚的测定

烷基酚是一类典型的酚类环境内分泌干扰物，可通过食物链进入生物体。烷基酚具有较强的亲脂性与生物蓄积性，对生物体有一定的毒性作用。测定动物体内烷基酚的含量，有助于了解动物体内烷基酚的污染状况。

学生小杨以小鼠组织为样品，拟测定样品中某烷基酚的含量。实验方法如下：

1．小鼠组织用生理盐水洗净，滤纸吸干后称重，加入生理盐水匀浆。取 100 μl 小鼠组织匀浆，加入甲醇 1.5 ml，室温下涡旋混匀 3 min，13800 × g 离心 3 min。将上清液转入干净管中，室温下氮气吹干，残渣用 1 ml 甲醇溶解，涡旋混匀 3 min，9600 × g 离心 3 min，上清液经 0.45 μm 尼龙过滤器过滤，取 10 μl 进样分析，高效液相色谱法测定。

2．称取烷基酚 100 mg，用甲醇稀释、定容于 100 ml 容量瓶中，配制烷基酚标准储备液（质量浓度为 1.0 g/L）。

3．取不同体积烷基酚标准储备液（1.0 g/L），用甲醇稀释、定容，配制质量浓度分别为 0.01 mg/L、0.05 mg/L、0.1 mg/L、0.5 mg/L、1.0 mg/L 烷基酚标准溶液。取 10 μl 进样分析，以烷基酚浓度为横坐标，测得的峰面积为纵坐标，绘制校准曲线，计算直线回归方程。

4．将样品的测量结果带入直线回归方程，计算小鼠组织中烷基酚的含量。

实验结束后，小杨发现测量结果的准确度和精密度不理想。

问题：

1．造成测量结果不理想可能的原因有哪些？

2．可采取何种措施改善测量结果？

思考题与习题

1．系统误差和随机误差有何特点？

2．如何控制和减小分析过程中的系统误差和随机误差？

3．准确度和精密度有何关系？

4．灵敏度与检出限的含义有何不同？

5．依据有效数字的运算规则计算下列各式：

（1）$34.60 + 27.1 - 15.334$

（2）$5.8 \times 33.28 \div 78.510$

（3）$\sqrt{53.69}$

（4）$-\lg 0.785$

6．采用原子吸收光谱法测量定某茶叶中铁元素的含量，5 次平行测量结果分别为 156.2 μg/g、

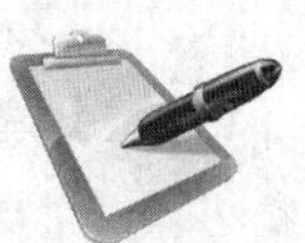

171.5 μg/g、168.3 μg/g、163.6 μg/g、180.4 μg/g。请按照 Q 检验法判断数据 180.4 是否应舍去（置信水平为 0.95）。

7．甲乙两个实验室采用相同方法检测污水中某紫外线吸收剂的含量，测量结果分别为 14.3 μg/g、12.6 μg/g、13.8 μg/g、12.9 μg/g、14.1 μg/g、13.3 μg/g 和 15.1 μg/g、14.8 μg/g、13.2 μg/g、14.4 μg/g、13.9 μg/g。请判断两组测量结果间差异是否具有统计学意义（置信水平为 0.95）。

（崔　蓉）

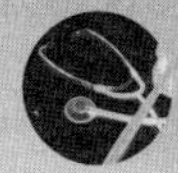

第三章 样品的采集、保存与预处理

试样的采集、保存与预处理是复杂物质分析的基础。由于无法测定全部待测对象，因此通常通过对待测对象中一部分有代表性物质的分析测定，来推断待测对象总体的性质。通常将全体待测对象称为总体（population），而构成总体的每一个单位称为个体。样品（sample）是从总体中抽出的部分具有代表性个体的集合。从总体中抽取部分具有代表性的样品这一过程称为采样（sampling）。采样方式可分为随机抽样、系统抽样和指定代表性样品。随机抽样（random sampling）指总体中每份样品被抽取的概率都相同，适用于对样品不太了解的情况。系统抽样（systematic sampling）适用于已经掌握了样品随时间和空间的变化规律，并按该规律采样。指定代表性样品（representative sample）适用于有某种特殊检测目的的样品采集，例如对掺伪食品、变质食品等的检验。

卫生化学实验中的检测对象主要包括环境样品、食品、生物材料、化妆品等。本章主要介绍样品的采集、保存与预处理的基本原则与方法。

第一节　样品的采集与保存

一、样品采集的基本原则

样品采集是开展分析工作的基础，由于实际分析工作中面对的样品种类多，组成复杂，因此需针对不同的样品建立有针对性的采集和保存技术。样品采集通常需遵循三个基本原则：代表性、典型性和适时性。

1. 代表性　样品的平均组成与总体的平均组成需一致，即样品必须能充分代表被分析总体的性质。因此，液体样品如植物油、液态奶、液态调味品、饮料等应充分混匀后再采样。固体样品的均匀性比液态样品差很多，因此其采样需充分考虑固态样品的形态、硬度和组成的差异性，以及分析测试目的和分析项目，并相应增加采样数量和份数。例如土壤样品，如果是测定种植农作物的土壤中的农药残留，可采集 0 ~ 20 cm 耕作层土壤。如果检测对象是种植林木的土壤，则需采集 0 ~ 60 cm 耕作层土壤。如果是粮食、蔬菜、水果等固体样品，常用的采样方法是按不同部位取出少量，将其混合均匀后再用四分法进行缩分得到代表性样品。

2. 典型性　应根据检测目的采集能充分说明问题的典型样品。例如，检测掺假食品时应挑选可疑部分进行采样。食物中毒患者样品的采集，要采集患者吃剩的可疑食物、患者呕吐物、患者胃内容物等典型样品。

3. 适时性　采样前应先分析检测目的、样品性质及采样环境，需在此基础上确定采样时间。例如，发生食物中毒事件之后应立即开展现场采样工作，对于职业工人接触有害物质的监测，应选择工作时间内有害物质浓度最高的时间采样。

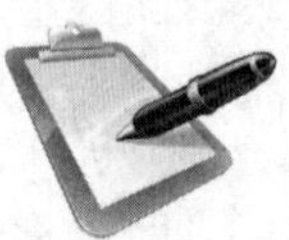

样品采集时需选择合适的采样器具和采样方法以避免样品污染和被测组分损失。同时需做好采样记录，详细记下采样位置、采样时间、采样地点、温度和气压等参数。此外，还需根据样品的性质和测定要求采集足够的样本，并分为三份，分别用于检验、复检、备查或仲裁。

二、常用采样方法简介

（一）常见基质的采样原则

气体具有扩散作用，其组成较液体和固体均匀，采样时需根据分析目的和项目选择合适的采样点、采样时间、采样次数和采样量，以及被测物质的理化性质、存在状态、浓度以及所用的分析方法来选择采样方法。其中需特别注意的是采样前要充分了解采集对象在空气中的存在状态，例如 SO_2、NO_x、CO、O_3 等空气污染物一般以气态形式存在，苯、甲醛一般以蒸气状态逸散在空气中，而烟、雾、细颗粒物（$PM_{2.5}$）等污染物则普遍以微滴或固体小颗粒形式分散在空气中。

液体试样的组成通常比较均匀，采样较为容易。但需注意液体试样也有不均匀的时候，例如，工业废水中含有的悬浮物、油类等，往往在废水中的分布很不均匀。总体而言需根据检测目的和要求以及试样的来源确定采样点、采样方法、采样次数和采样量。液体试样的采集需注意两点：一是采样容器不污染试样，取样前最好用被采集的试样冲洗容器；二是取样过程中要避免被分析组分的存在形式和含量发生变化。液体试样多种多样，其中的水样无疑是重点检测的液体试样之一。天然水、生活饮用水、生活污水和工业废水等均是卫生分析的研究对象。

固体样品的均匀性较弱，因此其采样的要求更加严格。由于固体试样存在形态、硬度和组成的差异，样品采集的数量、份数需相应增加，并且需对试样的不同部位、不同深度分别采集。如果试样包装成桶、袋、箱、捆等，则首先应从一批包装中选取若干件，然后用适当的取样器从每件中取出若干份。固体样品的采集数量主要取决于所采集样品的物料的不均匀性。实验中组分含量和整批试样中组分含量间容许的误差越小，采样单元应越多；物料越不均匀，采样单元应越多。同时还需考虑人力、物力等因素。

（二）空气样品的采集

空气样品的采集常采用直接采集法和浓缩采集法。

（1）直接采集法又称为集气法。当被测物质浓度较高或分析方法灵敏度较高，仅需直接测定就能满足分析要求时常采用这一方法。集气法主要包括注射器采样法、塑料袋采样法、置换采样法和真空采样法，采样原理包括真空吸取、置换或充气等。集气法只能测定空气中污染物的瞬间浓度，无法测定以气溶胶状态存在的污染物。

（2）浓缩采集法也称为富集法。适用于空气中被测物浓度较低的情况。采样仪器主要由收集装置、流量计和抽气装置三部分组成。抽气装置常用电动抽气泵将一定量的空气强制通过收集器，流量计用于测量所采集的气体的体积。富集法与直接采样法相比，采气量大，测定的是采样时间内被测物的平均浓度。

按收集装置的不同，富集法又可分为溶液吸收法、固体吸附法、滤纸和滤膜阻留法等。①采用特定的吸收液吸收气态、蒸气态和气溶胶物质的方法称为溶液吸收法。气体试样通过装有吸收液的吸收管时，气体中的被测物质由于溶解作用或化学反应进入吸收液中，达到浓缩富集的目的。通常选择对被测物质有较大的溶解度或与被测物质能快速发生化学反应的吸收液，且吸收液应不干扰被测物质的检测。水溶液和有机溶剂均可作为吸收液。②固体吸附法主要用于气态和蒸气态物质的采集。空气通过装有固体吸附剂的吸收管时，气体试样中的被测物质被固体吸附剂吸附，采集结束后再用适当的溶剂洗脱被测物质或通过加热解吸的方法分离

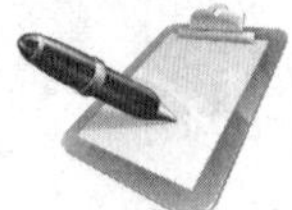

出被测物质。常用的吸附剂包括硅胶、活性炭、素陶瓷、分子筛等。③滤纸和滤膜阻留法主要用于采集尘粒状气溶胶物质，此类物质通常难以被液体吸收或吸附剂吸附。气体试样通过滤纸或滤膜时，待测固体微粒被阻留在膜上，达到浓缩和富集的目的。常用的滤纸或滤膜有定量滤纸、超细玻璃纤维和聚氯乙烯滤膜等。

（三）水体样品的采集

1．天然水与生活饮用水的采集 采集河水、湖水、水库水时，通常在距岸边 1 ~ 2 m、水面下 20 ~ 50 cm、同时距水底 10 ~ 15 cm 处用采集瓶取水。较深层的水体样品的采集需用深水采样器。采集自来水或具有抽水设备的井水时，应先放水数分钟，待积留于水管中的杂质全部流尽后再采集。对无抽水设备的水井可用采集瓶直接收集井水。采集用于细菌学检验的水体样品前，需对采样器具做无菌处理。采样时，当场取部分样本测定并记录水温、pH 值、电导率、溶解氧等参数。同时，测定与记录采样点的气温、气压、风向、风速和相对湿度等气象参数。

2．生活污水和工业废水的采集 采集废水样品时应根据排污口的污染物排放情况选择废水样品的采集类型。同时，测定流量作为确定混合组成比例和排污量计算的依据。可采取以下几种方法采样：①瞬间取样，每隔一定时间，如 1 h、2 h 或几分钟采集一次水样并立即分析，以确定废水在每天不同时间点污染物含量的动态变化情况。②间隔式等量取样，若废水流量比较恒定，则通常在 24 h 内，每隔一定时间采集等量的水样，混匀后测定。③平均比例取样，根据流量按比例采样，适用于废水流量变化较大的情况，流量大时多采，流量小时少采，最后将各次样品混匀后检测。④单独取样，悬浮物、油类等污染物不但在废水中的分布不均匀，在样品放置过程中其位置也常发生变化（浮上表面或沉入底部），这类污染物应单独取样，全量分析。

水样采集时，可根据采样对象选择水桶、单层采水瓶、深层采水器、急流采水器、采水泵等不同的采样装置。

（四）土壤样品的采集

土壤是由固、液、气三相物质组成的疏松多孔体，以不完全连续的状态存在于陆地表面。土壤中既有各种植物赖以生存的养分，同时也包含重金属、农药等各类污染物，是环境监测的主要对象之一。采集土壤样品之前，需先对调查地块的结构、土性（黏土、砂土等）、土色、硬度、有机质分布情况等进行分析，在此基础上确定采样单元和采样点。考虑到土壤样品的不均一性较大，应在选定的采样单元内设置多个采样点进行多点采样，随后等量均匀混合成具有代表性的土壤样品待分析。

依据土壤性质确定采样单元。若采集的是水型污染土壤，则选择一定数量能代表被调查地区的地块（0.1 ~ 0.2 公顷）作为采样单元。如采集的是污染域比较辽阔的气型污染土壤，则需按照污染源及排放情况、当地主导风向、地形等因素确定范围更大的采样单元。采样单元确定后，可按照对角线布点法、棋盘型布点法等确定采样点。采样深度取决于研究目的和污染程度，大部分重金属和污染物都残留在土壤表层，一般 10 cm 以内的土壤污染最为严重，40 cm 以外污染较轻，因此采样深度以 10 cm 之内为主，不宜超过 40 cm。在调查土壤水平方向污染状况时，采集 25 cm 深度以内样品即可。调查垂直方向污染时，应在 2 m 范围内采集不同深度的土壤样品。由于土壤中污染物分布不均匀，每个采样点需采集 5 ~ 10 个单个土壤样，每个样不少于 0.5 kg，然后再均匀混合成一个平均样。常用的采集工具包括土壤钻、土壤铲、平板铁锨等。

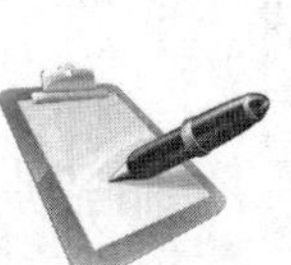

（五）食品样品的采集

食品样品的采集较为复杂。食品种类繁多且易滋生微生物，对采样、保存、运输都提出了很高的要求，同时其形态、生熟程度、加工及保存条件、外界温度等因素都会影响食品中的营养成分以及被污染程度。因此，需根据检测目的和样品的物理状态，选用合适的采样方法。并根据待检项目、所用的分析方法和待测基质确定采样量。食品采样量一般为 1.5 kg，将采集的样品分为三份，分别用于检验、复查和备查。

液态或半液态食品，如油脂、牛奶、饮料、酒等，应先充分摇匀，然后用虹吸管或长玻璃管从上、中、下层中的不同部位分别采集适量样品，混合后分装并检测。

颗粒状食品，如大米、糖或面粉等采用双套回转取样管取样，从每批食品的上、中、下三层不同部位和五点（周围四点和中心一点）分别采集，所有样本混合后再按四分法反复缩分至采样量。

蔬菜、水果、鱼等不均匀固体食品，应根据检测目的取代表性部分制成匀浆，再用四分法缩分至采样量。

一些特殊的食物样品，例如疑似含毒食品和掺伪食品，应尽可能采集含毒或掺伪最多的部位，不能简单混匀后取样。

（六）生物材料的采集

生物材料包括人或动物的体液、排泄物、分泌物及脏器，其中血样和尿样最为常用。此外，毛发、指甲、唾液、呼出气、粪便和组织在特殊情况下也可用于检测。生物材料的采集原则：①样品中被测物的浓度与环境基础水平或者健康效应有剂量相关性；②样品和被测成分均可稳定存在，便于运输；③采样方便，对受检者无损害或损害在可接收范围内。以下简要介绍常见生物材料的采集方法。

1．尿样 尿液采集方便且对受试者无损伤，但尿液易受饮食、运动、用药、肾功能等多种因素影响，所以尿样的测定结果需加以校正或综合分析。可采集全日尿（24 h 内全部尿液）、晨尿及某一时间的一次尿。全日尿结果较稳定但采集较为困难，晨尿采集最普遍。尿液收集常用聚乙烯容器或硬质玻璃容器。

2．血样 血液成分较为稳定，取样时受污染机会少。血中各种指标可反映机体近期的情况，且通常与机体吸收的物质总量呈正相关，因此血样是临床检测中的主要基质。但血液的取样量和取样次数受限。采集方法主要取决于分析目的及测定方法的要求，需血量较小时可采集指血或耳垂血，需血量大时常取静脉血。有特殊要求时也可采集动脉血，例如判断 CO 中毒患者血中氧含量。根据被测物在血液中的分布情况，可选择全血、血浆或血清进行分析。血样通常收集于清洁干燥带盖的聚四氟乙烯、聚乙烯或硬质玻璃管中。

3．其他生物材料 呼出气、毛发、唾液和组织样本等生物材料在某些检测中也有特殊用途。例如挥发性毒物被吸入人体后，会在肺泡气和肺部血液间达到血 - 气平衡，此时可通过呼出气浓度评估血液中该毒物的浓度。呼出气的主要成分除了二氧化碳和水蒸气外，还含有微量易挥发有机物，因此呼出气的分析对象主要是血液中低溶解度的挥发性有机物，或者是呼出气中以原型排泄的化合物。呼出气的采集较为简便，但由于被测物含量低，常需浓缩采样。毛发中可蓄积多种元素，且易于采集和保存，通过毛发的检测可获知基体的物质吸收和代谢情况。但毛发容易被外界环境污染，因此在分析前需充分洗去外源性污染物。毛发采样时一般取枕部距头皮 2 ～ 5 cm 内的发段约 1 ～ 2 g。唾液样本易于采集且对受试者无损伤，常采集的是混合唾液。腮腺唾液具有成分稳定、不易受外界污染等优点，但需使用专用取样器采集。组织样本在尸检或手术时采集，依据分析目的确定取样部位。取样时应注意避免手术器械带来的污染，

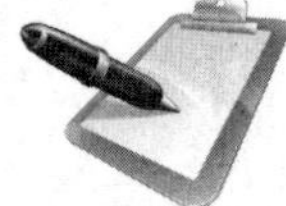

且取样后应不做任何洗涤处理便放入干净的聚乙烯袋冷冻保存。

（七）化妆品的采集

化妆品是一大类与日常生活息息相关的商品，也是目前理化检验的重点对象之一。化妆品的采集应依据检测目的遵循以下原则：①测定感官理化指标和卫生指标时，按检测项目随机抽取相应的样本；②测定质量（容量）指标时，随机抽取 10 份单个样本，按相应的产品标准试验方法检测并取平均值；③开展型式检测时，常规检测项目以交收检测结果为依据，不再重复抽样，而非常规检测项目可从任一批产品中抽取 2 ～ 3 个样本，按产品标准规定的方法检测。

化妆品在取样分析前应首先检查样品封口、包装容器的完整性，并将样品彻底混合。打开包装后，应尽可能快地取出所要测定的部分进行分析。取样时应根据产品的性质、包装物的形状而采取不同的方法。液体产品取样前要剧烈振摇容器，使内容物混匀，打开容器后尽快取出足够量的待分析样品，然后仔细地将取完样的容器严密封闭，留作下一检测项目用。半流体形状的样品，例如呈均匀状态的乳胶类化妆品（霜、蜜、凝胶类），若是储存在细颈容器包装中，则将最初挤出的不少于 1 cm 长的样品丢弃，然后挤出足够量的待分析样品。若是储存在广口容器包装中，则先刮弃表面层后，取出足够量的待分析样品。呈固态的化妆品（香粉、痱子粉、粉饼、口红等），若是散粉类，取样前应剧烈振摇容器，使内容物混匀，再打开容器移取足够量的待分析样品。若是块、蜡状类，则先刮弃表面层后取样。

（八）质量控制

为了评价采样质量，采样的同时要采集质量控制样品（质控样），如现场空白样、运输空白样、现场平行样、现场加标样等。质控样可用经过严格鉴定的标准物质配制，通过对质控样的分析，可控制样本采集质量。

三、样品的保存

采集后的样品，测定前需妥善保存，以避免样品在物理、化学和微生物的作用下发生变化。样品保存的原则是样品在保存过程中不受污染且被测组分不损失。常采用如下方法保存样品：

1．化学保存法 以酸、碱或其他化学试剂作为调节剂、抑制剂或防腐剂，添加到所采集的样品中，防止被测组分发生沉淀、水解、吸附、氧化和还原等反应，抑制微生物的生长，使被测组分的组成、价态和含量不发生变化。例如，水样中的 Cu^{2+}、Pb^{2+}、Cd^{2+} 等重金属离子容易发生水解反应并生成可沉淀化合物，可加入少量 HNO_3 调节酸度抑制水解反应。样品中氰化物和某些酚类物质较易挥发，可加入 NaOH 使其生成难挥发的盐。为防止食物样品变质腐败，可在其中加入防腐剂。

2．密封保存法 使用干燥洁净的容器保存样品，同时加盖或用石蜡封口。这种保存方式可防止空气中的 O_2、H_2O、CO_2 等作用于样品，同时可避免水分或挥发性成分的损失。

3．冷藏保存法 易变质、易挥发的样品应冷冻或冷藏保存。食物和生物样品的保存也常采用冷藏保存法。冰箱、冷藏采样车、保温箱等均可用于冷藏保存。

保存样品时还需依据样品性质和分析项目考虑存放的容器。一般来说存放的容器应采用易于清洗的惰性材质，同时对被测组分应尽可能无吸附作用。以水样的保存为例，存水容器的选择原则是在贮存期内不与水样发生物理化学反应，不引起被测组分含量变化。通常可用聚乙烯瓶（桶）、硬质玻璃瓶和不锈钢瓶保存水样。若采集的水样中含大量油类物质，应避免采用塑料容器贮存，宜用广口玻璃瓶存放。普通玻璃容器贮存水样时玻璃容易吸附水样中的金属离子，同时会溶出一些金属离子。因此，若检测目的是测定水样中的金属或放射性物质，应选用

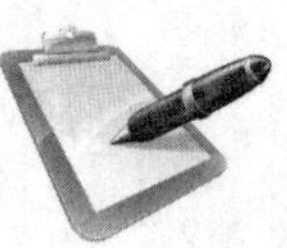

高密度聚乙烯或聚四氟乙烯容器或硬质玻璃容器贮存水样，既可减小容器的吸附同时还可避免金属离子溶出干扰检测。

第二节　样品的预处理

卫生化学分析的样品大多组成较为复杂，样品中与被测组分共存的其他组分常干扰测定，因此分析前需要对样品进行预处理，以去除样品中的杂质，富集被测物，减少或消除样品基体对测定的干扰，从而提高测定结果的灵敏度、准确度和精密度。预处理是样品分析测试过程中最为耗时费力且最容易产生误差的环节之一。

一、基本原则

样品预处理（sample pretreatment）需遵循以下基本原则：①预处理过程中需避免损失被分析组分。②预处理过程中应将被分析组分转变成适于测定的最佳化学形态。例如紫外 - 可见吸收光谱法要求样品以液态形式测定，而气相色谱法可分析气态形式的样品。③预处理过程中包括了去除基体中干扰物的分离过程。④预处理过程中不应引入新的干扰物质，例如用残留了前一个样品组分的容器处理后续样品时，前一个样品的组分会被带入到后续样品中，产生交叉污染。⑤为使被分析物的浓度落在分析方法的标准曲线的线性范围内，可在预处理过程中进行适当的浓缩或稀释。

二、常用样品预处理方法简介

样品预处理包括对样品的过滤、溶解、分解、分离、提取、浓缩等。卫生检验中涉及的样品往往组成复杂，或存在共存物质干扰测定，或被测组分含量较低，若直接测定难以检出。因此干扰成分的分离和被测物的富集是样品预处理的主要内容。以下介绍常用的样品预处理方法。

（一）过滤法

过滤法常用于除去溶液中的颗粒物，避免颗粒物影响被测组分分析。通常采用滤纸或滤膜过滤并收集滤液供分析用。但需避免滤膜吸附或污染被测物。

（二）溶剂提取法

溶剂提取法是指用适当的溶剂浸泡样品直至其中被测组分全部溶解于溶剂中的溶液制备方法，又称为溶剂溶解法。无论被测物是有机物还是无机物均适用。根据所用溶剂的不同可以分为水浸出法、酸性水溶液浸出法、碱性水溶液浸出法和有机溶剂浸出法。水浸出法以纯水为溶剂，用于溶解样品中的水溶性成分，如食品中的水溶性色素、土壤中的盐类等。酸性水溶液浸出法以强酸或弱酸水溶液为溶剂，用于溶解在酸性水溶液中溶解度较大且稳定的组分，例如测定生物材料中的重金属离子可用稀 HNO_3 浸泡溶出。碱性水溶液浸出法则以强碱或弱碱水溶液为溶剂，用于溶解在碱性水溶液中稳定且溶解度大的成分，例如酚类物质的测定。有机溶剂浸出法通常依据“相似相溶”原理来选择适当的溶剂，例如测定食品中的 B 族维生素可用氯仿浸提；测定食品中的油脂可用乙醚提取。

在经典溶剂提取法基础上还发展了加速溶剂萃取法（accelerated solvent extraction，ASE），该方法在较高的温度（50 ~ 200℃）和压力（7 ~ 20 MPa）下用溶剂萃取固体或半固体基质。由于高温能降低被分离物质与基体间的作用力，再加上萃取溶剂在高温高压下沸点增高，溶解度增大，因此加速溶剂萃取法具有有机溶剂用量少、萃取效率高、萃取速度快且自动化程度高

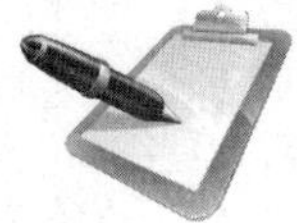

等优势。

（三）分解法

分解法的原理是破坏样品中的有机物，使之分解或呈气体逸出，同时将被测物转化为离子状态的处理方法，用于测定样品中的无机成分。高温灰化法、低温灰化法、湿消化法、微波溶样法等均是常用的分解法。

1. 高温灰化法 本法操作简便、空白值低，可同时处理多个样品。操作步骤为：将样品置于坩埚中，先低温干燥碳化，然后移入高温炉（马弗炉）在400～550℃进一步灰化直至剩下无机物残渣，取出冷却后用水或稀酸溶解。该方法不适用于易挥发元素As、Se、Pb、Hg等的处理。此外，该法耗时较长，且坩埚材料可能吸附被测元素，或者与灰分发生反应污染样品。采用该法分解样品时须选择合适的坩埚材料并严格控制温度。为防止被测组分的挥发损失，可加入一定量的MgO、$Mg(NO_3)_2$、Na_2CO_3、NaCl等作为灰化辅助剂。

2. 低温灰化法 在等离子体低温灰化炉中，利用高频等离子体技术，以纯O_2作为氧化剂，在灰化过程中不断产生的氧等离子体（激发态氧分子、氧离子、氧原子、电子等的混合体）使样品在低温下迅速灰化。该方法灰化温度低，可减少被测物由于挥发造成的损失。

3. 湿消化法 在加热条件下，利用浓HNO_3、H_2SO_4、$HClO_4$等具有强氧化性的强酸氧化分解样品中的有机物。消化时加入H_2O_2、$KMnO_4$等氧化剂或V_2O_5、SeO_2、$CuSO_4$等催化剂可加快消化过程。湿消化法分解效果好、被测元素的挥发损失少，可同时测定多种金属元素。但消化过程中会产生大量酸雾和强腐蚀性气体，实验必须在通风良好的条件下进行，并选用高纯度试剂以降低空白值。常用的消化试剂有HNO_3-H_2SO_4、HNO_3-H_2SO_4-$HClO_4$、HNO_3-$HClO_4$或H_2O_2，特殊情况下也可使用其他消化试剂。如用冷原子吸收法测定汞时，常用H_2SO_4-$KMnO_4$作为消化试剂。

4. 微波溶样法 微波溶样法的消化装置由微波炉和密闭聚四氟乙烯罐组成。样品置于密闭罐中并加入适量氧化性强酸、H_2O_2等试剂后移入微波炉。利用微波（一般为2450 MHz）的快速加热和密闭罐消化的高温高压作用于样品，使之分解。微波溶样法可同时进行多个样品的处理，分解速度快，试剂用量少，挥发性元素不损失。但该法处理的样品量相对较少。

（四）水解法

指用酸、碱、酶对样品进行水解，释放被测组分。例如测定食品总脂肪时常用盐酸进行水解，使结合脂肪水解成游离脂肪。测定食品中硫胺素的含量时，可用淀粉酶进行水解，使结合状态的硫胺素转变成游离状态。测定生物样品中的无机成分和有机成分时，均可采用酶水解法。

（五）气化分离

气化分离是使被测组分或基体在一定条件下转化为气态或易挥发组分以达到分离富集的目的，如挥发、升华、蒸馏和气体发生等。气化分离往往和高灵敏度的检测方法相结合。

1. 挥发法 适用于具有挥发性或者可以转变为挥发性物质的试样，通过加热或常温下通入惰性气体，使被测组分从基体中逸出而与共存组分分离。逸出的挥发性物质可直接测定，也可用适当的溶剂或吸附剂吸收。

近年来发展迅速的顶空分析法（head space analysis）本质上也是一种挥发分离技术。其工作原理为：置于密闭系统中的复杂试样，经恒温加热达到平衡后，一定量的被测组分与样品基体分离进入蒸气相，通过测定蒸气相中被测组分的含量就可间接测得样品含量。顶空分析法具有简便快捷适于自动化等优势，常用于水中挥发性有机物的测定。

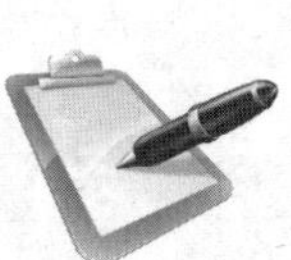

2．蒸馏法　原理类似于挥发法，是分离液体混合物常用的方法。对于具有挥发性或经处理后可转变为挥发性物质的被测物，可加热使其成为蒸气并从样品基体中逸出，再用适宜的溶剂吸收或收集馏分，以达到分离富集的目的。蒸馏法需选择适宜的蒸馏体系，以便有选择性地蒸出样品中的被测组分。根据被分离对象的不同，可分为常压蒸馏法、水蒸气蒸馏法和减压蒸馏法。若被分离对象的沸点在 150℃以上或者在沸点附近易分解，可采用减压蒸馏法。若沸点在 40 ～ 150℃，宜采用常压蒸馏法。水蒸气蒸馏法适用于与水互不相溶的物质的分离，同时被分离物质在 100℃的蒸气压需大于 1.33 kPa。

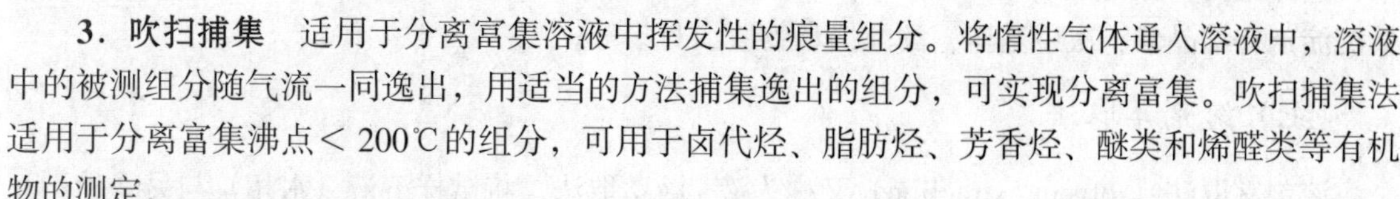

3．吹扫捕集　适用于分离富集溶液中挥发性的痕量组分。将惰性气体通入溶液中，溶液中的被测组分随气流一同逸出，用适当的方法捕集逸出的组分，可实现分离富集。吹扫捕集法适用于分离富集沸点＜ 200℃的组分，可用于卤代烃、脂肪烃、芳香烃、醚类和烯醛类等有机物的测定。

4．氢化物发生　某些元素如 As、Sb、Bi、Ge、Sn、Pb、Se、Te、In、TI 等，在一定条件下可形成气态氢化物，易从水中逸出，据此可对这些元素进行分离富集。目前的主要反应体系有：金属 - 酸还原体系、硼氢化钠（钾）- 酸体系、碱性氢化物反应体系等。该方法具有简单快速、基体效应低、灵敏度和选择性高等优点，且可与原子吸收、原子荧光等多种技术在线联用，易实现自动化，在水质分析中已得到广泛应用。

（六）沉淀与共沉淀法

沉淀法和共沉淀法是经典的分离方法，存在分离效果较差、耗时较长等缺点，在分析复杂试样时往往需要和其他方法配合使用。是否采用沉淀法分离主要决定于实验的性质和目标组分的含量，还要考虑加入的沉淀剂是否影响后续测定及共沉淀现象是否严重。

1．无机沉淀分离法　某些离子的氢氧化物、硫化物、硫酸盐、草酸盐、铬酸盐、碳酸盐和卤化物等溶解度较小，可进行沉淀分离。无机沉淀分离法操作简单，但存在共沉淀较严重，不易过滤和洗涤等缺点。测定水样中的 SO_4^{2-}，可通过加入 $BaCl_2$ 使之生成 $BaSO_4$ 沉淀求得硫酸盐的含量，继而推算 SO_4^{2-} 浓度。除碱金属和碱土金属外，大多数金属离子都能生成氢氧化物沉淀。氢氧化物沉淀的形成与溶液中氢氧根离子浓度相关，可通过控制酸度改变氢氧根离子浓度使得某些金属离子彼此分离。用 NaOH 溶液进行沉淀分离时，Mg^{2+}、Cu^{2+}、Ag^{+}、Cd^{2+}、Hg^{2+} 等离子可定量沉淀，但 Ca^{2+}、Ba^{2+} 等离子只能部分沉淀。能形成难溶硫化物沉淀的金属离子大约有 40 余种，且不少金属硫化物的溶解度相差很大，可通过控制溶液的酸度和硫离子浓度使金属离子彼此分离。例如在 pH ≈ 2 的一氯乙酸缓冲液中通入 H_2S，能定量沉淀 Zn^{2+} 成为 ZnS，从而与 Mn^{2+}、Co^{2+}、Ni^{2+} 等杂质分离。在无机沉淀分离法中，NaOH、NH_4OH、ZnO、NH_3-NH_4Cl、有机碱、H_2S 均是常用的沉淀剂。

2．有机沉淀分离法　在水溶液中，有机沉淀剂与目标组分作用生成沉淀，从而与原水相中其他组分分离。有机沉淀分离的优势在于大多数有机沉淀的溶解度远小于无机沉淀，易于过滤洗涤，且吸附性小，很少产生共沉淀，具有较高的选择性与灵敏度。常用的有机沉淀剂有螯合物、离子缔合物和三元配合物等。例如，水中镍离子与丁二酮肟可反应生成鲜红色丁二酮肟镍沉淀。此外 8- 羟基喹啉、氨羧络合剂（如最常用的乙二胺四乙酸）、苯并三唑等都是常用的螯合剂。氯化四苯胂在水溶液中易电离形成阳离子，并与某些含氧酸根（如 MnO_4^-）或金属配阴离子（$HgCl_4^{2-}$）反应可生成离子缔合物沉淀。金属离子与两种官能团所形成的三元配合物具有灵敏度高、选择性好、水溶性小等优点。例如，吡啶在 SCN^- 存在下，可与 Ca^{2+}、Co^{2+}、Mn^{2+}、Cd^{2+}、Zn^{2+} 和 Ni^{2+} 等金属离子形成三元配合物沉淀 $M(C_6H_5N)_x(SCN)_y$。

3．共沉淀法　即溶液中一种沉淀析出的同时，由于沉淀表面的吸附或混晶作用、或固溶体形成、吸留和包藏等作用，将微量或痕量被分离组分一同带入沉淀中，从而达到分离和富集

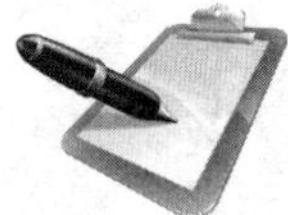

的目的。例如测定水中痕量Pb^{2+}，由于Pb^{2+}浓度太低无法直接测定，加入沉淀剂也难以使其沉淀。此时可以在水中加入适量Ca^{2+}，再加入沉淀剂Na_2CO_3，从而生成大量的$CaCO_3$沉淀，与此同时Pb^{2+}也被沉淀下来。用酸溶解沉淀，Pb^{2+}可得到分离和富集。常用的无机共沉淀剂有氢氧化铝、氢氧化铁、氢氧化锰等胶状沉淀，这些共沉淀剂利用表面吸附作用进行共沉淀，比表面积大，吸附能力强，但选择性较低。$SrSO_4$、$BaSO_4$等无机共沉淀剂是利用形成混晶进行共沉淀，优点是选择性高。无机共沉淀剂大多难挥发，不易去除，常对测定产生干扰。近年来，选择性高、分离效果好、易去除、富集能力强的有机共沉淀剂得到广泛应用。常用的有机共沉淀剂有结晶紫、次甲基蓝、酚酞、动物胶、丹宁等。

（七）溶剂萃取法

溶剂萃取法（solvent extraction）又称为液 - 液萃取法。将试样溶液（水相）与另一种不互溶的有机溶剂（有机相）一起振荡，静置分层，使溶液中某种或几种组分转移到有机溶剂中，从而与试样溶液中其他干扰组分分离。溶剂萃取法设备简单，易操作，但耗时费力，且需采用一些易挥发、易燃且有一定毒性的有机溶剂。常用的萃取操作有间歇萃取法和连续萃取法，间歇萃取法简单快速但效率较低，连续萃取法适用于分配比较小的体系。

1．基本原理 溶剂萃取的分离原理是基于分配系数的差异。在一定温度下，当某一溶质A接触到两种互不相溶的溶剂（水和有机溶剂），溶质A就会分配在这两种溶剂中，当分配过程达到平衡时，溶质A在有机相与水相中浓度的比值为常数，称为分配系数（distribution coefficient），用K_D表示。这种关系即为分配定律，是溶剂萃取的基本定律。

$$K_D=\frac{[\mathrm{A}]_{有}}{[\mathrm{A}]_{水}} \tag{3-1}$$

式中，$[\mathrm{A}]_{有}$、$[\mathrm{A}]_{水}$分别是A在有机相和水相中的平衡浓度。分配系数K_D与溶质和溶剂的性质及温度等因素有关。K_D越大，A越倾向于分配进入有机溶剂。但分配系数只有在一定的温度下，且溶液中溶质浓度很低以及溶质在两相中的存在形式相同时才是常数。如果浓度较高，需考虑溶质的活度。

实际分析工作中，被萃取的物质在水相和有机相中常由于发生电离、缔合、离解等反应而同时以多种形式存在，这种情况下可用分配比（distribution ratio）D来表示溶质在两相中的分配情况。分配比指在一定温度下，溶质A在两相中分配达到平衡时，A在有机相中各种存在形式的总浓度$c_{有}$与在水相中各种存在形式的总浓度$c_{水}$之比：

$$D=\frac{c_{有}}{c_{水}} \tag{3-2}$$

分配比D与溶质和两相的性质及温度有关。当溶质在两相中以同一种形式存在时，$D=K_D$。实际情况中，D与K_D常不相等。例如醋酸在苯和水中的分配过程可表示为：

$$CH_3COOH_{水}=CH_3COOH_{有}$$

$$K_D=\frac{[CH_3COOH]_{有}}{[CH_3COOH]_{水}} \tag{3-3}$$

醋酸在水中可发生电离反应：

$$CH_3COOH_{水}\rightleftharpoons CH_3COO^-+H^+$$

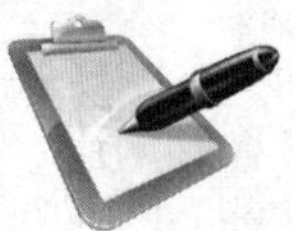

$$K_i = \frac{[H^+][CH_3COO^-]}{[CH_3COOH]_{水}} \tag{3-4}$$

醋酸在苯中还能部分地聚合成二聚体，聚合反应平衡常数可用 K_p 表示：

$$2CH_3COOH_{有} \rightleftharpoons x_{y^2}[(CH_3COOH)_2]_{有}$$

$$K_p = \frac{[(CH_3COOH)_2]_{有}}{[CH_3COOH]_{有}^2} \tag{3-5}$$

可见，醋酸在两相间的分配比 D 等于：

$$D = \frac{[CH_3COOH]_{有} + 2[(CH_3COOH)_2]_{有}}{[CH_3COOH]_{水} + [CH_3COO^-]_{水}} \tag{3-6}$$

将式（3-3）、(3-4)、(3-5）代入式（3-6)，可得：

$$D = \frac{K_D(1 + 2K_p[CH_3COOH]_{有})}{1 + K_i/[H^+]} \tag{3-7}$$

由式（3-7）可见，在本例中，分配比 D 与溶液中溶质的浓度和酸度有关。

分配比随着萃取条件的变化而改变。改变萃取条件，可使分配比按照所需要的方向改变，从而使萃取分离进行得更加完全。

实际工作中，常用萃取效率 $E\%$ 来表示物质被萃取的完全程度（物质被萃取到有机相的百分率)，即被萃取物质在有机相中的量与被萃取物质总量之比：

$$E\% = \frac{c_{有}V_{有}}{c_{有}V_{有} + c_{水}V_{水}} \times 100\% \tag{3-8}$$

式（3-8）中，$V_{有}$、$V_{水}$ 分别表示有机相和水相的体积。分子分母同时除以 $c_{水}V_{有}$，则：

$$E\% = \frac{D}{D + V_{水}/V_{有}} \times 100\% \tag{3-9}$$

当 $V_{水}=V_{有}$ 时，可得：

$$E\% = \frac{D}{D+1} \times 100\% \tag{3-10}$$

由上述两公式可以得出 $E\%$ 与 D 及 $V_{水}/V_{有}$ 的关系：① $E\%$ 随 D 的增大而增大。$V_{水}=V_{有}$ 时，$D=1$，$E\%=50\%$；$D=9$ 时，$E\%=90\%$。②当 D 一定时，$E\%$ 随 $V_{水}/V_{有}$ 比值的减小而增大。即 $V_{有}$ 越大，$E\%$ 越大。但仅靠增大 $V_{有}$ 提高 $E\%$，效果不明显。实际工作中，常用等体积的有机溶剂进行萃取，即 $V_{有}=V_{水}$。

为了提高萃取效率，应尽可能选择 D 值大的萃取体系和萃取条件，实现高萃取效率的一次萃取。若 D 值不够高，一次萃取不能满足分离要求时，可采用少量多次萃取法以提高萃取率。如果用少量等体积有机溶剂进行多次萃取，萃取后留在水相中被萃取物质的量可用下式进行计算：

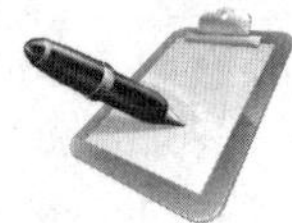

$$m_n = m\left(\frac{V_{水}}{DV_o + V_{水}}\right)^n \tag{3-11}$$

式（3-11）中，n 为萃取次数，m 为被萃取物质的总量，m_n 为经 n 次萃取后留在水相中被萃取物质的量，$V_{水}$为水相体积，V_o 为每次萃取所用有机溶剂的体积。显然，n 越大，m_n 越小，萃取效率越高。

增加萃取次数会增大工作量。实际工作中，萃取次数一般不超过三次。若 D 值较小可采用连续萃取技术。对微量组分的分离，一般要求 E%达到 95%；对常量组分则要求达到 99.9%以上；对痕量组分达到 60%～70%即可。

2．萃取体系和萃取条件的选择 常用的萃取体系有金属螯合物萃取体系、离子缔合物萃取体系、形成三元络合物的萃取体系、直接萃取体系等，以下简介几种主要萃取体系。

（1）金属螯合物萃取体系：该体系广泛应用于金属阳离子的分离和富集，是最常用的萃取体系之一。萃取原理是利用金属离子与螯合剂作用生成疏水性螯合物，再用有机溶剂萃取。常用的螯合剂有 8- 羟基喹啉、二硫腙、铜铁试剂（俗称铜铁灵，学名 N- 亚硝基苯胲铵）、二乙基二硫代氨基甲酸钠、吡咯烷二硫代氨基甲酸铵、乙酰丙酮等。常用的萃取溶剂有 $CHCl_3$、CCl_4、环己烷、乙醚、异丙醚、苯等与水互不相溶的有机溶剂。萃取条件选择的基本原则为：①螯合剂的选择，酸性强、较易溶于水的螯合剂有利于金属螯合物的形成；也有利于提高萃取效率。②水相酸度的选择，溶液酸度低，有利于螯合物的定量生成和萃取。但酸度过低会引起金属离子水解或发生其他干扰反应，所以应根据萃取的具体情况选择适宜的酸度。③萃取溶剂的选择，要选择与水不互溶且对螯合物溶解度大的惰性有机溶剂，并且尽可能选择无毒、不易挥发、与水的比重差别大且黏度小的溶剂。④干扰离子的消除，控制溶液酸度或使用掩蔽剂是消除干扰离子常用的方法。例如，用二硫腙 -CCl_4 萃取工业废水中的金属离子 Hg^{2+}、Bi^{3+}、Pb^{2+}、Cd^{2+}。将溶液 pH 值控制在 1.0，只有 Hg^{2+} 会被萃取，其他离子不被萃取。若要分离 Cd^{2+}，可控制 pH 等于 10.0，此时只有 Cd^{2+} 留在水中，其他金属离子均被萃取。

（2）离子缔合物萃取体系：带有不同电荷的离子缔合生成中性化合物，成为离子缔合物。离子体积越大，所带电荷越少，越容易形成疏水性离子缔合物并被有机溶剂萃取。例如，Fe^{2+} 与邻二氮菲生成的螯合物带正电荷，能与 ClO_4^- 生成可被 $CHCl_3$ 萃取的离子缔合物；Sb 在 HCl 介质中可形成 $SbCl_6^-$ 络阴离子，结晶紫在酸性溶液中形成的阳离子可与之缔合，并被甲苯萃取。Fe^{3+} 生成的 $FeCl_4^-$ 可与乙醚生成的 $(C_2H_5)_2OH^+$ 结合，生成离子缔合物，被乙醚萃取。

（3）形成三元络合物的萃取体系：被萃取的组分与两种不同的配位剂通过配位、缔合形成三元络合物，再用有机溶剂萃取。三元络合物具有选择性好、稳定性高等特点，且比二元配合物的疏水性更显著，萃取效率高。例如，Ag^+ 可与 1,10- 邻二氮菲络合成生成络阳离子，再与染料溴邻苯三酚红的阴离子缔合生成三元络合物，用硝基苯萃取。此外，能与 1,10- 邻二氮菲配位络合的阳离子，如 Cd^{2+}、Co^{2+}、Cu^{2+}、Mn^{2+}、Ni^{2+} 等都可以形成类似的三元络合物。

（4）直接萃取体系：是最简单的萃取体系，即直接用合适的有机溶剂萃取水溶液中的被萃取物质。常用于一些有机物和无机物的萃取。例如，用石油醚萃取食品中的脂肪，用正己烷萃取食品中的残留农药和水中的烷基汞。特殊情况下还可以采用反萃取操作，即用反萃取剂使被萃取物从负载有机相返回水相，是萃取的逆过程。

（八）超声波辅助萃取法

超声波辅助萃取法（ultrasound assisted extraction，UAE）简称超声萃取法，是利用超声波辐射产生的空化效应、机械效应，以及加热、乳化、扩散等多种效应，增大物质分子运动的频率和速度，增强溶剂的穿透力，从而促使被测组分进入溶剂，促进萃取进行的样品提取方法。

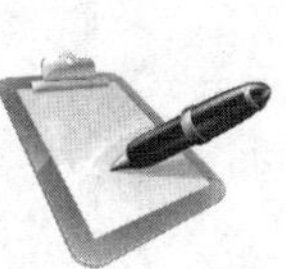

超声萃取具有萃取时间短、萃取效率高、操作简便、适于低温组分萃取等优势。常用的超声波萃取仪由超声波萃取系统和超声驱动系统构成。

（九）超临界流体萃取法

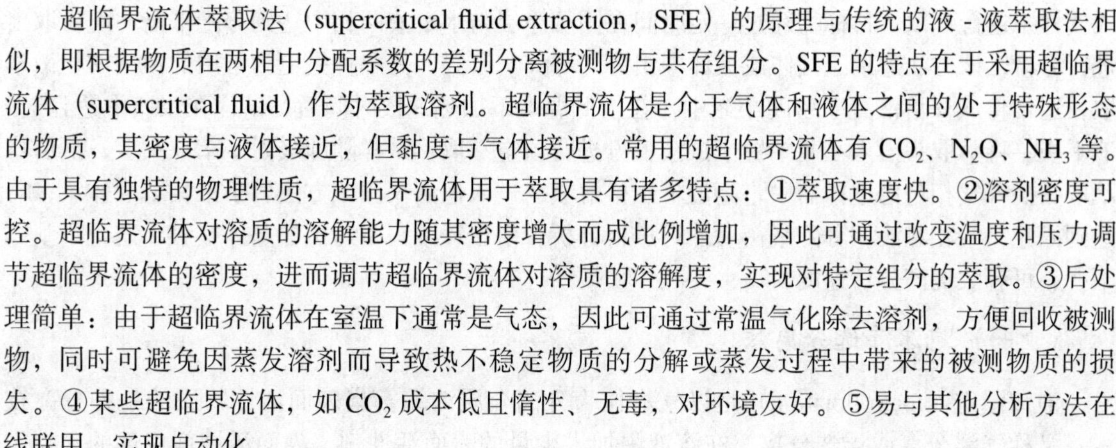

超临界流体萃取法（supercritical fluid extraction，SFE）的原理与传统的液 - 液萃取法相似，即根据物质在两相中分配系数的差别分离被测物与共存组分。SFE 的特点在于采用超临界流体（supercritical fluid）作为萃取溶剂。超临界流体是介于气体和液体之间的处于特殊形态的物质，其密度与液体接近，但黏度与气体接近。常用的超临界流体有 CO_2、N_2O、NH_3 等。由于具有独特的物理性质，超临界流体用于萃取具有诸多特点：①萃取速度快。②溶剂密度可控。超临界流体对溶质的溶解能力随其密度增大而成比例增加，因此可通过改变温度和压力调节超临界流体的密度，进而调节超临界流体对溶质的溶解度，实现对特定组分的萃取。③后处理简单：由于超临界流体在室温下通常是气态，因此可通过常温气化除去溶剂，方便回收被测物，同时可避免因蒸发溶剂而导致热不稳定物质的分解或蒸发过程中带来的被测物质的损失。④某些超临界流体，如 CO_2 成本低且惰性、无毒，对环境友好。⑤易与其他分析方法在线联用，实现自动化。

超临界流体萃取在卫生分析中已应用于土壤中污染物、食品中的添加剂和油脂、生物样品中药物及其代谢物的萃取等。超临界流体萃取与色谱法的联用技术已应用于空气、水、生物材料等样品中多环芳烃、多氯联苯及各种残留农药等有害成分的分析。

（十）固相萃取法和固相微萃取法

1．固相萃取法（solid phase extraction，SPE） 是一种基于柱色谱分离机制和分离过程建立起来的样品预处理技术，常用于液体试样的预处理。与溶剂萃取法相比，SPE 实现了选择性截留、分离和富集的三位一体，具有简便快速、节省溶剂、样品用量少、萃取效果好等优势，在环境样品、生物样品、食品中被测物的分离和富集以及物质的提纯和净化方面均得到了广泛应用，同时可与其他分析方法联用实现在线分析。借助 SPE 可实现目标物和干扰物的分离、痕量组分的富集、目标物分析背景的改变、目标物衍生化等多个实验目的。

SPE 的工作原理是试样溶液通过已填充固定相的萃取柱时，被分离组分通过吸附、分配、离子交换等形式保留在固定相中，与样品基体分离，杂质随溶剂流出，最后用适当的溶剂洗脱被测物或通过加热解吸脱附，以达到分离、富集和净化的目的。固相萃取装置的核心部分是萃取柱，现已有多种商品化的固相萃取柱可供选择。柱管材料通常选用无添加剂且不含杂质的医用聚丙烯，也可采用玻璃和不锈钢。萃取柱下端有一孔径为 20 μm 的烧结筛板，用以支撑吸附材料，筛板上填充粒径约 40 μm、总质量为 0.1 ~ 1.0 g 的固定相填料，在填料上再加一块筛板，以防止加样时破坏柱床。常用的固定相填料包括硅胶、氧化铝、聚酰胺、离子交换树脂，以及键合 C_{18}、C_8、氰基的硅胶等。例如，测定血中十溴二苯醚时，可将血液通过 HLB 萃取柱，血中的杂质和十溴二苯醚都被保留在萃取柱上，先后用异丙醇 - 水（19 ∶ 1，V/V）和甲醇 - 水（9 ∶ 1，V/V）洗脱杂质，再用二氯甲烷洗脱十溴二苯醚。萃取柱的填料和筛板均有可能引入杂质，因此实验前需做空白萃取实验。

2．固相微萃取法（solid phase micro-extraction，SPME） 是 20 世纪 90 年代才开始发展起来的样品预分离富集技术，属于非溶剂型萃取法。工作原理是用涂有固定相的熔融石英纤维吸附、富集样品中的被测物质，用热解析将萃取的组分从固定涂层上解吸，待分析。固相微萃取具有操作简单、成本低、效率高、选择性好等优点，几乎不使用有机溶剂，是一种发展迅速的新型样品预处理技术。SPME 还可与气相色谱法联用，利用气相色谱进样器的高温解吸萃取的被测组分，然后直接进行检测，大大简化了预处理步骤，提高了样品预处理速度和方法的灵

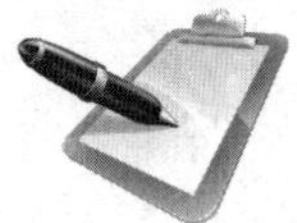

敏度。

SPME 装置类似于微量注射器，由手柄和萃取头两部分组成。萃取头是一根长度为 0.5 ~ 1.5 cm、直径 0.05 ~ 1.00 nm 的涂有不同色谱固定液或吸附剂的熔融石英纤维。萃取方法有两种：一是直接固相微萃取法，操作方式是将涂有高分子固相液膜的石英纤维直接插入试样溶液或气样中进行萃取，目标物经过一定时间在固相涂层与水溶液两相中达到分配平衡，随后取出进行分析，该方法适用于气体或液体中组分的分离与富集。另一种是更为常用的顶空固相微萃取，通常将试样溶液置于密闭小瓶中，在较低温度下加热一段时间后，试样在小瓶中达到气 - 液平衡。将萃取头插入小瓶中置于试液上方进行顶空萃取，试样随即吸附于萃取头上，最后将萃取头插入气相色谱进样器中，高温下试样解吸、进入色谱仪。该方法属于三相萃取体系，需达到固相、气相和液相分配平衡后才可进行分析。由于纤维头不与试样基体接触，避免了基体干扰，可有效提高分析速度。

（十一）泡沫浮选分离法

泡沫浮选（foam flotation）是以气泡作为分离介质浓缩富集表面活性物质的一种分离技术，又称气浮分离或浮选分离。在溶液中加入少量的表面活性剂，表面活性剂极性的一端亲水，可与水中的离子或极性分子通过静电引力或配位反应连接在一起。若溶液中通入气体，表面活性剂及其亲水基团上连接的极性化合物可被吸附到气泡的气 - 液界面上，随气泡被带到液面，形成泡沫层，从而实现分离。泡沫浮选的分离系数大，回收率高，可从极稀溶液中（10^{-14} ~ 10^{-7} mol/L）中富集痕量组分（可富集 100 ~ 10 000 倍），因此适用于溶液中低浓度组分的分离回收。

按作用机制不同，泡沫浮选法可分为离子浮选法、沉淀浮选法和溶剂浮选法三类。①离子浮选法是将适当的配位剂加入到样品溶液中，在一定酸度下配位剂与被测离子形成稳定的配合物离子，随后加入带相反电荷离子的表面活性剂，生成疏水性离子缔合物并附着在小气泡上被浮选。例如，氯离子和硫氰根能与多种金属离子形成络阴离子，然后与氯化十六烷基吡啶形成电中性缔合物而被浮选分离。②沉淀浮选法是在试液中加入少量捕集剂，再加入无机或有机沉淀剂，在沉淀捕集剂的同时将被测元素共沉淀捕集。随后加入与沉淀颗粒表面带相反电荷的表面活性剂，使表面活性剂离子的亲水基团在沉淀表面定向聚集而使沉淀憎水化，随后沉淀可被气泡浮选。沉淀浮选又可分为氢氧化物沉淀浮选和有机试剂沉淀浮选。例如，测定水中的 Cr、Pb 等重金属时，先用氨水调节 pH 值至 9.0 ~ 9.5，再加入 Al^{3+} 生成氢氧化铝沉淀并将 Cr、Pb 共沉淀，随后加入表面活性剂（油酸钠乙醇溶液），并向试液中通入氮气产生气泡，沉淀物黏附在泡沫中的气泡上，随泡沫漂浮到试液表面。分离母液后可用乙醇消泡，硝酸溶解沉淀，原子吸收光谱法测定重金属。有机试剂沉淀浮选法可用于酸性溶液中微量元素的测定。例如，测定酸性溶液中的微量 Co^{2+}，若选择氢氧化铁沉淀，需将溶液 pH 调节至 8.5 以上。若用 1- 亚硝基 -2- 萘酚共沉淀浮选，可直接在酸性溶液中进行。③溶剂浮选法是指在待浮选的溶液表层加入一定量非极性、弱极性或混合有机溶液，水中具有表面活性的待分离组分吸附在水中的微小气泡表面，随着气泡的上升被带入选浮柱的顶部，继而被富集。采用溶剂浮选法可富集水中痕量的重金属。例如，加入水杨醛缩邻苯二胺与水中痕量的 Ni、Co、Cu 三种离子形成复合物，间二甲苯萃取复合物。

（十二）样品预处理技术进展

随着现代分析技术的不断进步，新型样品预处理技术也不断涌现，朝着自动化、在线化、微量化和专门化等方向发展。液相微萃取技术、微透析技术、磁珠分离技术、亲和分离技术等均是近年来备受关注的新型样品预处理方法。①液相微萃取技术是将目标物从溶液中直接萃

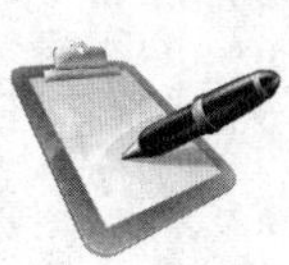

取到纤维腔内，之后将纤维管直接插入色谱仪进样分析。该方法结合了液液萃取和固相微萃取的优点，只需极少量的有机溶剂，且装置简单，适合萃取在水溶液中溶解度小的痕量目标物。②微透析技术是将微透析针插入活体动物组织，体液中的小分子和离子扩散穿过透析膜进入采样针内，而蛋白质等大分子物质则被阻挡在膜外。是一种活体实时在线处理技术。③磁珠分离技术通常以磁性无机纳米微球为核，磁核表面包覆具有活性基团的过渡层。过渡层外修饰具有不同吸附作用的有机功能层，用于对特定被测物进行选择性吸附。该方法灵敏度高、特异性强。④亲和分离技术以含有亲和功能基团的材料为基础，利用生物大分子之间的特异性结合作用（生物亲和作用）进行生物大分子纯化。该方法具有高度专一性和特异性的优势，具有良好的应用前景。

样品预处理技术的发展日新月异，具有以下几个发展趋势：①具有高富集能力、高选择性的样品预处理材料不断涌现；②快速预处理技术、在线预处理技术以及自动化预处理技术日益成为主流；③实时分析、活体分析和原位检测是其重要发展方向；④基于纳米技术的新型预处理材料逐渐成为研究重点。

案例分析 3-1

第 3 章 案例分析及思考题、习题解析

工厂废水中化合物的萃取

某同学欲采集某化工厂所排废水，并萃取其中某化合物。

问题：

1．该化工厂白天废水排量较大，夜间较小，该采用哪种采样方法？

2．若采用液 - 液萃取法以正己烷萃取水样中某化合物，已知该化合物在水中的浓度为 50 mg/L，如果萃取体系的 D=15，取水样 50 ml，请计算下列操作下的萃取效率和水溶液中该化合物的剩余量。①用 50 ml 正己烷萃取一次；②用 75 ml 正己烷分 3 次萃取，每次 25 ml。

思考题与习题

1．样品采集的基本原则是什么？

2．常用的气体采集方法有哪些？

3．样品预处理需遵循哪些基本原则？

4．固相萃取法和固相微萃取的原理是什么？

5．超临界流体萃取作为一种新型萃取技术，与传统的溶剂萃取相比，有何优势？

（施致雄）

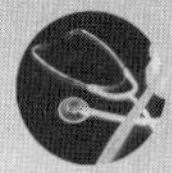

第四章　紫外-可见吸收光谱法

紫外-可见吸收光谱法（ultraviolet-visible absorption spectrometry，UV-Vis）是在比色法（colorimetry）的基础上发展起来的，基于物质分子对紫外-可见光辐射（200 ~ 760 nm）的吸收特性建立的一种光谱分析方法。广泛应用于无机物和有机物的定性和定量测定，特别是含有共轭体系的不饱和有机物的分析。

紫外-可见吸收光谱法具有灵敏度较高（10^{-7} ~ 10^{-4} g/ml），准确度较好（相对误差 1% ~ 2%），仪器简单，费用低廉，分析快速等特点，是预防医学、卫生检验、临床医学、环境科学、食品和药物分析等诸多领域常用的分析技术和检测方法。

第一节　概　述

一、电磁辐射与电磁波谱

（一）电磁辐射

电磁辐射（electromagnetic radiation）是指高速通过空间而不需要任何物质作为传播媒介的一种能量（光量子流）。光是一种电磁辐射。

电磁辐射具有波动性和粒子性（简称波粒二象性）。电磁辐射具有波动性，表现在光的折射、衍射、偏振和干涉等现象。波动性可用波长、频率或波数表示。电磁辐射具有粒子性，表现在光具有吸收、发射、热辐射和光电效应等现象。光子具有能量，其大小与光的频率成正比，与波长成反比，与光的强度无关。它们之间的关系用普朗克（Planck）方程表示为：

$$E = hv = h\frac{c}{\lambda} \tag{4-1}$$

式（4-1）中，E 为光子能量，单位为电子伏特（eV）或焦耳（J）。1 eV 表示 1 个电子通过电位差为 1 V 的电场时所获得的能量，1 eV=1.602×10^{-19} J；h 为 Planck 常数，其值为 6.626×10^{-34} J · s；υ 为频率，单位为赫兹（Hz）；c 为光速，真空中为 2.998×10^{10} cm · s^{-1}；λ 为波长，在紫外-可见光谱区常用纳米（nm）为单位。

式（4-1）中，h 和 c 是常数，由此可知，不同波长的光具有不同的能量，波长越长即频率越低的光子，能量越小。

（二）电磁波谱

把各种电磁辐射按照波长或频率的大小顺序排列可得到电磁波谱（electromagnetic

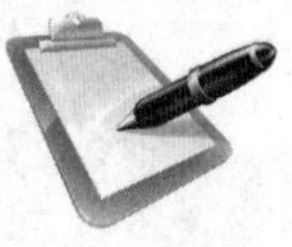

spectrum）。严格来说，电磁波谱的波长或能量是没有边际的，表 4-1 所示的电磁波谱是从 γ 射线到无线电波的主要波段。

表4-1　电磁波谱

电磁波类型	波长范围	频率（Hz）	能级跃迁
γ 射线	5×10^{-3} ~ 0.1 nm	6.0×10^{19} ~ 3×10^{18}	原子核能级
X 射线	10^{-2} ~ 10 nm	3×10^{19} ~ 3×10^{16}	内层电子能级
真空紫外区	10 ~ 200 nm	3×10^{16} ~ 1.5×10^{15}	内层电子能级
近紫外区	200 ~ 400 nm	1.5×10^{15} ~ 7.5×10^{14}	原子及分子的外层价电子
可见光区	400 ~ 760 nm	7.5×10^{14} ~ 4.0×10^{14}	原子及分子的外层价电子
近红外区	0.75 ~ 2.5 μm	4.0×10^{14} ~ 1.2×10^{14}	分子振动能级
中红外区	2.5 ~ 50 μm	1.2×10^{14} ~ 6×10^{12}	分子振动和转动能级
远红外区	50 ~ 1000 μm	6.0×10^{12} ~ 3×10^{11}	分子转动能级
微波区	0.1 ~ 100 cm	3×10^{11} ~ 3×10^{8}	分子转动能级和电子自旋能级
无线电波	1 ~ 1000 m	3×10^{8} ~ 3×10^{5}	核自旋能级

各波谱区波长不同，能级跃迁的类型和需要的能量也不同（图 4-1）。可针对不同的波谱区，建立相应的分析方法。例如，近紫外区和可见光区的光是由于原子及分子的价电子或成键电子能级跃迁产生的，波长范围为 200 ~ 760 nm，相应的分析方法称为紫外 - 可见吸收光谱法；红外光区的光是由分子的振动和转动能级跃迁产生的，由此建立的方法称为红外吸收光谱法。

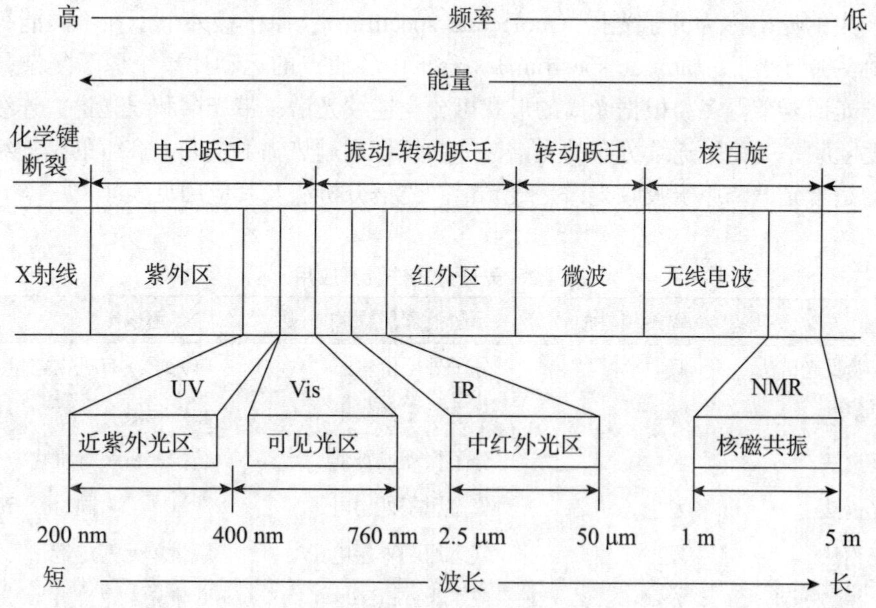

图 4-1　光谱区及能级跃迁示意图

二、光谱分析法

光学分析法是基于电磁辐射与物质的相互作用建立的分析方法，可分为光谱分析法和非光

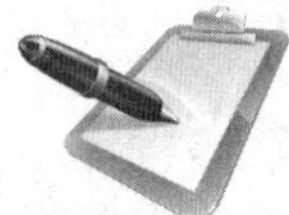

谱分析法两大类。利用物质的光谱进行定性、定量和结构分析的方法称为光谱分析法。根据物质的光谱特征可进行定性分析；光谱强度与物质的含量有关，据此可进行定量分析。非光谱分析法是通过测量物质与电磁辐射相互作用时辐射的某些基本性质（如折射、衍射和偏振等）的变化建立的分析方法。光谱分析法与非光谱分析法的主要区别是光谱分析法涉及物质内部的能级跃迁，而非光谱分析法中物质的内部能级不发生变化，仅有电磁辐射性质的改变。

光谱分析法根据物质与电磁辐射相互作用的性质，一般可分为吸收光谱法、发射光谱法和散射光谱法等。当电磁辐射通过某些物质时，物质的原子或分子吸收与其能级跃迁相对应的能量，由基态或低能态跃迁到高能态。基于物质对辐射能的选择性吸收而得到的原子或分子光谱称为吸收光谱。根据物质对不同波谱区辐射能的吸收，可建立各种吸收光谱法，例如紫外-可见吸收光谱法、红外吸收光谱法和原子吸收光谱法。

发射光谱是指物质的分子、原子或离子接受外界能量，由基态或低能态跃迁到高能态（激发态），再由高能态跃迁回低能态或基态而产生的光谱。发射光谱法是通过测量原子或分子的特征发射光谱研究物质的结构和测定其化学组成的分析方法，如分子荧光光谱法、X-射线荧光光谱法和原子发射光谱法。对于原子发射光谱，由于每种元素的原子结构不同，发射的谱线各有其特征，可以根据元素的特征谱线进行定性分析，根据谱线的强度与物质含量的关系进行定量分析。

散射是指电磁辐射与物质发生相互作用后光子偏离原来的入射方向而分散传播的现象。当物质分子吸收了频率较低的光能后，并不足以使分子中的电子跃迁到激发态，而只是跃迁到基态中较高的振动能级。若 $10^{-15} \sim 10^{-12}$ s 内返回原能级时辐射的与激发光波长相同的光，称为瑞利散射；若返回到较原能级稍高或稍低的振动能级上，辐射出波长较激发光稍长或稍短的光，这种光称为拉曼散射光。光子波长或频率的改变与分子的振动和转动能级有关，以拉曼散射效应为基础建立的拉曼光谱分析法，主要用于物质的鉴定和分子结构的研究。

根据吸光粒子的不同，光谱可分为分子光谱和原子光谱。在辐射能作用下，由分子内能级间的跃迁产生的光谱称为分子光谱（molecular spectrum）。原子核外电子在不同能级间跃迁产生的光谱称为原子光谱（atomic spectrum）。分子中各质点的运动比单个原子复杂，因此分子光谱比原子光谱复杂得多。根据光谱的形状可分为连续光谱、带光谱和线光谱。连续光谱是指光辐射强度随频率变化呈连续分布的光谱，如白炽灯通过热辐射发光，产生的是连续光谱。分子吸收光谱是带光谱，原子吸收光谱是线光谱。光谱分析法及其应用见表4-2。

表4-2　光谱分析法及其应用

方法名称	辐射能性质	辐射能作用物质	主要用途
紫外-可见吸收光谱法	吸收	分子外层价电子	单元素或有机物定量
原子吸收光谱法	吸收	气态原子外层电子	元素定量
红外吸收光谱法	吸收	分子振动或转动	结构分析及有机物定量
原子发射光谱法	发射	气态原子外层电子	微量多元素同时分析
原子荧光光谱法	发射	气态原子外层电子	微量单元素定量
X射线荧光光谱法	发射	原子内层电子	常量元素定量
分子荧光光谱法	发射	分子	微量单元素或有机物定量
X射线吸收光谱法	吸收	原子或分子	表面定性定量

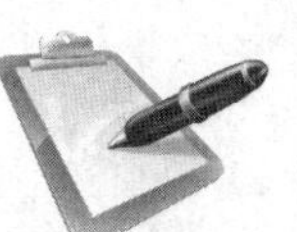

第二节　基本原理

一、吸收光谱的产生

物质分子中的电子总是处在某一种运动状态中。分子内部有三种运动，即分子内电子绕原子核的运动（电子运动）、分子内原子在其平衡位置上的振动（分子振动）和分子整体围绕重心的转动（分子转动），这些不同形式的运动分别对应一定的能级，即电子能级、振动能级和转动能级（图 4-2）。一个分子的内能是它的电子能、振动能和转动能之和。按量子力学计算，它们是不连续的，即具有量子化的性质。

图中 A、B 表示具有不同能量的两个电子能级，在每个电子能级中分布着若干能量不同的振动能级，它们的振动量子数以 V=0、1、2、3……表示，而在同一电子能级同一振动能级中，还分布着若干能量不同的转动能级，它们的转动能量数以 J=0、1、2、3……表示。

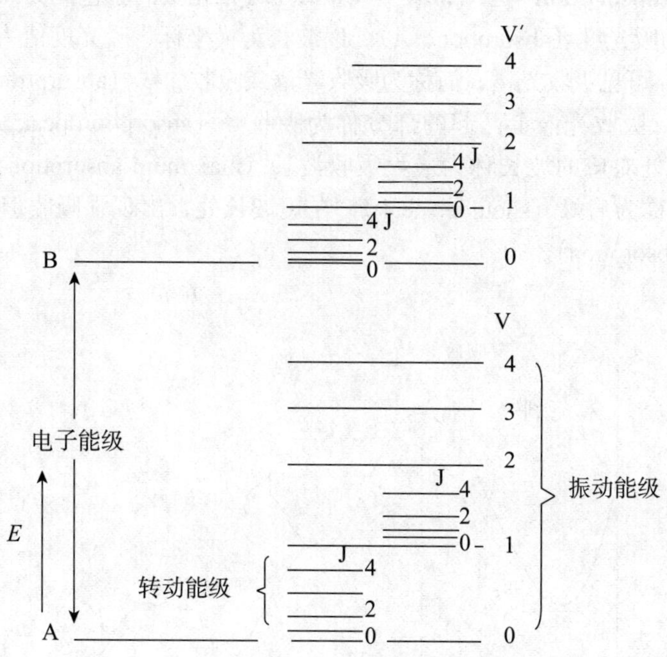

图 4-2　分子中电子能级、振动能级和转动能级示意图

通常情况下，分子处于最低的能量状态，即基态。如果外界提供能量，物质分子可吸收能量，由基态跃迁到激发态。由于各种分子运动所处的能级和产生能级跃迁时的能量变化是量子化的，因此分子运动产生能级跃迁时，只能吸收与分子运动相对应的特定频率或波长的光（等于两个能级之差），即分子对能量的吸收具有量子化特征，吸收频率决定于分子跃迁前后的能级差 ΔE：

$$\Delta E = E_1 - E_2 = h\nu = hc/\lambda \tag{4-2}$$

分子能级中，电子能级间的能量差 ΔE_e 最大，一般为 1 ~ 20 eV。分子中电子跃迁产生的吸收光谱处于紫外和可见光区，即紫外 - 可见吸收光谱。分子的振动能级间的能量差 ΔE_v 一般在 0.05 ~ 1 eV 之间，分子振动能级跃迁产生的振动光谱处于近红外和中红外区。分子的转动

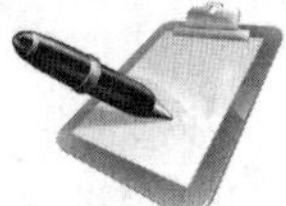

能级间的能量差 $\Delta E r$ 最小，一般小于 0.05 eV，分子转动能级跃迁产生的转动光谱处于远红外和微波区。

在分子发生电子能级跃迁时不可避免地伴随着振动能级和转动能级间的跃迁，实际观察到的分子光谱是由密集谱线组成的带状光谱，而不是"线"光谱，即紫外 - 可见吸收光谱实际上是电子 - 振动 - 转动光谱。物质分子的内部结构各不相同，各能级间的能级差互不相同且具有量子化特征。这决定了不同物质对不同波长光的选择性吸收。

紫外光可分为近紫外光（200 ~ 400 nm）和真空紫外光（10 ~ 200 nm）。由于氧、氮、二氧化碳、水等在真空紫外区（10 ~ 200 nm）均有吸收，因此在测定这一光谱范围时，必须将光学系统抽成真空，然后充以氦气、氩气等惰性气体。由于真空紫外吸收光谱的研究需要昂贵的真空紫外分光光度计，在实际应用中受到一定的限制。通常所说的紫外 - 可见吸收光谱法，实际上是指近紫外 - 可见吸收光谱法。

二、吸收光谱的特征

1．吸收光谱（absorption spectrum） 以紫外 - 可见光区的单色光为入射光，测定不同波长（λ）下某溶液的吸光度（absorption，A）。以波长为横坐标，吸光度值为纵坐标绘制的曲线即为该物质的紫外 - 可见吸收光谱，简称为吸收光谱或吸收曲线（absorption curve）。

如图 4-3 所示，吸收光谱上凸起的部分称为吸收峰（absorption peak），凹陷的部分称为谷，吸光度值最大处对应的波长称为最大吸收波长（maximum absorption wavelength，λ_{max}）。吸收峰上小的突起称为肩峰（shoulder peak）；在短波长处，出现强吸收但不成峰形的部分称为末端吸收（end absorption）。

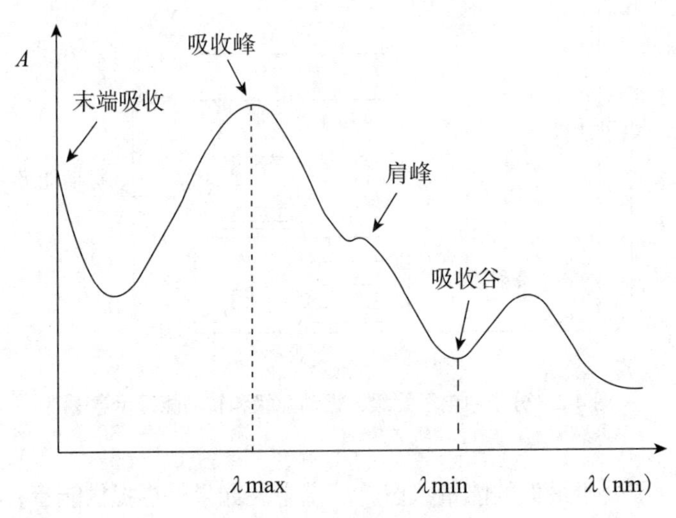

图 4-3　吸收光谱示意图

2．吸收光谱的特征 吸收光谱描述了物质分子对光选择性吸收的程度，反映了物质分子能级间的变化。不同浓度 MnO_4^- 溶液的吸收曲线如图 4-4 所示，同一种物质对不同波长光的吸光度不同，溶液浓度的变化不影响吸收曲线形状和 λ_{max}（525 nm）。不同物质分子的吸收曲线形状和 λ_{max} 各不相同，即吸收光谱特征可以提供物质的结构信息，可作为物质定性分析的依据。

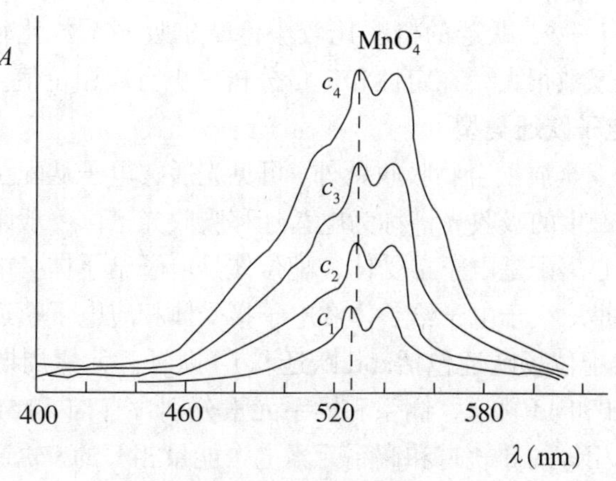

图 4-4 吸收曲线与物质浓度的关系

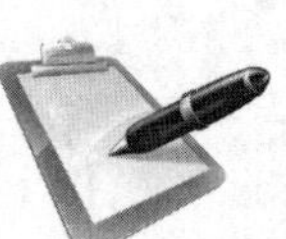

三、吸收光谱与分子结构的关系

不同物质分子的结构不同，其基态和激发态间的能级差不同，发生能级跃迁时吸收的紫外 - 可见光的波长不同，因而产生的紫外 - 可见吸收光谱亦不相同。无机化合物和有机化合物吸收光谱的产生都是其外层电子跃迁的结果，但二者的电子跃迁类型有一定的区别。在紫外 - 可见光区，有机化合物的吸收光谱主要是由分子中价电子的能级跃迁和电荷迁移产生。无机化合物的吸收光谱主要是由电荷跃迁和配位体场中的 d-d 跃迁或 f-f 跃迁产生。

1. 有机化合物的电子跃迁类型 按分子轨道理论，与紫外 - 可见吸收光谱有关的有机物分子中的价电子有三种类型，即形成单键的 σ 电子、形成双键的 π 电子以及氧、氮、硫、卤素等含有的未参与成键的孤对电子，即 n 电子。这些价电子吸收一定能量后，可跃迁到较高的能级，此时电子所占的轨道称为反键轨道，这种特定的跃迁与分子内部结构有密切关系。其主要的跃迁类型有四种，即 $\sigma\rightarrow\sigma^*$、$n\rightarrow\sigma^*$、$\pi\rightarrow\pi^*$ 和 $n\rightarrow\pi^*$。

(1) $\sigma\rightarrow\sigma^*$ 跃迁：是指 σ 电子从 σ 成键轨道向 σ^* 反键轨道的跃迁，这是所有存在 σ 键的有机化合物都可以发生的跃迁类型。在所有跃迁类型中，实现 $\sigma\rightarrow\sigma^*$ 跃迁所需能量最大，吸收的电磁辐射的波长最短，常处于真空紫外区（$\lambda<200$ nm，如甲烷的 λ_{max} 为 125 nm）。

(2) $n\rightarrow\sigma^*$ 跃迁：是指非成键的 n 电子从非成键轨道向 σ^* 反键轨道的跃迁，含有 n 电子的杂原子（如 N、O、S、P 和卤素原子）的饱和烃类化合物会发生此类跃迁。实现 $n\rightarrow\sigma^*$ 跃迁所需能量比 $\sigma\rightarrow\sigma^*$ 跃迁小，但大多数化合物的 λ_{max} 仍小于 200 nm。一般电负性越大的杂原子，跃迁所需能量越大，λ_{max} 越短。

(3) $\pi\rightarrow\pi^*$ 跃迁：是指 π 电子从 π 成键轨道向 π^* 反键轨道的跃迁，含有 π 电子的不饱和有机化合物可发生 $\pi\rightarrow\pi^*$ 跃迁。$\pi\rightarrow\pi^*$ 跃迁所需能量比 $\sigma\rightarrow\sigma^*$ 跃迁小，一般情况下也小于 $n\rightarrow\sigma^*$ 跃迁所需能量，吸收辐射的波长一般在 200 nm 附近。

对于含有多个双键而非共轭的化合物，如果这些双键相同，则 λ_{max} 基本不变；共轭 π 键结构的形成可使 π^* 轨道的能量降低，吸收波长向长波长的方向移动。通常每增加一个共轭双键，λ_{max} 增加 30 nm 左右。

(4) $n\rightarrow\pi^*$ 跃迁：是指 n 电子从非键轨道向 π^* 反键轨道的跃迁。含有不饱和杂原子的有机物分子，基团中含有 π 电子和 n 电子，可发生此类跃迁。$n\rightarrow\pi^*$ 跃迁所需能量最低，吸收辐射的波长最长，一般在近紫外光区，甚至在可见光区。

在上述四种跃迁类型中，各种跃迁所需能量并不相同，能量大小顺序为：$\sigma\rightarrow\sigma^*>n\rightarrow\sigma^*\geqslant\pi\rightarrow\pi^*>n\rightarrow\pi^*$。一般来说，未成键孤对电子较易激发，成键电子中 π 电子较相应的 σ 电子具有较高的能级，而反键电子则相反。$\pi\rightarrow\pi^*$、$n\rightarrow\pi^*$ 跃迁的吸收波长出现在近

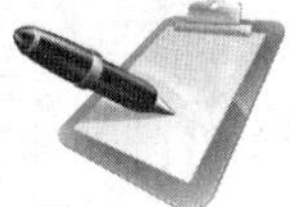

紫外光区及可见光区，n → π^* 跃迁的概率比较小，摩尔吸光系数比较小，一般为 10 ~ 100。$\pi \rightarrow \pi^*$ 跃迁的摩尔吸光系数很大，在定性和定量分析中更有应用价值。

2．无机化合物的电子跃迁类型

（1）电荷迁移跃迁：金属配合物吸收紫外 - 可见光后，电子从配位体的某一轨道跃迁到中心离子的某一轨道，所产生的吸收光谱称为电荷迁移吸收光谱。一般来说，在配合物的电荷转移过程中，金属作为中心离子是电子接受体，配位体是电子给予体。电荷迁移吸收光谱的波长通常处于紫外区，其大小取决于电子给予体和电子接受体相应电子轨道的能量差。

（2）配位场跃迁：配位场跃迁包括 d-d 跃迁和 f-f 跃迁。元素周期表中第四、五周期的过渡金属元素分别含有 3d 和 4d 轨道，镧系和锕系元素分别含有 4f 和 5f 轨道。在配位体的存在下，过渡元素五个能量相等的 d 轨道和镧系元素七个能量相等的 f 轨道分别分裂成能量不等的 d 轨道和 f 轨道。低能态的 d 电子或 f 电子可以分别跃迁至高能态的 d 轨道或 f 轨道，这两类跃迁分别称为 d-d 跃迁和 f-f 跃迁。此类跃迁必须在配位体的配位场作用下才可能发生，因此又称为配位场跃迁。

紫外 - 可见吸收光谱中的电子跃迁的类型如图 4-5 所示。

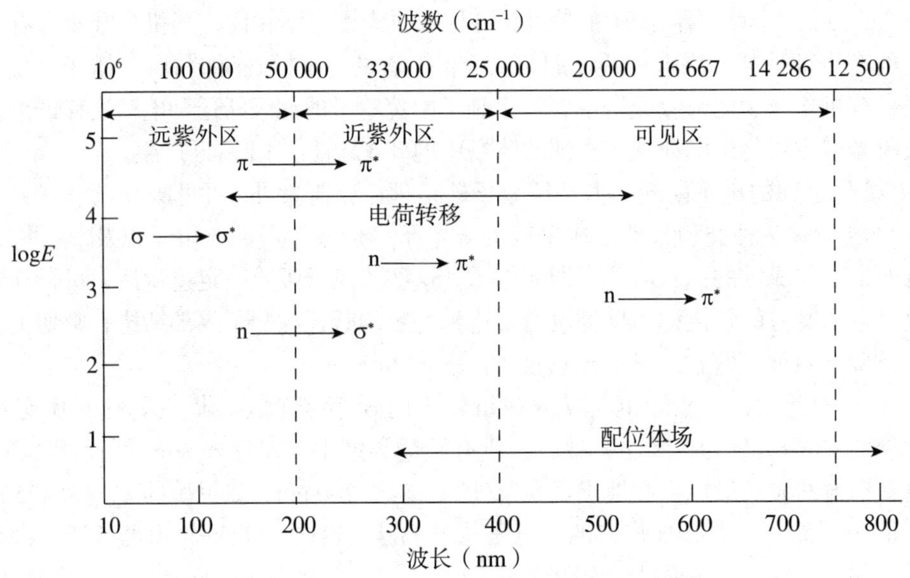

图 4-5　紫外 - 可见吸收光谱中的电子跃迁类型

3．有机化合物的紫外吸收光谱

（1）饱和烃及其衍生物：饱和烃分子中只含有 σ 键，只能产生 $\sigma \rightarrow \sigma^*$ 跃迁，最大吸收波长一般小于 150 nm，已超出紫外 - 可见分光光度计的测量范围，处于真空紫外区。饱和烃衍生物如 CH_3OH、CH_3Cl、CH_3Br、CH_3I 中 O 和卤素原子上存在 n 电子，可产生 $n \rightarrow \sigma^*$ 的跃迁。$n \rightarrow \sigma^*$ 的能量低于 $\sigma \rightarrow \sigma^*$。其相应的吸收波长发生红移。例如 CH_3Cl、CH_3Br 和 CH_3I 的 $n \rightarrow \sigma^*$ 跃迁分别出现在 173 nm、204 nm 和 258 nm 处。饱和烃及其衍生物是测定紫外 - 可见吸收光谱的良好溶剂。

（2）不饱和烃及共轭烯烃：不饱和烃类分子中，除含有 σ 键外，还含有 π 键，可产生 $\sigma \rightarrow \sigma^*$ 和 $\pi \rightarrow \pi^*$ 两种跃迁。$\pi \rightarrow \pi^*$ 跃迁的能量小于 $\sigma \rightarrow \sigma^*$ 跃迁。当有两个以上的双键共轭时，随着共轭系统的延长，$\pi \rightarrow \pi^*$ 跃迁的吸收带将明显向长波方向移动，吸收强度也随之增强。共轭双键愈多，红移愈显著。如 1,3- 丁二烯在己烷溶剂中的 λ_{max} 为 217 nm，1,3,5- 己三烯在异辛烷溶剂中的 λ_{max} 为 268 nm，1,3,5,7,9- 癸五烯的红移更加明显，λ_{max} 为 334 nm，最大吸

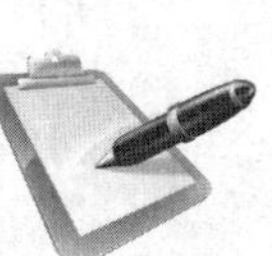

收波长下的摩尔吸收系数（ε_{max}）显著增加为121 000。

（3）羰基化合物：羰基化合物含有C＝O，其中有σ电子、π电子及n电子，可发生$n \to \sigma^*$跃迁、$n \to \pi^*$跃迁和$\pi \to \pi^*$跃迁，产生三个吸收带。$n \to \pi^*$吸收带又称R带（270～310 nm），吸收较弱（$\varepsilon_{max} < 100$）。α,β-不饱和醛、酮可发生$\pi \to \pi^*$和$n \to \pi^*$跃迁，吸收波长红移（210～220 nm和310～330 nm）。在220～260 nm，α,β-不饱和醛、酮有$\pi \to \pi^*$产生的K带，强度高。在310～330 nm有$n \to \pi^*$产生的R带，强度低。利用这一特征可识别α,β-不饱和醛、酮。

（4）芳香烃：芳香族化合物封闭共轭体系的苯环有三个$\pi \to \pi^*$跃迁产生的特征吸收带，E_1带为180～184 nm，$\varepsilon = 47\ 000$；E_2带为200～204 nm；B带为230～270 nm，λ_{max}为254 nm，$\varepsilon = 204$，由$\pi \to \pi^*$与苯环振动能级跃迁叠加引起，也称精细结构吸收带。B吸收带的精细结构常用来辨认芳香族化合物，但在极性溶剂中，这些精细结构消失，形成一个宽的谱带。

四、吸收光谱的影响因素

吸收光谱除受物质分子本身的化学结构影响外，还与测定条件（温度、溶剂极性、pH值等）密切相关。各种因素可使吸收光谱的谱带位移、谱带强度改变、谱带精细结构出现或消失等。

1．共轭效应 共轭效应使$\pi \to \pi^*$能量降低，跃迁概率增加，λ_{max}红移，摩尔吸光系数增大。

2．取代基 共轭双键的两端有给电子基团或吸电子基团时，极化现象显著增加。给电子基团—NH_2、—OH等能够和共轭体系中的p电子相互作用引起永久性的电荷转移，形成p-π共轭，λ_{max}红移。吸电子基团是指易吸引电子而使电子容易流动的基团，在共轭体系中如引入吸电子基团，也可产生p电子的永久性转移，λ_{max}红移，吸收强度增大。

3．溶剂

（1）影响溶质的最大吸收波长：在$\pi \to \pi^*$跃迁中，使用极性大的溶剂时，由于溶剂与溶质的相互作用，激发态π^*比基态π的能量下降得更多，使得激发态与基态之间的能量差减小，导致λ_{max}红移；在$n \to \pi^*$跃迁中，基态n电子与极性溶剂可形成氢键，使基态能量降低，激发态与基态之间的能量差变大，导致λ_{max}蓝移。例如异丙叉丙酮的溶剂效应如表4-3所示。

表4-3 异丙叉丙酮的溶剂效应

吸收带	正己烷	甲醇	水	迁移方向
$\pi \to \pi^*$	230 nm	237 nm	243 nm	向长波移动
$n \to \pi^*$	329 nm	309 nm	305 nm	向短波移动

（2）影响溶质吸收带的强度及形状：溶剂对紫外－可见吸收光谱的影响很大，因此，紫外－可见吸收光谱分析必须注明所用溶剂以及测定条件。分析时，需正确选择溶剂。选择溶剂时应注意以下几点：

1）溶剂应能很好地溶解被测试样，溶剂对溶质应该是惰性的，即所制备的溶液应具有良好的化学和光化学稳定性。

2）在溶解度允许的范围内，尽量选择极性较小的溶剂以获得特征性的精细结构。

3）溶剂在样品的吸收光谱区应无明显吸收，避免选择溶剂的截止波长，低于此波长时，溶剂的吸收不可忽略。表4-4列出了常用溶剂的截止波长。

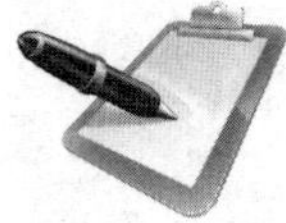

表4-4　常用溶剂的截止波长（nm）

溶剂	截止波长	溶剂	截止波长
乙腈	190	二氯乙烷	225
水	200	二氯甲烷	235
环己烷	200	三氯甲烷	245
甲醇	205	四氯化碳	260
正丁醇	210	乙酸乙酯	260
异丙醇	210	苯	280
乙醇	210	甲苯	285
正己烷	220	二甲苯	290
四氢呋喃	220	吡啶	305
乙醚	220	丙酮	330
乙酸	230	二硫化碳	380

五、光的吸收定律

Lambert-Beer 定律是光吸收的基本定律，是吸收光谱法的理论基础和定量依据。

（一）Lambert-Beer 定律

当一束强度为 I_0 的单色光通过均匀的液体介质时，一部分光（I_a）被吸收，一部分光（I_t）透过溶液，还有一部分光（I_r）被器皿表面反射：

$$I_0 = I_a + I_t + I_r \tag{4-3}$$

在吸收光谱分析中，一般是把被测溶液和参比溶液放在相同材料和厚度的吸收池中，使相同强度的单色光分别通过两个吸收池，再测量透过光的强度。反射光的影响基本相同因此可相互抵消，可得：

$$I_0 = I_a + I_t \tag{4-4}$$

透过光强度（I_t）与入射光强度（I_0）之比称为透光度（transmittance），用 T 表示，可得：

$$T = \frac{I_t}{I_0} \tag{4-5}$$

透光度常以百分率（$T\%$）表示，称为百分透光度。T 越大，表明对光的吸收越弱；反之，表明对光的吸收越强。吸光度（A）可用于表示物质对光的吸收强度。吸光度 A 为无量纲量，A 值越大，表明物质对光的吸收越强。T 及 A 都是物质对光吸收程度的一种量度：

$$A = \lg\frac{1}{T} = \lg\frac{I_0}{I_t} \tag{4-6}$$

入射光的波长一定时，溶液的吸光度 A 是吸光物质的浓度 c 及吸收介质的厚度 b（吸收光程）的函数：

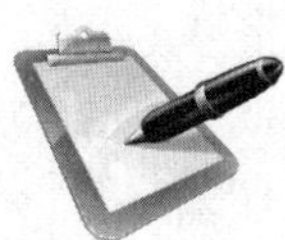

$$A = \lg \frac{I_0}{I_t} = \lg \frac{1}{T} = Kbc \quad (4\text{-}7)$$

综上，Lambert-Beer 定律可表述为：在一定条件下，物质分子的吸光度与溶液浓度和液层厚度的乘积成正比。K 为吸收系数，与吸光物质的性质、入射光波长及温度等因素有关。b 是液层厚度，c 是物质的浓度。K 的数值除取决于吸光物质的特性外，其单位及数值还与 b 和 c 所采用的单位有关，b 通常以 cm 为单位。若 c 以物质的量的浓度（mol/L）为单位，则吸收定律可表示为：

$$A = \varepsilon bc \quad (4\text{-}8)$$

式中，ε 为摩尔吸光系数，单位为 L/（mol · cm），指吸光物质的浓度为 1 mol/L，液层厚度为 1 cm 时溶液的吸光度。

摩尔吸光系数 ε 是表示物质吸光能力的特征参数，其大小与溶液浓度和液层厚度无关，而与吸光物质本身的分子结构、测定选择的入射光波长和使用的溶剂等因素有关。因此，测定摩尔吸光系数 ε 时应指明上述条件。一定条件下，ε 值可用于物质的定性分析。在定量分析中，ε 值越大，表示吸光物质对某波长光的吸收能力越强，定量测定的灵敏度越高。

若溶液中含有两种或多种无相互作用的吸光物质，则在某一波长下测得的总的吸光度是各个吸光物质在该波长下的吸光度之和，即吸光度具有加和性。这一性质是测定多组分分析的理论依据。

（二）光吸收定律的偏离

Lambert-Beer 定律成立的前提是，入射光为单色光，通过均匀的稀溶液，且吸收过程中吸光物质无相互作用。但实际情况是，当溶液的液层厚度一定时，吸光度 A 与浓度 c 之间有时未能呈现良好的线性关系，偏离了 Lambert-Beer 定律，一般以发生负偏离的情况居多。引起偏离的因素可分为两类，一类与仪器相关，一类与样品的性质相关。

1．仪器相关因素　Lambert-Beer 定律要求入射光为单色光。但实际测量中，要求光源有一定的强度，则入射光狭缝必须有一定的宽度，由出射光狭缝投射到被测溶液的光束，并不是严格意义上的单色光，而是有一小段波长范围的复合光。吸光物质对不同波长光的吸收能力不同。当吸光物质吸收复合光时，表观吸光度要比理论吸光度低，导致负偏离，在所使用的波长范围内，吸光物质的吸光系数变化越大，这种入射光为非单色光引起的偏离就越显著。

实际工作中，通常选择吸光物质的最大吸收波长 λ_{max} 作为测量波长，以提高测量的灵敏度。最大吸收波长处的吸收曲线往往较为平坦，吸光系数的变化较小，因此可能引起的偏离亦较小。测量时，在保证光强足够的前提下，应尽量选择窄的入射光狭缝，以减小谱带宽度，同时避免采用尖锐的吸收峰测定以减小偏离。

2．样品溶液相关因素

（1）吸光物质浓度：溶液中吸光物质的浓度较高时，吸收质点之间的平均距离缩小，对邻近质点的电荷分布可能产生影响，改变它们对特定辐射的吸收能力，导致偏离。因此，吸光物质的浓度通常为小于 0.01 mol/L 的稀溶液。

（2）溶剂及介质条件：溶剂及介质条件（如 pH 值）可能影响被测物质的组成和性质，使生色团的吸收波长和吸收强度发生变化，导致偏离。

（3）测定溶液中存在胶体、乳状液或悬浮物质：测定时，溶液中若存在胶体、乳状液或悬浮物质，可使一部分入射光因散射而损失，造成“假吸收”，使吸光度偏大，导致正偏离。此外，对吸收定律的偏离还与溶液的折射率有关。

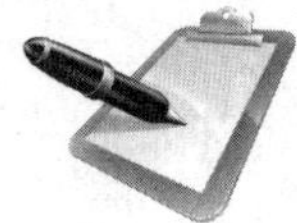

第三节　紫外－可见分光光度计

一、仪器结构

紫外 - 可见分光光度计由五部分组成，即光源（light source）、单色器（monochromator）、吸收池（absorption cell）、检测器（detector）和信号显示系统（signal display system）。基本结构如图 4-6 所示。

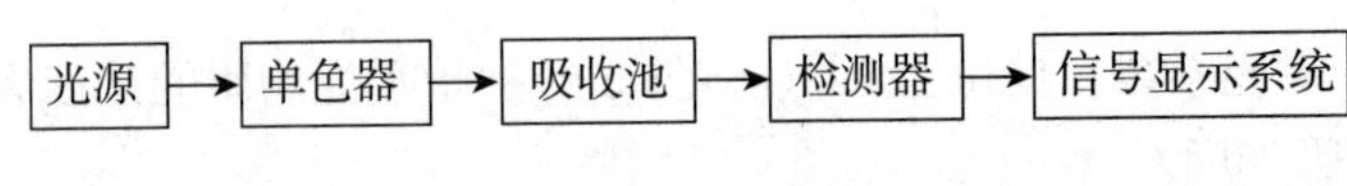

图 4-6　紫外 - 可见分光光度计基本结构示意图

1．光源　是在仪器所需的波长范围内，能辐射稳定和足够强度的连续光谱的装置。氢灯和氘灯常作为紫外光区的光源，可提供 185 ~ 400 nm 的连续光谱。氘灯的光强度比相同功率的氢灯要大 3 ~ 5 倍，在紫外光区应用广泛。可见光区的光源常用钨灯和卤钨灯。钨灯和碘钨灯可提供的波长范围为 340 ~ 2500 nm。

2．单色器　是将光源辐射的复合光色散成高纯度单色光的光学装置，其性能直接影响入射光的单色性。单色器一般由入射狭缝、准直元件、色散元件、聚焦元件和出射狭缝等组成。

单色器的核心部分是色散元件，其作用是将复合光色散成单色光。色散元件主要是棱镜和光栅。棱镜色散为非线性色散，波长分布不均匀。光栅是利用光的衍射与干涉作用制成，分辨率比棱镜好，波长范围宽，谱线排列均匀，但杂散光的影响大。棱镜有玻璃棱镜和石英棱镜两种。玻璃棱镜可使用的波长范围在 350 ~ 3200 nm，其色散率较大的波长范围为 400 ~ 780 nm，可用于可见光区。石英棱镜可使用的波长范围在 185 ~ 4000 nm，其色散率较大的波长范围为 200 ~ 400 nm，可用于紫外光区。

3．吸收池　用于盛放分析试液。一般有石英和玻璃材料两种。石英吸收池适用于紫外 - 可见区，玻璃吸收池只能用于可见光区。

4．检测器　是将光信号转变为电信号的装置。常用的检测器有光电管和光电倍增管。

（1）光电管：以内表面涂上一层光敏材料的镍片作阴极，金属丝作为阳极，密封于高真空的玻璃或石英管中。光照射到阴极的光敏材料时，阴极发射电子，被阳极收集而产生光电流。按阴极光敏材料的不同，光电管可分为蓝敏和红敏两种。前者是阴极表面上沉积锑和铯，适用的波长范围为 210 ~ 625 nm；后者是阴极表面上沉积银和氧化铯，适用的波长范围为 625 ~ 1000 nm。光电管具有灵敏度高、光敏范围宽、不易疲劳等优点。

（2）光电倍增管（photomultiplier tube，PMT）：由光窗、光电阴极、电子光学系统、电子倍增系统和阳极组成，其光电转换分为光电发射和电子倍增两个过程，灵敏度比一般光电管高。电子倍增系统是决定 PMT 灵敏度的关键部分。

5．信号指示系统　是将放大信号记录、处理、转换成透光率（或吸光度）再予以显示。配有计算机的分光光度计可方便地设置测定条件、编辑方法、保存图谱、处理数据和显示结果。

二、仪器类型

紫外 - 可见分光光度计的类型很多，按光路可分为单光束分光光度计、双光束分光光度计和双波长分光光度计。

1．单光束分光光度计　经单色器分光后的一束平行光，交替通过参比溶液和样品溶液，

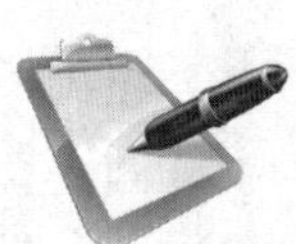

测定吸光度。这种分光光度计结构简单，操作方便，适用于常规分析。

2．双光束分光光度计　其光路如图 4-7 所示。光源发出的光经单色器分光后，经切光器分解为强度相等的两束光，一束通过参比池，另一束通过样品池，光度计可自动比较两束光的强度，经对数变换转换成吸光度并记录下来。双光束分光光度计可消除光源强度变化所引起的误差。

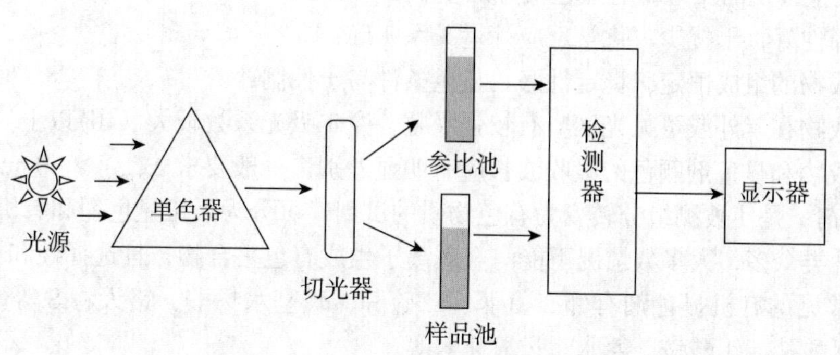

图 4-7　双光束分光光度计光路示意图

3．双波长分光光度计　其光路如图 4-8 所示。同一光源发出的光被分成两束，分别经过两个单色器，得到不同波长（λ_1 和 λ_2）的两束单色光。利用切光器使两束光以一定的频率交替照射同一吸收池，然后经过光电倍增管和电子控制系统，最后由显示系统给出两个波长处的吸光度差值（$\Delta A = A_{\lambda 1} - A_{\lambda 2}$）。$\Delta A$ 与溶液浓度 c 成正比。因不需参比溶液，双波长分光光度计可消除因吸收池不匹配、参比溶液和样品溶液基质存在差异等因素带来的误差。双波长分光光度法可用于多组分混合物、混浊试样、存在背景干扰或共存组分吸收干扰的情况下被测组分的分析，可在一定程度上提高测定的灵敏度和选择性。

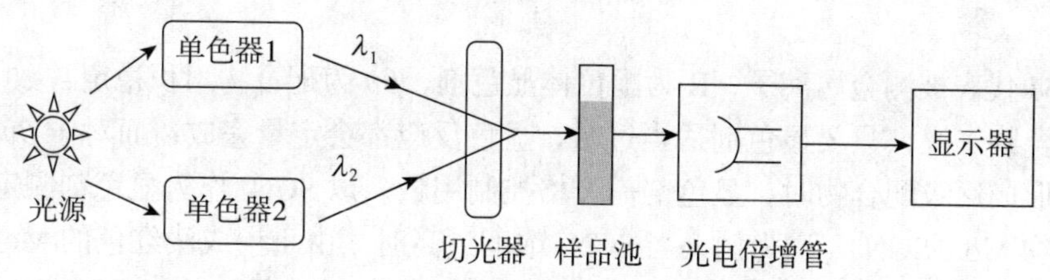

图 4-8　双波长分光光度计光路示意图

第四节　实验条件的选择

对于在紫外或可见光区有较强光吸收的物质，只需把被测物质制备成均匀稳定的稀溶液，即可直接采用紫外－可见吸收光谱法进行测定；对于对紫外－可见光吸收较弱甚至无吸收的物质，则需通过显色反应生成有色化合物或增强光吸收程度等方式来实现定量分析。为提高测定的灵敏度和准确度，需选择合适的显色反应和仪器测量条件。显色反应有配位反应、氧化还原反应以及增加生色基团的衍生化反应等多种类型。

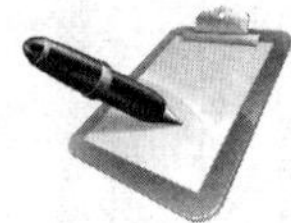

一、显色反应及其条件的选择

（一）显色反应和显色剂

1．显色反应 是指被测元素在显色剂的作用下转变为有色化合物的反应，或被测元素使显色剂颜色发生改变的反应。对显色反应的基本要求有：

（1）选择性好，干扰少，化学反应计量关系明确；

（2）生成物的组成恒定、稳定性好，显色条件易于控制；

（3）生成物在紫外或可见光区应有较强吸收，摩尔吸光系数较大（10^4 以上）；

（4）生成物和显色剂颜色的吸收波长应有明显差别，一般要求 $\Delta\lambda_{max} > 60$ nm。

2．显色剂 是使被测组分转变为有色物质的试剂，可分为无机显色剂和有机显色剂两类。有机显色剂种类众多，大多数情况下能与金属离子生成有色螯合物，且选择性和灵敏度比无机显色剂高。常见的有机显色剂有邻二氮菲、二硫腙、磺基水杨酸、铬天青 S 等。常见的无机显色剂有硫氰酸盐、钼酸铵、氨水、过氧化氢等。

（二）显色反应条件的选择

显色反应必须选择适宜的反应条件。以显色反应中常见的配位反应为例，显色反应的影响因素主要包括显色剂用量、溶液 pH 值、显色温度、显色时间、溶剂以及干扰物质等。

1．显色剂用量 显色剂选定后，可通过实验选择控制显色剂的用量。配合物的显色反应可用下式表示：

$$M + nR \rightleftharpoons MR_n$$

$$\beta_n = \frac{[MR_n]}{[M][R]^n} \text{ 或 } \frac{[MR_n]}{[M]} = \beta_n[R]^n$$

式中，M 代表被测金属离子，R 为配位体显色剂，βn 为配合物累积稳定常数。对于 βn 很大的稳定配合物来说，只要显色剂适当过量，显色反应都会定量完成；而对于 βn 小的不稳定配合物或可形成逐级配合物时，显色剂需严格控制用量。以 SCN^- 作为显色剂测定 Mo^{5+}［生成红色的配合物 $Mo(SCN)_5$］为例。当 SCN^- 浓度过高时，由于生成浅红色的 $Mo(SCN)_6^-$ 使溶液颜色变浅，摩尔吸光系数 ε 降低。以 SCN^- 作为显色剂测定 Fe^{3+} 时，随 SCN^- 浓度增大，配位数逐渐增加，可形成颜色更深的配合物。因此，显色反应实验中须严格控制 SCN^-，即显色剂的用量，才能获得准确的分析结果。

2．溶液 pH 值 多数显色剂是有机弱酸，溶液 pH 值直接影响显色剂的离解程度，从而影响显色反应的完全程度。对于可生成多级配合物的显色反应，随溶液 pH 值的变化可形成具有不同配比的配合物而产生颜色的变化，如 Fe^{3+} 与水杨酸的配合物。对于这类显色反应，控制反应的酸度至关重要。溶液 pH 值也会影响许多高价金属离子在溶液中的存在形态。溶液的 pH 值较高时，高价金属离子（Fe^{3+}、Al^{3+}、Bi^{3+} 等）可发生水解而形成各种型体的羟基、多核羟基配合物，甚至可能析出氢氧化物沉淀使溶液的颜色完全褪去，影响测定结果的准确性。显色反应的适宜酸度可由实验获得。

3．显色温度 吸光度测量大多在室温下进行。温度的少许变化对测量结果的影响不大。但有些显色反应受温度的影响很大，需要选择适宜的反应温度。如四苯基卟啉与铜的显色反应，必须在沸水浴中加热 5 ~ 10 分钟。特别是进行热力学参数、反应动力学常数的测定等研究时，必须控制显色反应的温度。

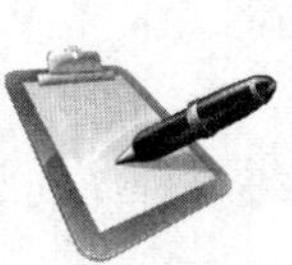

4．显色时间　不同的显色反应所需的显色时间不同，反应生成物的稳定时间也不相同。对一些反应速度较慢的反应体系，应给予足够的反应时间。显色剂的浓度和溶液酸度对显色时间也有一定的影响。适宜的显色反应时间需经实验确定并有效控制。

5．溶剂　某些情况下，溶剂会影响配合物的离解度、颜色以及显色反应的速度。如用偶氮氯膦Ⅱ测定钙离子时，加入乙醇会降低生成物的离解度，使吸光度显著增加；Fe^{3+} 和磺基水杨酸的配合物在水中为浅蓝色，在乙醇中则为紫色；用氯代磺酚 S 测定 Nb 时，在水溶液中显色需几小时，而在丙酮中仅需 30 分钟。

6．干扰物质　干扰物质对显色反应的影响有以下几种情况：干扰物质本身或与显色剂生成的有色化合物在测定条件下也有吸收；与被测离子或显色剂生成更稳定的配合物；干扰物质水解、析出沉淀使溶液混浊，无法测量吸光度。消除方法有：

（1）控制溶液 pH 值：例如，二硫腙能与 Hg^{2+}、Pb^{2+}、Cu^{2+}、Ni^{2+}、Cd^{2+} 等十多种金属离子形成有色配合物，但是在 0.5 mol/L H_2SO_4 介质中，仅和 Hg^{2+} 生成稳定的配合物，而上述其他离子在该条件下不发生反应。

（2）加入掩蔽剂：应注意掩蔽剂不应与被测离子发生反应。同时，掩蔽剂及其与干扰物质生成的配合物应不干扰被测离子的测定。

（3）加入氧化剂或还原剂：与干扰离子发生反应，改变干扰离子的价态，从而消除干扰。如用铬天青 S 做显色剂测定 Al^{3+}，Fe^{3+} 干扰显色反应，可加入抗坏血酸使 Fe^{3+} 还原为 Fe^{2+}，消除干扰。

（4）改变测量波长：如测定 $KMnO_4$ 时，λ_{max} 选择 545 nm 而不是 525 nm，可有效避免 $K_2Cr_2O_7$ 的干扰。

（5）加入表面活性剂或乳化剂：某些显色体系加入表面活性剂或乳化剂后，可有效增大多元配合物的摩尔吸光系数，提高显色反应的灵敏度。常用的阴离子型表面活性剂有十二烷基磺酸钠、庚烷磺酸钠等；阳离子型有溴化十六烷基三甲基铵、溴化十六烷基吡啶等；乳化剂有 Triton X100 等。

（6）分离干扰离子：若上述方法不能有效消除干扰时，可采用沉淀、萃取、离子交换、蒸发和蒸馏等分离方法去除干扰离子。此外，采用双波长法、导数光谱法等也可消除干扰。

二、测量条件的选择

选择适宜的测量条件，可有效提高测定方法的灵敏度和准确度。测量条件主要包括测量波长、吸光度读数范围和参比溶液等。

1．测量波长　通常选择被测物质的最大吸收波长 λ_{max} 作为测量波长，以获得最高的分析灵敏度。同时，在 λ_{max} 附近，波长的稍许偏移引起吸光度的测量偏差较小，测定结果的精密度较好。若在 λ_{max} 处干扰组分也有吸收，可按照“吸收大、干扰小”的原则选择其他波长作为测量波长。

2．吸光度范围　测量过程中，光源不稳、单色器谱带过宽、杂散光、实验条件变化等因素会造成吸光度的测量误差。由于透光度 T 与浓度 c 是负对数的关系，相同透光度的读数误差（ΔT）所引起的浓度相对误差（$\Delta c/c$）不同。浓度较大或较小时，相对误差都比较大。因此，需要选择适宜的吸光度范围进行测量，以降低测定结果的相对误差。

根据光的吸收定律，经数学处理后可得浓度相对误差的计算公式：

$$\frac{\Delta c}{c}=\frac{0.434\Delta T}{T\lg T} \tag{4-9}$$

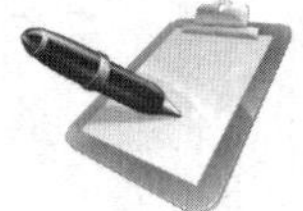

对 T 求导，可得极小值，即 $T=36.8\%$ 或 $A=0.434$ 时，测量误差最小。

为减小误差，一般选择 A 的测量范围为 0.2 ~ 0.8（即 $T\%$ 为 65% ~ 15%）。实际工作中，可通过调节被测溶液的浓度或选用适当厚度的吸收池的方法，使测得的吸光度值落在所要求的范围内。

3．参比溶液 测量试样溶液的吸光度时，先要用参比溶液（reference solution）调节透光度为 100%，吸光度为 0，以消除溶液中其他成分以及吸收池和溶剂对光的反射和吸收所带来的误差。可根据实际情况合理选用适宜的参比溶液。

（1）溶剂参比：若溶液中只有被测组分对测定波长有吸收，其他组分和显色剂均无吸收，可采用溶剂作为参比溶液，称为“溶剂参比”或“溶剂空白”。

（2）试剂参比：除被测组分外，若显色剂或其他试剂对测定波长也有吸收，可按显色反应的条件，不加被测组分，取与测定试液所用的相同试剂制备参比溶液，称为“试剂参比”或“试剂空白”。

（3）试样参比：若试样基体对测定波长有吸收，显色剂无吸收且不与试样基体反应，可按显色反应的条件，不加显色剂，取相同的试样溶液制备参比溶液，称为“试样参比”或“试样空白”。

（4）平行操作参比：用不含被测组分的样品制备参比溶液，按照与试样完全相同的分析步骤进行平行操作，称为“平行操作参比”或“平行操作空白”，可消除在分析过程中引入干扰物质的影响。

第五节　定性分析与定量分析

一、定性分析

紫外 - 可见吸收光谱的形状、吸收峰的数目、最大吸收峰的位置及相应的摩尔吸光系数等可用于定性分析，最大吸收波长 λ_{max} 及相应的 ε_{max} 是定性分析的主要参数。

定性分析常采用标准谱图对照法。在相同的测量条件下，测定和比较未知物与已知标准物质的吸收光谱，如果两者完全一致，则可以初步认为它们是同一物质。如果无法获得标准物质，可与光谱手册上的标准图谱进行对照、比较，但要保证其测定条件完全一致，这种定性方法要求仪器准确，精密度高。

紫外 - 可见吸收光谱法主要可用于不饱和有机化合物尤其是共轭体系的定性鉴定及结构分析。利用紫外 - 可见吸收光谱可得到化合物的共轭体系或官能团的信息。吸收光谱与分子结构关系的一般规律如下：

1．若吸收光谱在波长 220 ~ 250 nm 范围内有一强吸收带［ε_{max} 约为 10^4 L/（mol · cm）］，表明分子中存在两个双键形成的共轭体系。300 nm 以上区域有高强度吸收带则说明分子中有更大的共轭体系存在。

2．若吸收光谱在波长 270 ~ 350 nm 范围内出现一个低强度吸收带［ε_{max} 约为 10 ~ 100 L/（mol · cm）］，可推测该化合物含有带 n 电子的生色团；若同时在 200 nm 附近没有其他吸收带，进一步说明该生色团是孤立的，不与其他生色团共轭。

3．若吸收光谱在波长 250 ~ 300 nm 区间出现中等强度的吸收带［ε_{max} 约为 10^3 L/（mol · cm）］，有时能呈现精细结构，且同时在 200 nm 附近有强吸收带，说明分子中含有苯环。

4．若吸收光谱上呈现多个吸收带，λ_{max} 较大，甚至延伸到可见光区，表明分子中有长的共轭链，若谱带上有精细结构，表明是稠环芳烃或它们的衍生物。

5．若在吸收光谱中波长 210 nm 以上检测不到吸收带，推测被测物可能为饱和化合物，如

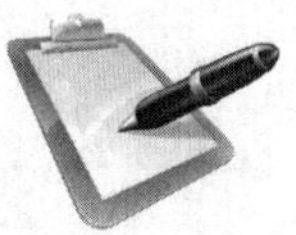

烷烃、环烷烃、醇或醚，或者含有孤立 C-C 不饱和键的烯烃、炔烃、饱和的羧酸及酯。

由于紫外 - 可见吸收光谱只能给出未知物的基本骨架结构和某些官能团信息，即使与某已知物的吸收光谱相同，也有可能不是同一种物质。再者，紫外 - 可见吸收光谱的谱图相对简单，特征性不强，因此在定性分析方面有一定的局限性，只能作为辅助方法。可结合红外光谱法、核磁共振波谱法和质谱法等常用的结构分析法进行定性鉴定和结构分析。

二、定量分析

紫外 - 可见吸收光谱法主要可用于定量分析，其理论基础即 Lambert-Beer 定律。下面介绍几种常用的定量方法。

（一）单组分定量方法

1．标准曲线法　通过配制一系列不同浓度的被测物质标准溶液，选择适宜的参比溶液，在 λ_{max} 处分别测得标准溶液的吸光度，以吸光度 A 为纵坐标，标准溶液的浓度 c_s 为横坐标，绘制标准曲线（$A \sim c$）。在相同条件下测定试样溶液的吸光度，从标准曲线查得被测组分浓度或从线性方程计算得到。

2．直接比较法　当标准曲线通过原点，可用直接比较法定量。在相同条件下，平行测定试样溶液和某一浓度（c_s，应与试液浓度接近）的标准溶液的吸光度 A_x 和 A_s。由 c_s 可计算试样溶液中被测物质的浓度 c_x。该方法只适用于试样和标准溶液浓度接近且组成相似样品的测定。

$$c_x = \left(\frac{A_x}{A_s}\right) \times c_s \tag{4-10}$$

（二）多组分定量方法

对于含有两个以上被测组分的混合物，可利用吸光度值具有加和性的特点进行测定。

1．双波长分光光度法　当试样中两组分的吸收光谱重叠较为严重时，用联立方程求解的方法测定两组分的含量繁琐且误差可能较大，此种情况下可采用双波长分光光度法定量分析。该方法可以在有干扰组分存在时，测定单一被测组分的含量，也可以同时测定两种组分的含量。测定两种混合组分的方法主要有等吸收点法和系数倍率法，以等吸收点法为例说明其应用。

试样中含有 A、B 两种组分，A 组分干扰 B 组分的测定。为消除 A 组分的干扰，采用双波长法测量 B 组分时，一般首先选择组分 B 的最大吸收波长 λ_2 为测量波长，然后用作图法选择参比波长 λ_1（图 4-9）。在 λ_2 处作一波长轴的垂直线，与组分 A 吸收曲线的某一点 a 相交，从点 a 作一条平行于波长轴的直线，与组分 A 吸收曲线的另一点 b 相交，点 b 所对应的波长即为参比波长 λ_1。由图可见，在 λ_2 和 λ_1 处组分 A 是等吸收点。吸光度具有加和性，即组分 A、B 的混合试样在 λ_2 和 λ_1 处的吸光度的差值 ΔA，只正比于被测组分 B 的浓度，与干扰组分 A 无关。

采用双波长法进行定量须满足两个基本条件：选定的两个波长下干扰组分具有等吸收点；选定的两个波长下被测物质的吸光度的差值应足够大。

2．示差分光光度法　被测组分含量较高时，会产生较大的测量误差，此时可采用示差分光光度法定量分析。它是利用浓度稍低于被测溶液浓度的标准溶液作为参比溶液来调节仪器的透光率 100%，再测定被测溶液的吸光度值，以提高测定结果的准确度。该方法要求仪器光源有足够的发射强度或能增大光电流放大倍数，以便能调节参比溶液的透光度为 100%。这就要

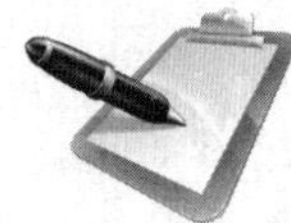

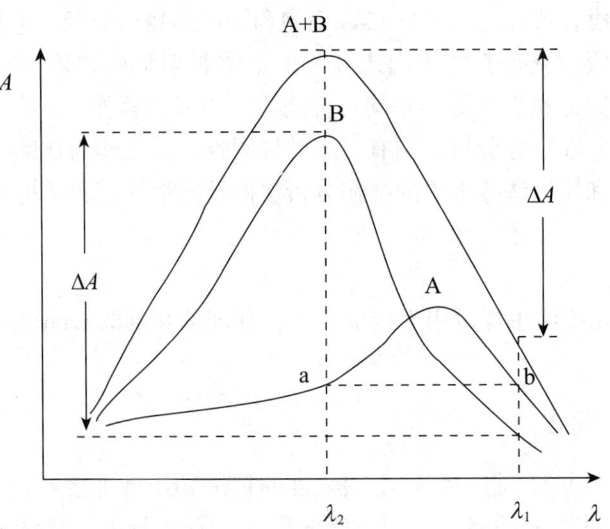

图 4-9　作图法选择等吸收点的波长 λ_1 和 λ_2

求仪器的单色器质量高，电光学系统稳定性好。

3．导数分光光度法　当多个被测组分的紫外 - 可见吸收曲线非常相似时，定性和定量测定较为困难，可采用导数分光光度法进行测定。通过对吸收曲线求导数，原吸收曲线上的微小变化在导数光谱上显示得更为显著。该方法的突出特点是灵敏度高，可减少光谱干扰。

第六节　应　用

紫外 - 可见吸收分光光度计的仪器设备相对简单，实用性和可操作性强，在预防医学、生命科学和公共卫生领域的应用非常广泛，可用于环境样品、食品和生物样品等多种检材中有机物和无机物的定性、定量和结构分析。

1．肉制品中硝酸盐和亚硝酸盐的测定　硝酸盐和亚硝酸盐是肉制品中常用的发色剂，能特异性抑制肉毒梭菌繁殖，也能使肉色保持红润，具有防腐抑菌和赋予肉制品特殊风味的作用。亚硝酸盐可与体内的仲胺生成致癌物质。硝酸盐无毒，但在体内可被还原成亚硝酸盐，因此我国《食品安全国家标准 食品添加剂使用标准》（GB 2760-2014）中规定，在肉制品加工中亚硝酸盐的使用量不能超过 150 mg/kg，最终残留量不能超过 50 mg/kg；肉罐头中不能超过 30 mg/kg；婴儿配方乳粉中的残留量不能超过 2 mg/kg。

据食品安全国家标准（GB 5009.33-2016），食品中亚硝酸盐与硝酸盐的测定第二法采用分光光度法测定。试样经蛋白沉淀、除去脂肪后，在弱酸条件下，亚硝酸盐与对氨基苯磺酸重氮化后，与盐酸萘乙二胺偶合生成紫红色染料，在波长 538 nm 处测定样品中亚硝酸盐的含量，外标法定量。采用镉柱将硝酸盐还原成亚硝酸盐，测得亚硝酸盐总量。由测得的亚硝酸盐总量减去试样中亚硝酸盐的含量，可得试样中硝酸盐的含量。由于硝酸盐的最大吸收波长在 210 nm 左右，亚硝酸盐的最大吸收波长在 208 nm 左右，两者的吸收光谱有部分重叠，这给常规紫外吸收光谱法的测定带来困难。利用酸性条件下的显色反应可实现亚硝酸盐与硝酸盐的测定。

2．食品中维生素 C 的测定　维生素 C 又称为抗坏血酸，广泛存在于新鲜水果中，是人体正常生理代谢不可缺少的营养物质，对维持人体正常生理功能有着非常重要的作用。维生素 C 在食品工业上常用作抗氧化剂、酸味剂及强化剂，因此测定食品中维生素 C 的含量以评价食品品质及食品加工过程中维生素 C 的变化情况具有重要意义。

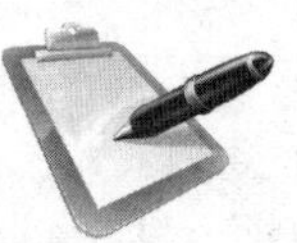

维生素 C 是烯醇化合物，具有—C = C—键，在可见光区无吸收，在紫外区有吸收。水果蔬菜基质复杂，某些成分可能在紫外区 243 nm 处有吸收。维生素 C 在碱性溶液中不稳定，可在样品中先加入碱液调节溶液 pH 值至碱性，以破坏样品中的维生素 C，用此液作为空白校正干扰物质所产生的吸光度值。根据维生素 C 可吸收紫外光及对碱不稳定的特性，可在波长 243 nm 处测定样品溶液与碱处理样品两者的吸光度之差，通过校准曲线可计算样品中维生素 C 的含量。此法具有较强的专一性，操作简单、快速准确、重现性好。

3．废水和车间空气中己内酰胺的测定　己内酰胺（$C_6H_{11}NO$）是生产尼龙 -6 纤维（即锦纶）和尼龙 -6 工程塑料的单体，是合成聚酰胺纤维和树脂的主要原料。利用己内酰胺在 200 ～ 230 nm 有紫外吸收的特点，可实现废水和车间空气中己内酰胺的测定。

近年来，随着新技术和新方法的不断涌现，紫外 - 可见分光光度计正在向小型化（或微型化）、便携式、快速检测和多功能化等方向发展，以适应现场检测和快速检测的需求。基于化学计量学理论的“褶合光谱”法不需要对试样进行分离，可直接用紫外 - 可见分光光度计分析含有 6 个不同组分的试样。这些新进展促使紫外 - 可见吸收光谱法的应用范围更加广泛。

案例分析 4－1

第 4 章 案例分析及思考题、习题解析

紫外 - 可见吸收光谱法测定热敏纸中的双酚 S

双酚 S（bisphenol S，BPS）是双酚 A（bisphenol A，BPA）的替代品，广泛用作生产聚碳酸酯、环氧树脂等各种聚合物的中间体，也常用于制造彩色摄影材料、照相反差增强剂、热敏记录材料（显色剂）等。研究表明，BPS 属于环境雌激素类物质，可能扰乱生殖系统，影响胚胎发育。

采用紫外 - 可见吸收光谱法测定热敏纸中 BPS 浓度。

用 0.1 g/L 的 BPS 标准储备液，配制不同质量浓度的 BPS 溶液，再加入终体积分数为 0.01%的三乙胺溶液（triethylamine, TEA），混匀后用二次蒸馏水定容，测定其吸光度，绘制光谱，找到其最大吸收波长（294 nm）。将热敏纸剪成边长为 0.5 ～ 1.0 cm 的纸片，准确称取 0.0400 g 样品，加入 10 ml 提纯试剂正己烷 - 四氢呋喃（1 ∶ 1，V/V）浸泡，去除样品中除 BPS 以外的其他双酚类物质以减少干扰；浸泡 2 h 取出，再用滤纸将样品滤干，置于 10 ml 棕色具塞比色管中，准确加入 3 ml 无水甲醇，室温超声提取 20 min，氮吹至干后加入终体积分数为 0.01%的 TEA，用二次蒸馏水定容，摇匀，上清液用紫外分光光度计测定。计算热敏纸中 BPS 的浓度。

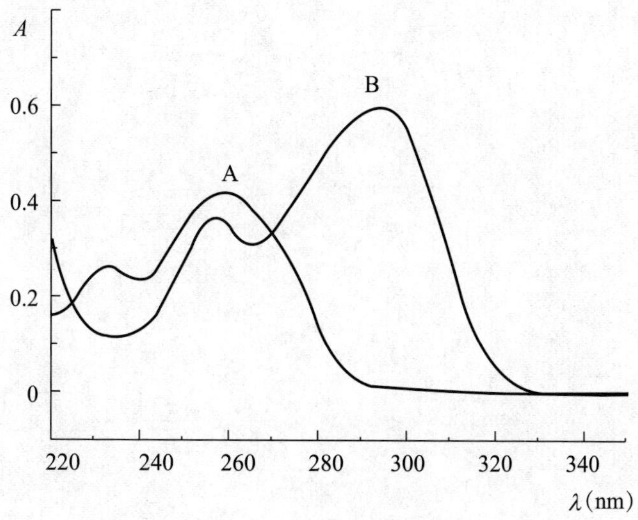

图 1　BPS 的紫外吸收光谱

A. 0.05 g/LBPS；B. 0.005 g/L BPS+0.01% TEA.

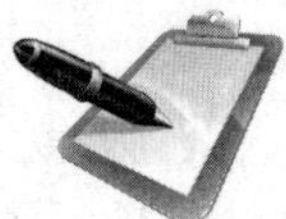

问题：

1．什么是吸收光谱？简述 BPS 的紫外 - 可见吸收光谱特征。

2．已知浓度为 2×10^{-5} mol/L 的 BPS 标准溶液，在 294 nm 波长下测得其吸光度为 0.500。另取试样溶液同样处理后，在同样条件下测得其吸光度为 0.600，求该试样对应的热敏纸中 BPS 浓度。

思考题与习题

1．紫外 - 可见吸收光谱为什么是带状光谱？

2．吸收曲线如何绘制？简述吸收光谱特征及应用。

3．简述影响吸收光谱的主要因素。

4．简述影响显色反应的主要因素。

5．简述分光光度法的测量条件。

（邬春华）

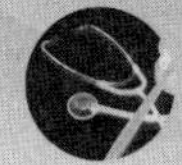

第五章　分子荧光分析法

第一节　概　述

一、分子发光

物质分子吸收一定能量后，可从基态跃迁到能量更高的激发态。激发态分子不稳定，会以辐射跃迁和无辐射跃迁等形式迅速释放能量回到基态。激发态分子以发射电磁辐射的形式回到基态，产生发光（luminescence）现象，在发光现象的基础上建立的分析方法称为分子发光分析法。

根据物质吸收能量形式的不同，分子发光可分为电致发光（electroluminescence）、化学发光（chemiluminescence）、生物发光（bioluminescence）和光致发光（photoluminescence）四种。电致发光是指物质在一定电场下吸收电能而被激发的发光现象，如通电后的发光玻璃（EL 显示屏），以及一些有机材料的电致发光应用。化学发光是指物质吸收化学反应所释放的能量，在化学反应过程中被激发的发光现象，常用于化学发光免疫测定。生物发光是指有酶参与的生物体内的化学发光，如萤火虫的发光现象。光致发光是指物质因吸收光能而被激发发光的现象，常见的有荧光（fluorescence）和磷光（phosphorescence）两种光致发光现象。二者的区别在于荧光比磷光的寿命短得多，随着入射光的消失而很快消失，寿命大约为 $10^{-8} \sim 10^{-4}$ s。磷光的寿命大约为 $10^{-3} \sim 10$ s，甚至更长。这是由它们发光时所涉及的激发态的类型不同导致的。

二、分子荧光分析法的概念

根据产生荧光的激发光波长的不同可分为 X 射线荧光、紫外 - 可见荧光和红外荧光；根据产生荧光的粒子的不同可分为原子荧光和分子荧光。利用物质分子吸收光能后发出的荧光的谱线位置和强度对物质进行定性和定量分析的方法称为分子荧光分析法（molecular fluorometry）。

第二节　基本原理

一、分子荧光和磷光

物质分子内包含了一系列电子能级、振动能级和转动能级。分子吸收紫外 - 可见光时，引起电子发生电子能级的跃迁，到达激发态。激发态的多重态可用 $2S+1$ 表示，S 为电子自旋量子数的代数和，数值为 0 或 1。当分子中所有电子都自旋配对，即两电子自旋方向相反，则 $S=0$，分子处于单重态。如果电子在跃迁过程中自旋方向发生翻转，这时分子中具有两个自旋

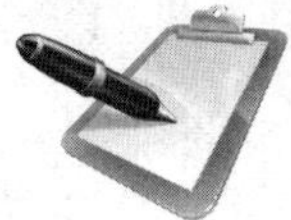

方向相同的电子，则 $S=1$，分子处于三重态。如图 5-1 所示，S_0、S_1 和 S_2 分别表示分子的基态、第一和第二电子激发态的单重态。T_1 为第一电子激发三重态。

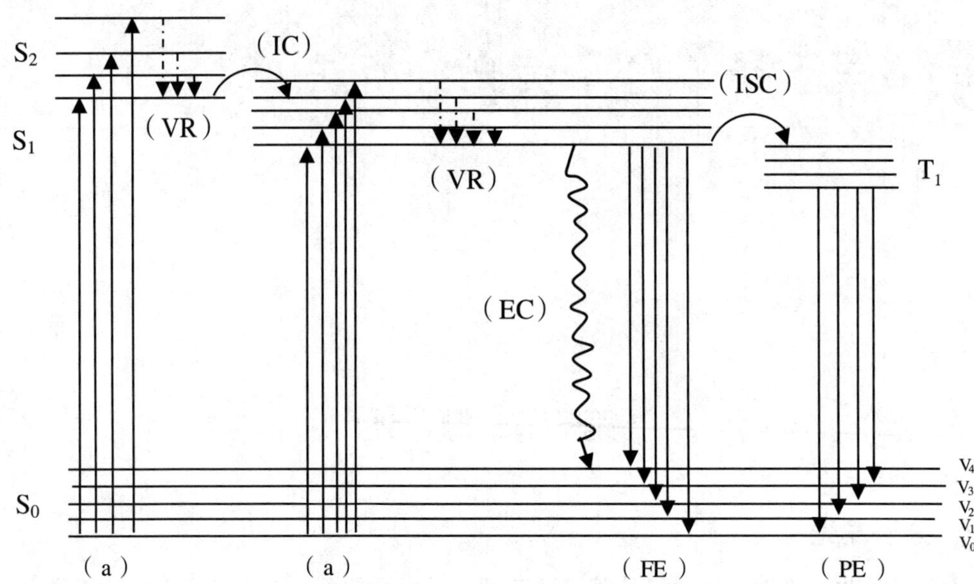

a．吸收光；VR．振动弛豫；IC．内部转移；FE．荧光发射；ISC．系间跨越；PE．磷光发射；EC．外部转移

图 5-1　分子荧光和磷光产生示意图

分子吸收一定波长的光被激发到不同电子激发态，激发态分子非常不稳定。在溶液中，可以通过振动弛豫（vibrational relaxation，VR），即与周围溶剂分子相互碰撞，失去部分能量，回到同一电子激发态的最低振动能级。当两个电子能级接近时，也可以通过内部转移（internal conversion，IC）损失部分能量，无辐射跃迁到较低电子能级的振动能级。或者，以光辐射的形式从第一电子激发单重态的最低振动能级跃迁到基态的各个振动能级，此过程为荧光发射（fluorescence emission，FE），发射的光称为荧光。第一电子激发单重态的最低振动能级的电子以无辐射跃迁形式释放能量回到基态的过程称为外部转移（external conversion，EC）。该过程使荧光强度减弱甚至消失，产生荧光“熄灭”或“猝灭”现象。

磷光的发射过程类似于荧光，但是第一电子激发态的电子在发光前发生了自旋方向反转，使分子多重态发生了改变，这个无辐射跃迁过程称为系间跨越（intersystem crossing，ISC）。因此，磷光发射（phosphorescence emission，PE）是指电子从第一电子激发三重态的最低振动能级跃迁回到基态的各个振动能级而发射光辐射的过程。从激发态释放光子需要通过三重态跃迁到基态单重态的自旋禁阻过程。与单重态 - 单重态跃迁的荧光发射相比，磷光发射是一个较缓慢的过程。而且第一电子激发三重态比单重态的最低振动能级能量低，所以磷光比荧光的能量更小，波长较长。

二、荧光效率

在激发态分子去激发过程中，除了辐射跃迁产生荧光外，还有各种形式的非辐射跃迁。发射荧光的光量子数与吸收光的光量子数之比称为荧光效率（fluorescence efficiency，Φ_F）即：

$$\Phi_F=\frac{\text{发射荧光的光量子数}}{\text{吸收激发光的光量子数}} \tag{5-1}$$

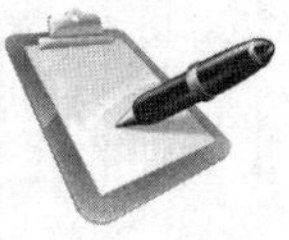

Φ_F 的值介于 0 ~ 1 之间。荧光越强，Φ_F 越接近于 1，表明荧光发射是主要的去激发过程；对于弱荧光物质，主要的去激发过程是无辐射跃迁，Φ_F 接近于 0。因此，荧光效率与每一个去激发过程的速率常数有关：

$$\Phi_F = \frac{K_f}{K_f + \sum K_i} \tag{5-2}$$

式中，K_f 为荧光发射过程的速率常数；$\sum K_i$ 为其他有关过程的速率常数的总和。通常，K_f 主要取决于化学结构，而 $\sum K_i$ 主要取决于化学环境，同时也与化学结构有关。只有荧光效率大于 0.1 的荧光物质才有分析应用价值。

三、荧光强度

（一）荧光强度与组分浓度的关系

荧光强度 F 与荧光物质溶液吸收的光强以及荧光物质的荧光效率成正比：

$$F = k\Phi_F(I_0 - I) \tag{5-3}$$

上式中，k 是一个常数，Φ_F 是荧光效率，I_0 是入射光的强度，I 是透过光的强度。

根据 Lambert-Beer 定律：

$$I = I_0 10^{-\varepsilon cl} \tag{5-4}$$

式（5-4）中 ε 为荧光物质的摩尔吸光系数，c 为荧光物质的浓度，l 为液层厚度。将式（5-4）代入式（5-3），可得：

$$F = k\Phi_F I_0(1-10^{-\varepsilon cl}) = k\Phi_F I_0(1-e^{-2.303\varepsilon cl}) \tag{5-5}$$

将式（5-5）展开，可得：

$$F = k\Phi_F I_0\left(2.303\varepsilon cl + \frac{(-2.303\varepsilon cl)^2}{2!} + \frac{(-2.303\varepsilon cl)^3}{3!} \cdots\cdots + \frac{(-2.303\varepsilon cl)^n}{n!}\right)$$

当荧光物质浓度很低时，$\varepsilon cl \leqslant 0.05$，上式可简化为：

$$F = 2.303k\Phi_F I_0 \varepsilon cl = Kc \tag{5-6}$$

由式（5-6）可知，低浓度时，当荧光效率、入射光波长及强度、液层厚度、温度等条件不变时，荧光强度与物质浓度成正比。

（二）荧光强度的影响因素

1．分子结构　能发出荧光的物质应同时具备两个条件：一是对紫外 - 可见光有较强的吸收，二是有较高的荧光效率。分子结构对分子荧光的影响主要表现在以下几个方面：

（1）共轭结构：大多数对紫外 - 可见光有吸收的物质都可发生 $\pi \rightarrow \pi^*$ 或 $n \rightarrow \pi^*$ 跃迁。

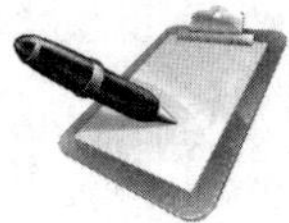

$\pi \rightarrow \pi^*$跃迁的摩尔吸收系数比$n \rightarrow \pi^*$跃迁的大100 ~ 1000倍。激发态电子由$\pi^* \rightarrow \pi$或$\pi^* \rightarrow n$跃迁过程中产生荧光，且$\pi^* \rightarrow \pi$跃迁的荧光效率较高。具有共轭π键体系的芳香环或杂环化合物，大部分能产生荧光。含共轭双键的脂肪烃也可能发射荧光，共轭体系越大，荧光效率越高。如图5-2所示，苯、萘、蒽的荧光效率随苯环的增加而增大。

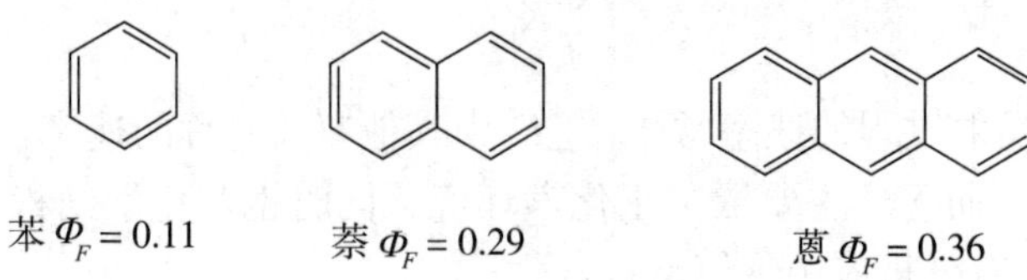

图5-2　苯、萘、蒽的共轭结构与荧光强度的关系

（2）取代基效应：苯环上的给电子取代基，如—NH_2、—OH、—OCH_3、—$NHCH_3$可增加共轭π键，使荧光加强。吸电子取代基，如—Cl、—Br、—I、—$NHCOCH_3$、—NO_2、—COOH可使荧光减弱。

（3）刚性共平面效应：具有刚性结构的分子容易发生荧光。因为这种结构可以减少分子的振动，降低了无辐射跃迁去激发的可能性。例如，荧光素具有刚性共平面结构，是一种强荧光物质；而类似结构的酚酞不易保持平面构型，为非荧光物质。再如，芴的荧光效率接近1，而联苯的荧光效率仅为0.2，见图5-3。

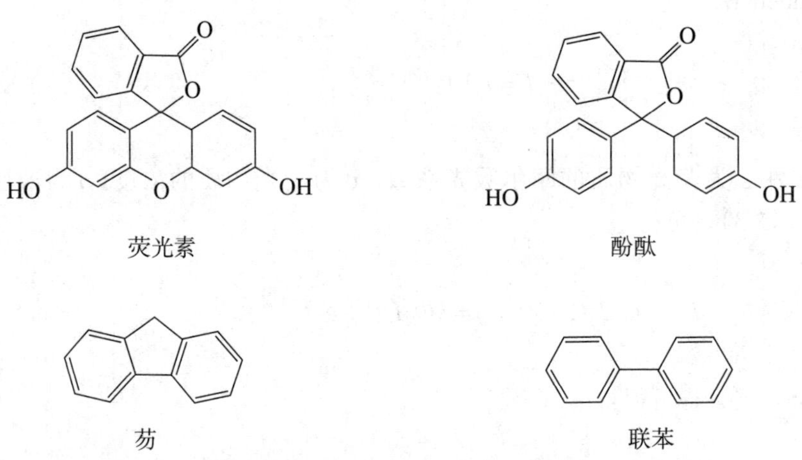

图5-3　荧光素、酚酞、芴、联苯的结构式

2．温度　温度对荧光强度有显著影响。一般情况下，随着温度的升高，分子运动加速，分子与溶剂和其他溶质分子的碰撞增加，以无辐射跃迁形式损失的能量增加，从而降低了荧光效率。例如，荧光素钠的乙醇溶液，0 ℃以下，温度每降低10 ℃，Φ_F增加3%。-80 ℃时Φ_F为1。因此，为了提高灵敏度，许多荧光分析仪都在液槽上配备了低温装置。

3．溶剂　由于物理性质和化学性质等因素的影响，同一种荧光物质在不同溶剂中的荧光光谱的位置和荧光强度可能存在明显差异。例如，当黏度增加时，分子运动减慢，荧光增强。

4．pH值　当荧光物质本身是弱酸和弱碱时，溶液的pH值会对物质的荧光强度产生较大的影响。例如，在pH = 7 ~ 12的溶液中，苯胺以分子形式存在。由于—NH_2是给电子取代基，可提高荧光效率，苯胺分子可产生蓝色荧光。但在pH < 2和pH > 13的溶液中，它以苯胺离子的形式存在，不能产生荧光。

当无机离子和有机试剂形成荧光配合物时，配合物的组成和稳定性都与溶液的pH值有

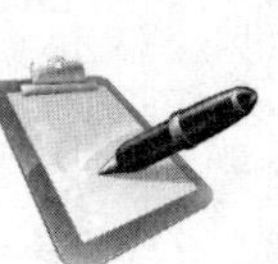

关，从而影响其荧光性能。

5．散射光　当平行光通过溶液时，由于光子与物质分子之间的碰撞，一部分光可能会改变方向并向所有方向发射，这种光称为散射光（scattering light）。荧光分析是一种非常灵敏的检测方法，散射光的影响不容忽视。

（1）瑞利散射光：如果光子与物质分子发生弹性碰撞，即仅改变光子的运动方向，能量不变，则称为瑞利散射光（Rayleigh scattering light）。瑞利散射光与激发光具有相同的波长。

（2）拉曼散射光：如果光子与物质分子发生非弹性碰撞，在光子的运动方向发生改变的同时，能量和波长也发生变化，则称为拉曼散射光（Raman scattering light）。其中，比激发光波长长的拉曼散射光可能接近荧光检测波长，对测定的干扰较大。

散射光的波长随激发光波长的变化而变化。因此，可以通过选择适合的激发光波长来消除拉曼散射光的干扰。表 5-1 显示了四种常用溶剂在不同波长的激发光照射下拉曼散射光的波长。由表中可以看出，水、乙醇、环己烷的拉曼散射光波长较长，使用时须注意。

表5-1　几种溶剂在不同波长激发光下的拉曼散射光波长（nm）

λex	水	乙醇	环己烷	四氯化碳
313	350	344	344	320
365	416	409	408	375
405	469	459	458	418
436	511	500	499	450

6．荧光熄灭　荧光熄灭是指荧光物质分子与溶剂或溶质分子相互作用而引起的荧光强度下降的现象，又称荧光猝灭。导致荧光熄灭的物质称为荧光熄灭剂，如卤素离子、重金属离子、氧分子等。荧光熄灭的原因很多，可能是分子碰撞、氧分子作用、生成不发生荧光的化合物等。当荧光物质浓度较高时，常发生荧光自熄灭现象，即一部分荧光有可能被自身的基态分子所吸收，或者荧光物质分子生成二聚体等导致荧光强度的降低。荧光物质浓度越高，自熄灭现象越严重。

四、激发光谱与荧光光谱

不同的物质有不同的分子结构，其能级分布也各不相同。荧光物质只能吸收特定波长的光被激发，也只能发射特定波长的荧光。由此构成了荧光物质的两个特征的光谱，即激发光谱和发射光谱。

1．激发光谱（excitation spectrum）　固定荧光波长，扫描激发光波长，测定荧光强度，可得荧光强度与激发光波长的关系曲线，即为荧光物质的激发光谱。激发光谱的形状与吸收光谱非常相似。

2．发射光谱（emission spectrum）　固定激发光波长，扫描发射光波长，测定荧光强度，可得荧光强度与发射光波长的关系曲线，即为荧光物质的发射光谱，又叫荧光光谱（fluorescence spectrum）。发射光谱反映了所发射的荧光中各种波长的相对强度。

3．激发光谱与荧光光谱的关系　激发光谱和荧光光谱都是物质分子内部能级结构的特征反映，可用于鉴别荧光物质，亦可作为荧光测定时波长选择的依据。图 5-4 是蒽的激发光谱和荧光光谱。

（1）斯托克斯位移：荧光光谱的波长比激发光谱的波长长的现象首次被 Stokes 发现，因此又叫斯托克斯位移（Stokes shift）。由于激发态分子通过振动弛豫或内部转移，以无辐射形

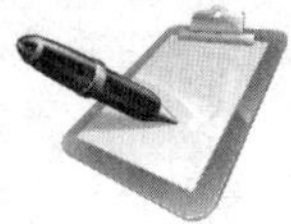

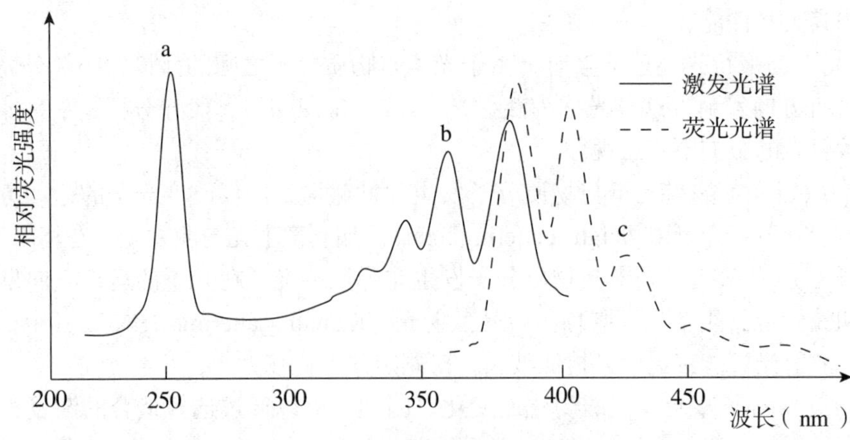

图 5-4　蒽在环己烷中的激发光谱和荧光光谱示意图

式释放了部分能量，到达第一电子激发态的最低振动能级，之后发射荧光，因此荧光的能量总是小于激发光的能量。光辐射的能量与波长成反比，因此荧光波长比激发光的波长长。

（2）荧光光谱的形状与激发光波长无关：用不同波长的激发光激发时，测得的荧光光谱的形状相同。如图 5-4 所示，蒽的激发光谱有两个谱带，即谱带 a 与谱带 b，而荧光光谱只有一个谱带 c。这是由于荧光物质可以被激发到第一电子激发态或能量更高的电子激发态，产生一个以上的吸收谱带。但无论被激发到哪个能级，它总是先以无辐射跃迁的形式释放能量，降低到第一电子激发态的最低振动能级，然后发出荧光。因此，荧光光谱形状与激发光波长无关。

（3）镜像对称规则：通常激发光谱在形状上与荧光光谱相似，大致呈镜像对称。激发光谱带 a 是由于分子吸收能量，从基态的最低振动能级跃迁到第二电子激发态的各个不同振动能级形成的。它的形状取决于第二电子激发态的振动能级的分布。谱带 b 是分子由基态跃迁到第一电子激发态形成的，反映了第一电子激发态不同振动能级的分布。荧光光谱是激发态分子从第一电子激发态的最低振动能级回到基态的不同振动能级所产生的，反映了分子基态的振动能级的分布。由于基态的振动能级分布与第一电子激发态的振动能级结构相似，因此可观察到激发光谱与荧光光谱呈镜像对称。如图 5-4 所示，激发光谱中的谱带 b 与荧光光谱的谱带 c 呈镜像对称。

第三节　荧光分析仪

一、仪器结构

荧光分析仪由光源、第一单色器、样品池、第二单色器、检测器及信号记录系统组成。其结构示意图见图 5-5。

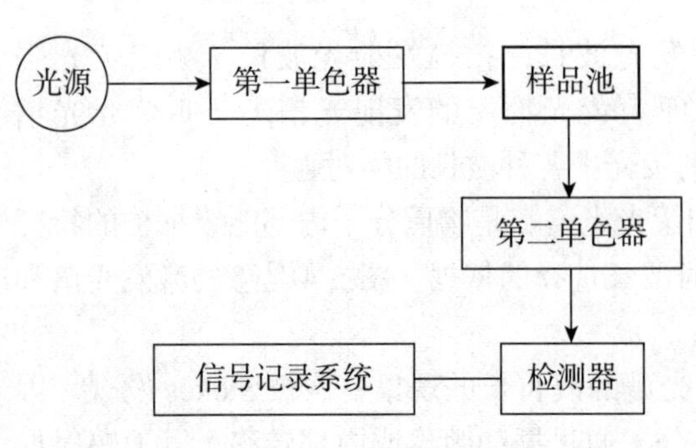

图 5-5　荧光分析仪的结构示意图

（一）光源

荧光分析仪的激发光源目前常用氙灯和高压汞灯。氙灯又称氙弧灯，可产生 200 ~ 800 nm 的连续光谱，主要用于荧光分光光度计。高压汞灯产生的是线光谱，常用的谱线有

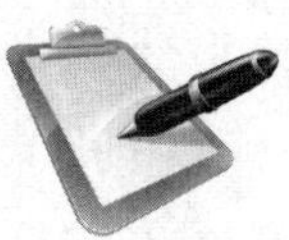

365 nm、405 nm、436 nm、546 nm、579 nm、690 nm、734 nm 等。荧光计多用高压汞灯作为光源。

此外，激光器作为荧光分析仪的光源，具有亮度高、单色性好、方向性强、热能低的优点，可使荧光分析法达到单分子检测水平，是目前高性能荧光分析仪的主要光源。

（二）单色器

荧光分析仪通常有两个单色器。来自光源的光通过第一单色器（激发单色器），获得单色性好的激发光，照射到样品池上；第二单色器（发射单色器）置于样品池和检测器之间，分离出被测物质发射的荧光，滤去其他干扰物质的荧光和杂散光。

单色器有两种色散元件：滤光片和光栅。光栅是利用多缝衍射原理使光发生色散（分解为光谱）的光学元件，分光效率高，谱线均匀，应用较多。滤光片是用来选取所需辐射波段的光学器件，便宜简便，可在荧光检测只需要测定荧光强度，不必扫描光谱时使用。滤光片可分为截止滤光片和带通滤光片等。截止滤光片只允许短于（或长于）某选定波长的光通过，可用于截止杂散光或其他不需要的波长的光，常用于发射单色器。带通滤光片只允许选定波段的光通过，透光率比截止滤光片差，可用于激发单色器。

（三）样品池

玻璃可吸收 323 nm 以下的紫外光，不适用于紫外光激发的荧光分析。因此，用于荧光测定的样品池通常为四面透光的方形石英比色皿。

（四）检测器

光电倍增管通常用作荧光分析仪的检测器。为了最小化透射光的影响，检测器通常在与激发光垂直的方向检测荧光。

二、仪器类型

目前荧光分析仪主要包括荧光计和荧光分光光度计。荧光计通常以高压汞灯为光源，使用滤光片来选择波长，无法获得激发光谱图，但是可以用来测量被分析物在特定波长范围内的荧光强度。荧光分光光度计以氙弧灯为光源，使用光栅作为单色器，可以扫描激发光谱和荧光光谱，可通过实验确定荧光测定的最佳条件，检测灵敏度高。

第四节 定性分析与定量分析

一、定性分析

荧光分析可以扫描激发光谱、荧光光谱，并通过与标准品的光谱进行比较来对样品进行定性分析。一些多功能荧光分析仪还可以测定荧光效率、荧光寿命等多个物质分子的特征物理参数，可以从不同角度提供被研究的分子的信息。

二、定量分析

分子荧光分析法可采用直接或间接测定的方法来测定被测物质的浓度。当物质本身能发射荧光时，可直接测定荧光强度来定量。对于不能发射荧光的物质，可间接测定。一种方法是使被测物质与试剂反应，生成有荧光的物质。另一种方法是，当某物质的加入会导致荧光熄灭时，可通过荧光熄灭法定量，即被测物质本身不发生荧光，但是可以与荧光物质作用，使其荧光强度减弱，通过测定荧光强度下降的程度来间接测定该物质的含量。

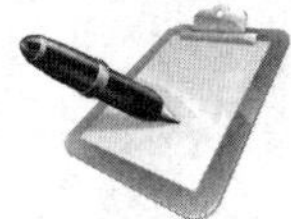

分子荧光分析法适用于低浓度样品的测定。根据式（5-6）可知，一定条件下，荧光强度与荧光物质浓度成正比，可采用标准曲线法进行定量。当荧光物质浓度较高时，标准曲线会发生弯曲。当样品溶液中杂质可发生荧光时，标准曲线也会发生偏离。荧光效率对温度和样品基质敏感，因此，标准曲线的配制和测定的实验条件都应该与样品保持一致。同时，标准溶液和样品溶液的荧光强度都需要扣除相应的空白溶液的荧光强度。

第五节　特点、进展与应用

一、分子荧光分析法的特点

1．灵敏度高　荧光分析是检测黑背景中光强度的变化，其灵敏度比紫外 - 可见吸收光谱法高 2 ～ 4 个数量级，常用于分析浓度为 1 ～ 100 ng/ml 的物质，甚至可以测量单个分子发出的荧光。荧光效率、温度、溶液组成等因素会影响测定灵敏度。通过选择最大激发波长和最大荧光波长可提高测定灵敏度。

2．选择性强　能发射荧光的物质比较少。当被测物质与其他非荧光物质共存时可直接测定。此外，当有共存的荧光性杂质时，可利用杂质与被测物质的激发光谱和荧光光谱之间的差异来选择合适的测定波长，以去除干扰或分别测定。

3．准确度和精密度较高　如果干扰不严重，分子荧光分析法的分析误差一般为 1%～ 5%。当分析物的浓度远高于检出限时，测定结果的相对标准偏差通常为 0.5%～ 2%。激发光源的稳定性是限制其精密度的重要因素。

4．分子荧光分析法灵敏度高，样品用量较少。荧光分析仪操作简便，易于掌握，且分析快速。

分子荧光分析法的不足在于其应用范围受限，因为能发射荧光的物质相对较少。此外，荧光对环境因素敏感，测定时存在许多干扰因素，如光分解、氧猝灭、易污染。尽管如此，分子荧光分析法已成为医学、生物、农业和工业等领域中开展科学研究的重要手段之一。

二、分子荧光分析法的进展与应用

（一）进展

1．激光荧光分析法　目前，激光技术发展迅速，开发了各类激光光源，如准分子激光、二极管激光、固体激光、可调谐染料激光器等。激光具有强度大、单色性好、方向集中等优点。以激光作为激发光源，可使分子荧光分析法的灵敏度显著提高。激光技术的运用使荧光分析法可应用于单分子检测。采用可调谐激光为光源时，可略去激发单色器，只使用一个单色器。

2．时间分辨荧光分析法　由于不同分子的荧光寿命不同，可以在激发和检测之间延缓一定时间，使具有不同荧光寿命的物质可分别检测，此即为时间分辨荧光分析法。采用持续时间很短的脉冲光激发荧光物质，用合适的检测体系测定固定波长的荧光强度 - 时间曲线和固定时间的荧光发射光谱，即可对混合物中光谱重叠但荧光寿命不同的组分进行分别测定，同时可消除杂质和背景荧光的干扰。

3．同步荧光法　常用于分析复杂的多组分混合物。对激发和发射单色器的波长同时进行扫描，测定相应的荧光强度，以荧光强度为纵坐标，激发光波长（或荧光波长）为横坐标作图，可得同步荧光光谱。利用荧光物质分子的浓度与同步荧光光谱的峰高成正比的特点进行定量分析，称为同步荧光法。同步荧光法具有光谱简单、谱带窄、选择性好、光散射干扰小的优

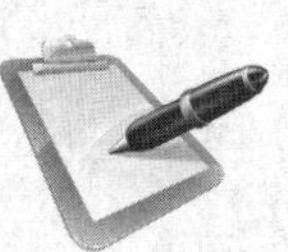

点。缺点是光谱被简化，损失了常规的激发光谱和荧光光谱所包含的信息。

（二）应用

对于无机化合物，除了一些特殊的金属离子可以直接发射荧光外，大多数无机物没有荧光，但有60多种元素可通过间接法定量测定。其中铍、镁、硼、镓、硒、铝和一些稀土元素常用荧光分析法进行测定。荧光熄灭法可测定的元素有氟、硫、铁、铜、银、钴、镍等。

荧光分析法在有机物测定方面的应用很多。其中绝大多数是具有共轭不饱和键的芳香族化合物，如具有芳环或芳杂环结构的氨基酸、蛋白质、生物碱等；甾体类，如皮质激素及雌醇；维生素类，如维生素A、B_1、B_2、B_6、B_{12}，维生素C，维生素E，叶酸及烟酰胺；抗生素类，如青霉素、四环素，都可用荧光分析法测定。很多胺类化合物和氨基酸虽然是非荧光物质，但可以与邻苯二甲醛反应生成强荧光物质。类似的反应也可用于测定含有醇基、醛基、酮基的化合物。

案例分析5-1

荧光分析法测定小麦胚中的谷胱甘肽

第5章 案例分析及思考题、习题解析

王丽是某食品公司的研究人员，她接到一个测定小麦胚中谷胱甘肽的工作。谷胱甘肽（glutathione，GSH）是一种由3个氨基酸组成的三肽化合物。在自然界中主要存在于酵母菌、动物肝、肌肉和血液中。许多植物也含有谷胱甘肽，如豆类、谷物、蔬菜等。它是细胞内主要的还原型物质，一种重要的小分子巯基化合物，在医药和食品领域都有应用。王丽查阅文献后决定用分子荧光分析法测定，谷胱甘肽能够与无荧光的N-丁基-4-硝基-萘酰亚胺（N-butyl-4-nitro-naphthalimide，BNNA）选择性发生硝基-巯基亲核取代反应，生成强荧光的芳香硫醚产物，而十六烷基三甲基溴化铵（cetyl trimethyl ammonium bromide，CTAB）胶束对该反应有催化和荧光增敏作用，从而选择性分析测定GSH。具体操作如下：小麦胚经过粉碎、溶剂萃取、过滤等前处理制备试样溶液。于10.0 ml比色管中加入0.10 ml 1.0 mmol/L BNNA工作溶液，3.0 ml 20.0 mmol/L PBS（phosphate buffered saline）（pH = 8.0），1.0 ml 10.0 mmol/L CTAB溶液，GSH溶液适量，用水定容至10.0 ml，摇匀，50℃反应30 min。以390 nm为激发波长，470 nm为发射波长，测定荧光强度F，同时测定空白溶液的荧光强度F_0，计算相对荧光强度$\Delta F = F-F_0$。标准曲线法进行定量分析。

问题：

1．为什么能用荧光分析法进行测定？

2．荧光分光光度计最重要的仪器参数是什么？

3．实验过程中如何进行质量控制？

思考题与习题

1．什么是荧光？

2．名词解释：荧光效率 荧光熄灭 激发光谱 荧光光谱

3．荧光定量分析为什么要在很稀的溶液中进行？

4．影响荧光效率的因素有哪些？

5．荧光分光光度计与紫外-可见分光光度计的仪器结构和部件有何不同？

（许珺辉）

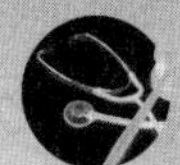

第六章　原子吸收光谱法

原子吸收光谱法（atomic absorption spectrometry，AAS）是依据被测元素蒸气态的基态原子对光源辐射的特征谱线的吸收程度对元素进行定量分析的方法。自20世纪50年代发展至今，原子吸收光谱法已广泛应用于环境科学、医药卫生、冶金、地质、农业及材料科学等多个领域中的元素分析。目前，应用原子吸收光谱法可测定70多种金属元素及类金属元素。

第一节　基本原理

一、原子吸收光谱

（一）原子能级

与分子能级相比，原子内没有振动能级和转动能级，仅有电子能级的分布，能级分布相对简单，见图6-1。不同元素原子的内部结构、能级分布以及各能级间的能量差均有不同。通常情况下，原子处于基态，即其最稳定且能量最低的状态。当原子吸收外界辐射能后，原子的外层电子可从基态跃迁至能量较高的能级，即激发态能级。其中，能量最低的激发态称为第一电子激发态。

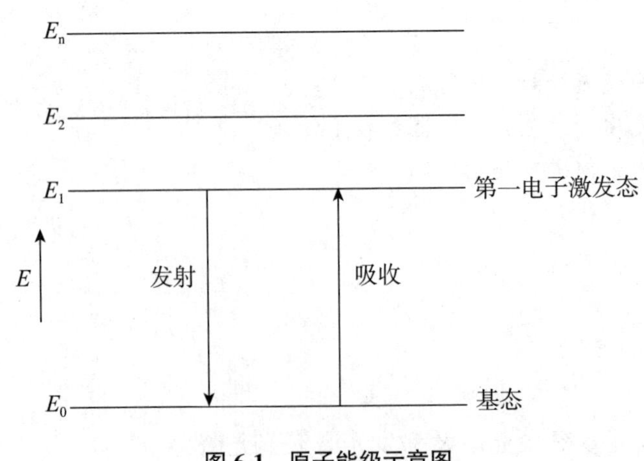

图6-1　原子能级示意图

（二）原子谱线

与分子吸收相同，原子对入射光的吸收同样具有量子化特征。当外界辐射能的大小与原

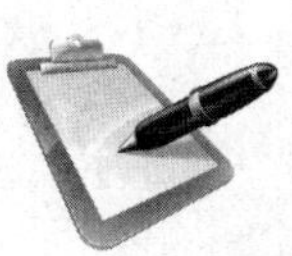

子跃迁前后两个能级间的能量差相等时，原子可吸收这部分能量，发生相应的能级跃迁，产生原子吸收光谱（atomic absorption spectrum）。电子能级间的能量差一般为 1 ~ 20 eV，因此，原子吸收光谱位于紫外 - 可见光区。激发态原子不稳定，会很快（约 10^{-8} s）释放能量回到基态或其他能量更低的能级。激发态原子若以光辐射的形式释放能量，可形成原子发射光谱（atomic emission spectrum）。

在各激发态能级中，由基态跃迁至第一电子激发态所需能量最低，跃迁最易发生，产生的吸收线称为共振吸收线。由第一电子激发态返回基态所产生的发射线称为共振发射线，二者皆可简称为共振线（resonance line）。每一种元素均有多条原子谱线，共振线通常是其中强度最强的谱线，常作为元素的分析线。同时，由于共振线的波长取决于基态与第一电子激发态间能量差的大小（ΔE），而不同元素的 ΔE 各有不同，因此，共振线又被称为元素的特征谱线（characteristic spectrum line）。

与分子吸收光谱不同，原子吸收光谱中，仅有电子能级间的跃迁，且跃迁前后能级间的能量差较大。因此，形成的原子吸收谱线间的波长间隔较大，观察到的原子吸收谱线为不连续的线光谱。且不同元素的原子吸收谱线间的干扰相对较少。

二、谱线轮廓与谱线变宽

（一）谱线轮廓

相对于分子吸收谱线来说，原子谱线的宽度要窄得多，但仍然具有一定的宽度，称为谱线轮廓（line profile）。图 6-2 所示为以吸收系数表示的原子吸收线的轮廓。图中，K_ν 为吸收系数，其大小随频率 ν 的变化而变化。吸收线峰值对应的吸收系数 K_0 称为最大吸收系数（或峰值吸收系数），$\frac{K_0}{2}$ 处所对应的吸收线上频率或波长的范围（$\Delta\nu$ 或 $\Delta\lambda$）称为吸收线的半宽度。吸收线峰值对应的频率 ν_0 称为中心频率，其对应的波长 λ_0 为中心波长。ν_0 或 λ_0 的大小取决于原子跃迁前后两能级间的能量差。不同元素的 ν_0 或 λ_0 各有不同。

（二）谱线变宽

原子吸收线的宽度是由多种因素造成的，主要包括多普勒变宽（Doppler broadening，$\Delta\nu_D$）和碰撞变宽（collisional broadening）。在无外界因素影响的情况下，原子谱线也具有一定的宽度，称为自然宽度（natural width，$\Delta\nu_N$），约 10^{-5} nm。$\Delta\nu_N$ 的大小与激发态原子的平均寿命有关。寿命越短，谱线越宽。多普勒变宽指的是由于原子无规则的热运动造成的谱线变宽，约 10^{-3} nm。$\Delta\nu_D$ 的大小主要与原子的相对原子质量和温度相关。相对原子质量越小，温度越高，则 $\Delta\nu_D$ 越大。对某特定元素而言，多普勒变宽随温度的升高而增大，因此又称为热变宽。碰撞变宽指的是在一定压力下，由粒子间的相互碰撞导致的谱线变宽。其中，由被测元素的原子与其他粒子的相互碰撞导致的谱线变宽称为洛伦兹变宽（Lorentz broadening，$\Delta\nu_L$）；由被测元素原子之间的相互碰撞而导致的谱线变宽称为霍尔兹马克变宽（Holtsmark broadening）。霍尔兹马克变宽仅在被测元素浓度较高时，才有可能对谱线变宽有较明显的影响。一般情况下，碰撞变宽中，洛伦兹变宽对谱线宽度的影响较为显著，约 10^{-3} nm。原子吸收测量时，$\Delta\nu_L$ 的大小主要与原子蒸气的压力相关。压力越大，$\Delta\nu_L$ 越大，因此又称为压力变宽。

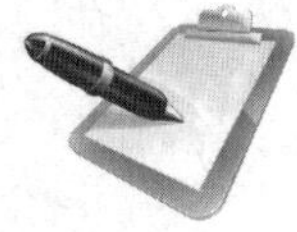

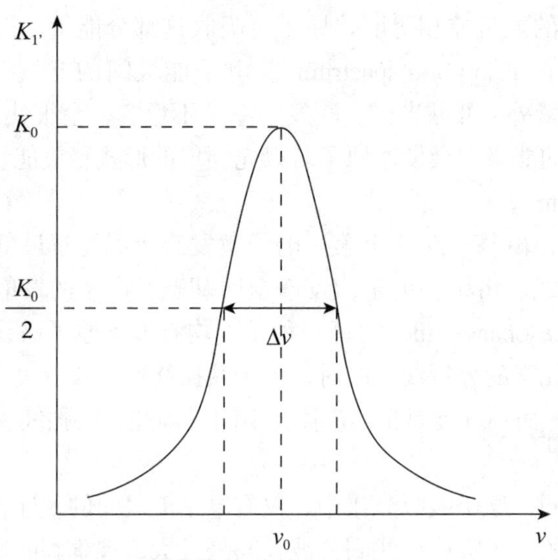

图6-2 原子吸收线轮廓

三、原子吸收值的测量

（一）原子化过程中的基态原子与激发态原子

原子吸收光谱法中，测量的是被测元素蒸气态的基态原子对分析线的吸收程度。因此，需要将样品中的被测元素转化为其蒸气态的基态原子，即原子化。在原子化过程中，有一部分被测元素的基态原子会吸收一定的能量成为激发态原子。一定条件下，激发态原子与基态原子的比例关系符合波尔兹曼分布定律：

$$\frac{N_j}{N_0}=\frac{g_j}{g_0}e^{-\frac{E_j}{kT}} \tag{6-1}$$

上式中，N_j 与 N_0 分别表示激发态原子数和基态原子数；g_j 与 g_0 分别表示激发态和基态的统计权重；E_j 为激发能（激发态与基态的能量差，J）；k 为波尔兹曼常数（1.38×10^{-23} J/K）；T 为热力学温度（K）。

一般情况下，原子吸收分析中，原子化温度 $T<3000$ K。由表 6-1 可以看出，Zn、Mg、Ag、Na 几种元素在 $T=3000$ K 时的 N_j/N_0 值很小（$10^{-10}\sim10^{-4}$），即原子化过程中，基态原子数远大于其激发态原子数，基态原子数近似等于其原子总数。

表6-1 几种元素的N_j/N_0值（$T=3000$ K）

元素	分析线（nm）	激发能（eV）	N_j/N_0
Zn	213.9	5.795	5.50×10^{-10}
Mg	285.2	4.346	1.50×10^{-7}
Ag	328.1	3.778	8.99×10^{-7}
Na	589.0	2.104	5.88×10^{-4}

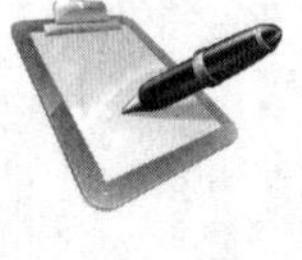

（二）吸光度的测量

如图 6-2 所示，原子吸收线下总面积可表示被测元素基态原子对光源辐射的特征谱线的吸收程度。对吸收线轮廓内的吸收系数 K_ν 进行积分可计算吸收线下的总面积（积分吸收，integrated absorption）。如前所述，原子吸收线虽然具有一定的宽度，但谱线很窄（10^{-3} nm）。受限于仪器的制造水平（对单色器的分辨率要求极高），很难准确测量原子吸收线的积分吸收值。

为解决上述问题，物理学家 A. Walsh 于 1955 年提出将锐线光源应用于原子吸收分析。该光源可提供比吸收线窄得多的发射线，且通常以被测元素的纯物质为材料制作光源的阴极，使得发射线的中心频率与吸收线完全相同。由于发射线的半宽度远小于吸收线的半宽度，因此，发射线轮廓内的吸收系数 K_ν 可近似看作等同于最大吸收系数，即峰值吸收系数 K_0，见图 6-3。如此，可通过测量峰值吸收（peak absorption）替代积分吸收来测量原子吸收值的大小。

一定条件下，积分吸收与单位体积原子蒸气中吸收辐射的基态原子数 N_0 成正比，峰值吸收系数 K_0 与吸收辐射的基态原子数 N_0 成正比，吸光度 A 亦与基态原子数 N_0 成正比。

原子吸收分析中，基态原子数近似等于其原子总数。同时，一定浓度范围内，基态原子数在一定条件下（被测元素的原子化效率稳定不变）与样品中被测元素的浓度成正比。由此可得，吸光度 A 与样品中被测元素的浓度 c 成正比：

$$A = Kcl \tag{6-2}$$

上式中，l 为原子蒸气的厚度。实际工作中，l 通常为一定值。上式可简化为：

$$A = K'c \tag{6-3}$$

由此可得，在一定实验条件下，被测元素蒸气态的基态原子对光源辐射的特征谱线产生吸收，其吸光度与该元素的浓度呈线性关系。此为原子吸收光谱法的定量依据。

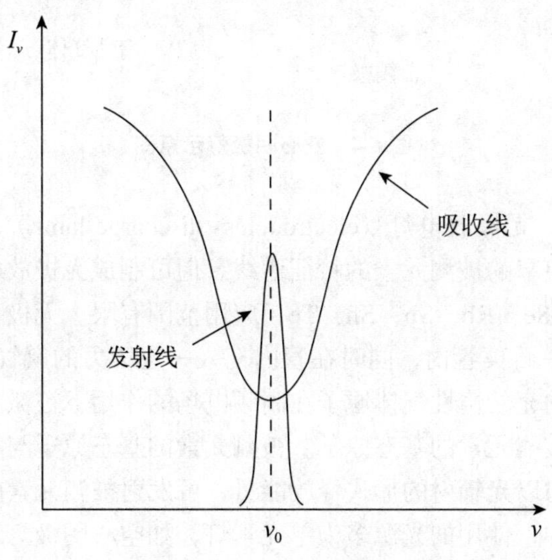

图 6-3　峰值吸收示意图

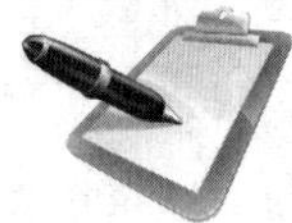

第二节　原子吸收分光光度计

一、仪器结构

原子吸收分光光度计有多种型号，但其主要部件大致相同，分别是光源、原子化器、分光系统、检测系统和显示系统等。

（一）光源

为满足峰值吸收测量的需求，原子吸收分光光度计采用的光源主要为锐线光源。较理想的锐线光源应能提供半宽度明显小于吸收线的发射线，且发射线的强度大、稳定性好、谱线干扰少。目前，应用最多的锐线光源为空心阴极灯（hollow cathode lamp）。

空心阴极灯的阴极为空心圆筒状，以被测元素为材料制成。阳极大多为钨制阳极，也可用钛、锆、钽等其他金属制得。阴、阳两极密封在充有低压惰性气体（氖气或氩气）的玻璃管内，玻璃管设有光学石英窗口，见图 6-4。在阴、阳两极间施加一定电压（300 ~ 500 V），空心阴极灯即可开始辉光放电。电子由阴极射向阳极，在高速运动过程中与惰性气体原子相互碰撞。由此解离生成的带有正电荷的惰性气体离子，在电场作用下高速射向阴极。阴极表面的被测元素原子获得能量后溅射而出，在与其他粒子的碰撞过程中被激发，返回基态时以光辐射的形式释放能量，可发射被测元素的特征谱线。空心阴极灯是目前原子吸收分析中最常用的光源，可应用于几十种元素的分析。

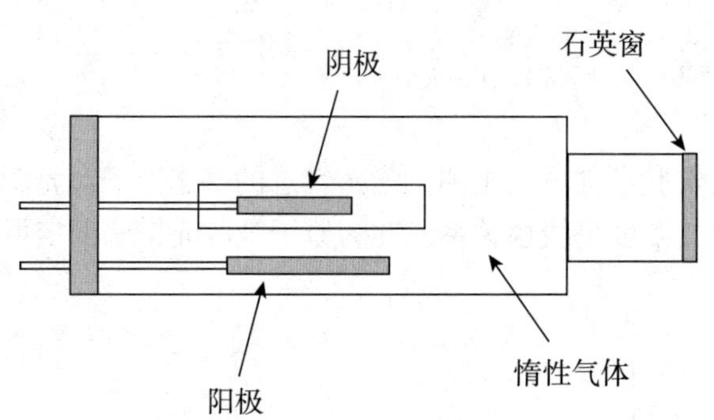

图 6-4　空心阴极灯示意图

与空心阴极灯相比，无极放电灯（electrodeless discharge lamp）是更为理想的锐线光源，可发射光强更强、谱线更窄的被测元素的特征谱线。但可制成无极放电灯的元素种类较少，如 As、Cd、Hg、Pb、Zn、Se、Rb、Sb、Sn、Te，应用范围有限。无极放电灯通常是将少量被测元素的金属卤化物放入一石英管内，同时在管内充入一定压力的氩气或氖气，封闭石英管后，将其置于高频电场中。内充的惰性气体原子在高频电场的作用下被激发，被测元素的金属卤化物则受热蒸发并解离出被测元素的基态原子。被测元素的基态原子与被激发的惰性气体原子碰撞后被激发，返回基态时以光辐射的形式释放能量，可发射被测元素的特征谱线。

原子吸收光谱分析中，使用的光源多为单元素灯，如空心阴极灯和无极放电灯。由不同元素的合金粉末制备阴极，也可制成多元素灯。但并不是任意元素都可组合制得多元素灯，且某些元素间谱线可能彼此干扰，因此应用较少。

此外，除锐线光源外，连续光源（如高聚焦短弧氙灯）也已应用于原子吸收分析，可提供 185 ~ 900 nm 的连续光谱。但连续光源的原子吸收分光光度计对仪器的制造要求相对较高，

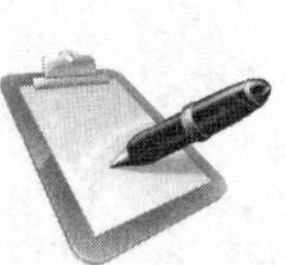

其应用不及空心阴极灯普遍。再有，激光光源具有单色性好、功率高的优点，但结构较复杂、成本较高，在原子吸收分析中的应用受限。

（二）原子化器

前文已述，原子化器（atomizer）的作用是将样品中的被测元素转化为其蒸气态的基态原子。原子吸收光谱法的灵敏度水平在一定程度上取决于原子化器原子化效率的高低。

1．火焰原子化器（flame atomizer） 主要是利用各种不同种类与组成的火焰的温度、性质使被测元素原子化。火焰原子化器由雾化器（nebulizer）、雾化室（nebulization chamber）和燃烧器（burner）三部分组成，见图 6-5。

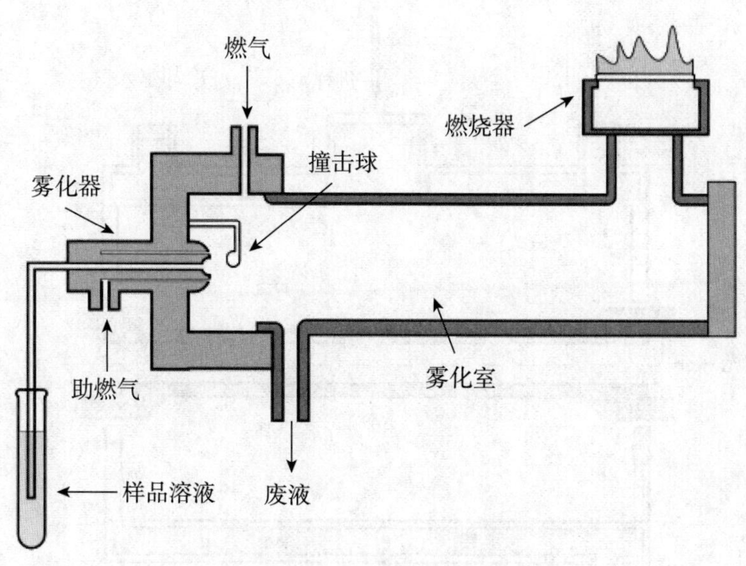

图 6-5　火焰原子化器示意图

雾化器多采用同轴型气体雾化器，要求喷雾稳定，能形成细小均匀的雾滴，雾化效率高。燃烧器多采用单缝燃烧器，一般由不锈钢制得。

火焰原子化过程：首先，助燃气高速通过形成负压，被测元素的样品溶液经毛细管被吸入雾化器，形成雾滴；其次，在雾化室内，雾滴被进一步细化，且与燃气和助燃气充分混合，大雾滴则作为废液排出；最后，在燃烧器中形成火焰，在火焰的作用下雾滴干燥、蒸发，被测元素转化为其蒸气态的基态原子。

火焰原子化器中常用的火焰种类有空气 - 乙炔焰、氧化亚氮 - 乙炔焰、空气 - 氢气焰等。其中，空气 - 乙炔焰的背景吸收值低，火焰稳定，温度较高（约 2500 K），是原子吸收光谱分析中最常用的火焰，可应用于 30 多种元素的分析。氧化亚氮 - 乙炔焰的火焰温度高（约 3000 K），还原性较强，适用于易形成难离解化合物或难熔氧化物的元素的分析，但背景和噪声较大。空气 - 氢气焰的火焰温度相对较低（约 2300 K），适合测定一些对短波长紫外光有吸收的元素，如 Se、As、Cd、Pb、Zn。

同种火焰中，若燃气与助燃气的比例不同，其形成的火焰的温度与性质有一定差异。形成火焰的燃气与助燃气的比例，若接近其化学反应计量关系，称为化学计量性火焰。燃气所占比例若高于化学反应计量关系，称为富燃火焰。燃气所占比例若低于化学反应计量关系，则称为贫燃火焰。其中，化学计量性火焰的背景吸收小，火焰稳定且噪声低，适用于多数元素的测定。富燃火焰中，燃气比例高，有较强的还原性，适用于易形成难离解氧化物的元素的分析，但噪声较大。贫燃火焰中，燃气比例低，火焰的氧化性较强，可用于碱金属类易离解、易电离

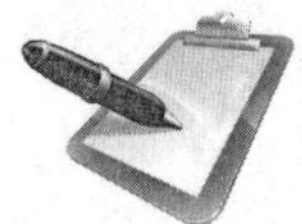

元素的原子化。

火焰原子化法的优点在于分析速度快，稳定性好，且测量结果的精密度较高。但受限于雾化器的雾化效率低（约 10%～15%），且原子蒸气在火焰中被大量的燃气与助燃气稀释，同时基态原子在吸收区的停留时间过短，火焰原子化法的原子化效率较低，方法的灵敏度不高。

2．石墨炉原子化器（graphite furnace atomizer） 是在一个石墨管的两端通电，使之升温。加入到石墨管内的样品中的被测元素在高温下实现原子化，对入射光产生吸收。为快速冷却炉体，便于下一次分析，石墨炉原子化器配有冷却水循环装置。同时，在管内外通入惰性气体，以保护石墨管，防止其氧化，见图 6-6。

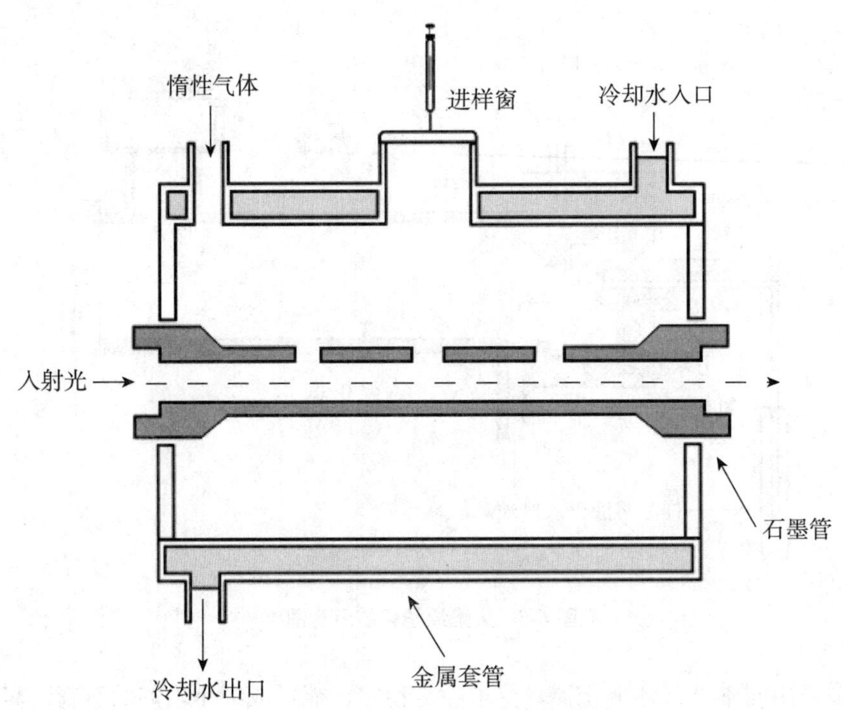

图 6-6　石墨炉原子化器示意图

石墨炉原子化法分干燥、灰化、原子化和净化四个阶段完成原子化过程。其中，干燥阶段主要是去除样品溶液中的溶剂。灰化阶段的目的在于尽可能地去除样品中的基体成分，减少其对被测元素原子化的干扰。同时，应避免对被测元素造成损失。原子化阶段是利用一定时间的高温，尽可能多地将被测元素原子化。为避免影响下一次分析，净化阶段多采用比原子化温度更高的温度空烧石墨管，以去除石墨管中的残留物。

干燥阶段通常选择接近或略高于溶剂沸点的温度。灰化阶段为尽可能去除基体干扰，可适当选择较高的温度。如对某些耐高温元素，灰化温度可选择 1000℃。若被测元素易挥发，可在样品中加入化学试剂（基体改进剂，matrix modifier），以提高样品基体的挥发性或降低被测元素的挥发性。在被测元素充分原子化的前提下，为延长石墨管的使用寿命，原子化阶段通常选择相对较低的温度。四个阶段的温度和持续时间可依据样品基体的具体情况以及被测元素的理化性质等通过实验予以确定。

石墨炉原子化过程中，若样品在石墨管管壁上被蒸发、解离和原子化，因石墨管管内温度的不均匀，致使同一元素的原子在石墨管中停留的时间也不完全一致。为解决这一问题，可在石墨管中加一石墨薄片（石墨平台），因薄片的升温滞后于管壁，待加到薄片上的样品原子化时，石墨管内温度已趋于一致，从而提高测量结果的灵敏度。

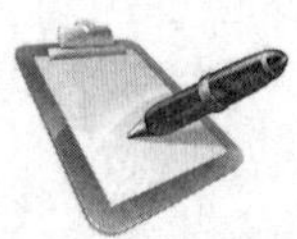

与火焰原子化法相比，石墨炉原子化法的原子化效率高，样品用量少，灵敏度高，且固体和液体样品皆可直接进样分析，但其测量结果的重现性较差，基体干扰较严重，分析速度较慢。

3．氢化物发生原子化器（hydride generation atomizer） 适用于分析一些易形成可挥发、易分解的氢化物的元素（As、Se、Te、Bi、Ge、Sn、Pb 等）。

使用硼氢化钠等还原剂，在酸性条件下，将样品中的被测元素转化为其易挥发的氢化物。生成的氢化物在载气的带动下引入到电热石英管中，受热分解，完成被测元素的原子化。

氢化物发生法的干扰少，选择性好，灵敏度高，但仅限于测定少数易形成挥发氢化物的元素，应用范围较窄。

4．石英炉原子化器（quartz furnace atomizer） 由石英管制成，分为火焰加热和电加热两类。被测物由载气带入受热的石英管内完成原子化。可用于测定汞、氢化物、易挥发性元素化合物。

（三）分光系统

分光系统主要由色散元件、反射镜和狭缝组成。常用的色散元件为光栅或棱镜。分光系统的作用在于将被测元素的分析线（多用其共振吸收线）从透过原子化区的各种辐射中分离出来。适当调节狭缝宽度，可避免谱线干扰。

（四）检测系统

原子吸收分光光度计中，多采用光电倍增管将接收到的光信号转化为电信号，经放大后输出。原子吸收分光光度计多配有计算机，可以很方便地通过计算机选择和设定仪器工作条件，并计算被测元素的测量结果。

二、仪器类型

原子吸收分光光度计主要包括单道单光束、单道双光束及双道双光束等几种类型。

单道单光束原子吸收分光光度计中配有一个单色器和一个检测器，仪器结构简单，操作简便，应用最为普遍，见图 6-7。与单道单光束原子吸收分光光度计相比，单道双光束原子吸收分光光度计在光路中加入了切光器（图 6-8），将光源发射的共振发射线分成交变的两条光束，一束经过原子化器（被测元素的基态原子可吸收该辐射），另一束作为参比不经过原子化器，由此可消除分析过程中由于光源强度的波动可能引入的分析误差，有利于提高测量结果的准确

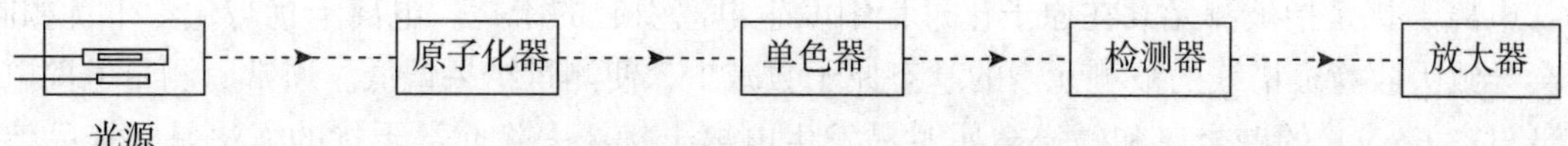

图 6-7　单道单光束原子吸收分光光度计

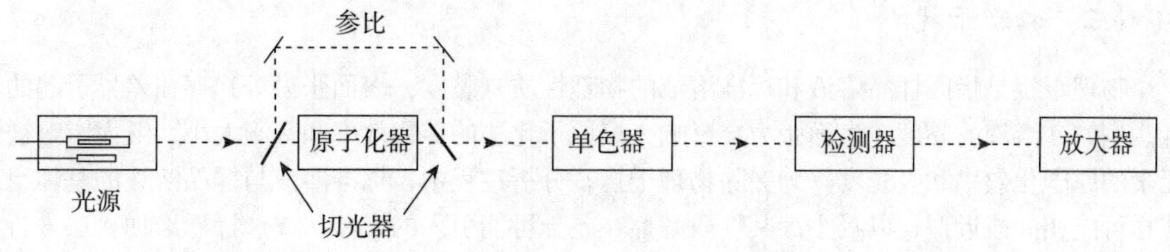

图 6-8　单道双光束原子吸收分光光度计

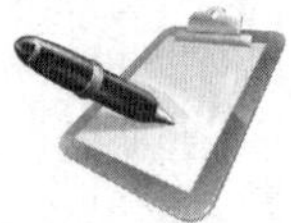

性。双道双光束原子吸收分光光度计的仪器构造相对较复杂，配有两个光源、两个单色器和两个检测器，可同时测定两种元素，还可用于校正背景吸收。

第三节　干扰及实验条件的选择

一、干扰及其消除

原子吸收光谱法的干扰主要包括化学干扰（chemical interference）、电离干扰（ionization interference）、物理干扰（physical interference）、光谱干扰（spectral interference）和背景干扰（background interference）。这些干扰或影响对光源发射的分析线产生吸收的被测元素的基态原子数，或在测量基态原子对分析线的吸收时引入了其他吸收，从而影响被测元素测量结果的准确性。

（一）化学干扰

化学干扰是指被测元素在溶液中或原子化过程中与其他组分发生化学反应（如生成难熔氧化物、难离解的碳化物等）引起的干扰。化学干扰通常可导致被测元素的原子化效率降低，吸收特征谱线的基态原子数减少，造成被测元素的测量结果偏低，因此需去除。化学干扰具有选择性，即不同元素可能产生的化学干扰各不相同。针对产生化学干扰的具体情况，可采用如下几种方法予以去除：

1．加入释放剂　即在样品溶液中加入某试剂（释放剂，releasing agent），使之与干扰组分生成更为稳定的化合物，被测元素得以释放，从而消除干扰。

2．加入保护剂　即在样品溶液中加入某试剂（保护剂，protective agent），使之与被测元素生成稳定的化合物，且该化合物在被测元素的原子化条件下易解离为该元素的基态原子，从而消除干扰。

3．改善原子化条件　如被测元素的难熔氧化物或化合物在较低温度下无法分解，可选择高温火焰（如氧化亚氮 - 乙炔焰）或提高石墨炉的原子化温度，使其难熔氧化物或化合物在更高的原子化温度下解离出被测元素的基态原子，从而消除干扰。

4．化学分离　即在被测元素原子化分析之前，采用化学分离的方法（萃取、沉淀、离子交换等）使被测元素与干扰组分分离，从而消除干扰。

（二）电离干扰

电离干扰是指被测元素在原子化过程中发生电离引起的干扰。电离干扰与化学干扰相同，也会导致吸收特征谱线的被测元素的基态原子数减少，使测量结果偏低。通常，测量电离电位较低（< 6 eV）的碱金属和碱土金属时易发生电离干扰。去除此类干扰的方法是在样品溶液中加入比被测元素更易电离的元素，该元素可电离生成大量电子，从而抑制了被测元素的电离，达到去除干扰的目的。

（三）物理干扰

物理干扰是指因样品溶液和标准溶液的物理性质（黏度、表面张力等）存在差异引起的干扰。例如，溶液的黏度、表面张力会影响火焰原子化法的雾化效率和雾滴大小，继而影响被测元素的原子化效率和吸光度。为去除物理干扰，分析过程中，标准溶液与样品溶液的基体组成应尽可能相同或近似，以减小因其性质间存在差异可能引入的误差，或选择标准加入法进行定量分析。若被测元素浓度较高，也可适当稀释溶液以去除干扰。

（四）光谱干扰

光谱干扰是指除被测元素吸收的分析线外，其他谱线进入光谱通带内引起的干扰。主要包括多重谱线干扰和吸收谱线干扰。多重谱线干扰是指有多条发射线或吸收线与被测元素的分析线同在光谱通带内引发的干扰。吸收谱线干扰指被测元素与干扰元素的吸收谱线相距很近，甚至发生重叠引发的干扰。光谱干扰可影响被测元素测量结果的准确性，可通过减小狭缝宽度或另选其他谱线作为分析线的方法予以去除。

（五）背景干扰

背景干扰是指原子化过程中生成的分子吸收和光散射等引发的干扰。分子吸收主要指在原子化过程中生成的一些难熔氧化物、氢氧化物、盐类分子等对被测元素的分析线的吸收。不同元素在原子化过程中产生的分子吸收各不相同，即分子吸收有较强的波长特性。光散射是指在原子化过程中生成的一些颗粒状物质对入射光产生散射。分子吸收和光散射会导致测量结果异常偏高。去除背景干扰可采用氘灯校正法和塞曼效应校正法。

1．氘灯校正法 即采用氘灯（连续光源）和空心阴极灯（锐线光源）两个光源，使用切光器让氘灯发射的连续辐射和空心阴极灯发射的特征辐射交替经过原子化器。特征辐射经过原子化器时，可测得原子吸收与背景吸收之和；连续辐射经过原子化器时，可测得背景吸收。两项相减，可扣除背景干扰。

2．塞曼效应校正法 塞曼效应是指谱线在磁场作用下发生分裂的现象。在原子化器上加上磁场（与光束方向垂直），则光源辐射的被测元素的特征谱线可分裂成 π、δ^+ 和 δ^- 3 个成分。使用旋转偏振器让 π 成分和 δ 成分交替经过原子化器。当平行于磁场方向的 π 成分经过原子化器时，可测得原子吸收与背景吸收之和；垂直于磁场方向的 δ^+ 和 δ^- 成分经过原子化器时，可测得背景吸收。两项相减，可扣除背景干扰。

氘灯校正法常用于火焰原子化法的背景校正。塞曼效应校正法多用于石墨炉原子化法的背景校正。氘灯校正法仅适用于 190 ～ 350 nm 波长范围内的背景校正，塞曼效应校正法则可应用于 190 ～ 900 nm 波长范围内的背景校正。

二、实验条件的选择

（一）分析线的选择

如前所述，原子吸收光谱法通常以被测元素的共振吸收线为分析线。若分析线附近存在光谱干扰，可另选次灵敏线或其他谱线作为分析线。

（二）狭缝宽度的选择

选择适当的狭缝宽度有利于避免光谱干扰，同时可保证发射光有足够的光强。适宜的狭缝宽度为不引起吸光度减小的最大的狭缝宽度。

（三）灯电流的选择

原子吸收光谱法中，以峰值吸收替代积分吸收的前提是要求发射线的谱线宽度要比原子吸收线窄得多。空心阴极灯的灯电流若过大，则谱线变宽效应明显，无法满足发射锐线光谱的需求。灯电流若过小，会影响输出光强的大小。一般情况下，需综合考虑灵敏度与稳定性的要求，在保证足够光强和稳定输出的前提下，选择较低的工作电流。实际工作中，可选择空心阴极灯额定电流的 40%～ 60%作为工作电流。

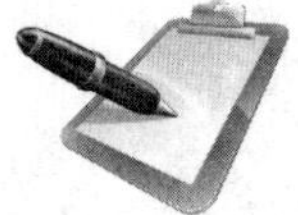

（四）原子化条件的选择

选择和优化原子化条件有利于提高分析方法的灵敏度。

1．火焰原子化条件的选择 选择适宜的火焰种类、燃气与助燃气的比例、燃烧器高度和角度等可优化火焰原子化条件。

（1）火焰种类及燃气与助燃气的比例：可依据被测元素的性质及样品基体的组成选择适宜的火焰种类及燃气与助燃气的比例。对于易形成难熔氧化物或化合物的元素，可选择高温火焰（氧化亚氮 - 乙炔焰）；对于无需高温即可完成原子化的元素可选择空气 - 乙炔焰。对于多数元素可选择化学计量性火焰进行原子化。对于易形成难离解氧化物的元素，可选择还原性较强的富燃火焰。

（2）燃烧器高度和角度：调节燃烧器高度，使光源辐射的特征谱线通过被测元素基态原子浓度最大的区域，测量结果可获得较高的灵敏度。一般情况下，燃烧器角度可设置为0°。若样品中被测元素浓度过高，可适当偏转燃烧器，使测得的吸光度值在适宜的范围内。

2．石墨炉原子化条件的选择 石墨炉原子化法中，可通过选择适宜的干燥、灰化、原子化及净化阶段的温度、持续时间及升温方式优化原子化条件。

（1）干燥阶段：干燥阶段的温度与时间可依据溶剂的沸点进行选择和设定。参考样品溶液的性质，可采用阶梯升温或斜坡升温的方式，设置适宜的干燥时间，以去除溶剂，同时应避免样品溶液的暴沸与飞溅。

（2）灰化阶段：灰化阶段一方面应尽可能去除基体成分，另一方面要避免过高的灰化温度造成被测元素的损失。必要时，可采用基体改进技术，在样品溶液中加入适宜的基体改进剂，使基体成分灰化完全。适宜的灰化温度与灰化时间可通过绘制吸光度与灰化温度或灰化时间的关系曲线来确定。

（3）原子化阶段：适宜的原子化温度和原子化时间也可通过实验确定（绘制吸光度与原子化温度或原子化时间的关系曲线）。通常以能达到最大吸光度所需的最低温度为适宜的原子化温度。如此设置既有利于延长石墨管的寿命，又可使被测元素充分原子化。

（4）净化阶段：净化温度与净化时间的确定以能去除石墨管中的残留物，不对下一次分析产生影响为原则。通常，净化温度高于原子化温度 50 ～ 200℃。

第四节　定量分析与应用

一、定量分析

原子吸收光谱法可采用标准曲线法和标准加入法对物质进行定量分析。

1．标准曲线法 使用标准曲线法定量分析时，应注意在吸光度与被测元素浓度呈线性关系的浓度范围内，配制标准系列，且标准溶液与样品溶液的基体组成应尽可能地保持一致。必要时，可将标准溶液与样品溶液进行相同的预处理，同时，做空白试验。测定时，依次进样空白溶液和标准系列（浓度由低到高）。计算分析结果时，需扣除空白溶液的吸光度值。测定样品的实验条件与仪器工作条件等应与标准溶液严格保持一致。

2．标准加入法 使用标准加入法定量分析时，至少需要配制四份等体积的样品溶液。第一份样品溶液中，不加入被测元素的标准溶液。其余三份样品溶液中，分别加入不同量（m）的被测元素的标准溶液，然后稀释至相同体积，分别测定其吸光度 A。以样品溶液中被测元素的加入量 m 为横坐标，测得的吸光度值 A 为纵坐标，绘制标准曲线。将标准曲线反向延长与横坐标相交，其交点与原点的距离的绝对值即为样品溶液中被测元素的含量（m_s）。

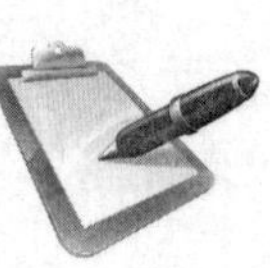

在原子吸收光谱法中使用标准加入法对物质进行定量分析，可有效去除基体干扰，但无法去除背景干扰，且标准加入法不适合样品量较少的情况下的定量分析。

二、应用

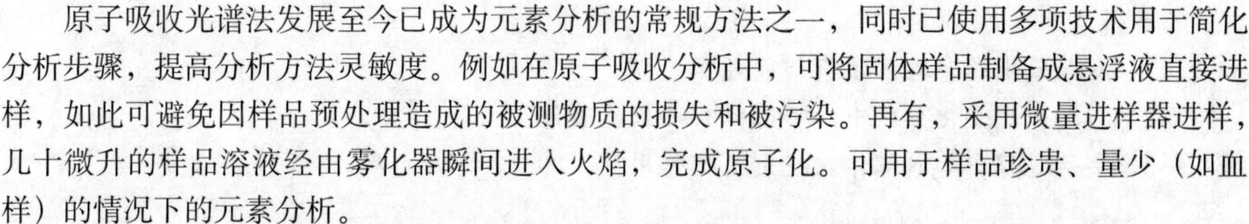

原子吸收光谱法发展至今已成为元素分析的常规方法之一，同时已使用多项技术用于简化分析步骤，提高分析方法灵敏度。例如在原子吸收分析中，可将固体样品制备成悬浮液直接进样，如此可避免因样品预处理造成的被测物质的损失和被污染。再有，采用微量进样器进样，几十微升的样品溶液经由雾化器瞬间进入火焰，完成原子化。可用于样品珍贵、量少（如血样）的情况下的元素分析。

原子捕集技术是将石英管置于燃烧器狭缝的正上方，试样溶液原子化时，捕集管先通入冷却水，使试样溶液凝结在捕集管表面，之后断开冷却水，通入空气。随着石英管温度的迅速上升，凝结在捕集管表面的被测元素快速蒸发解离，转化为基态原子，可产生很强的吸收信号，因此可应用于痕量易挥发元素的测定。再有，在样品溶液中加入增感剂，可有效提高被测元素对入射光的吸收值。而原子吸收光谱法与色谱分析法（气相色谱法和液相色谱法）的联用，使得色谱分析法的高效分离技术得以应用于元素的形态分析。

原子吸收光谱法可用于测定几乎所有的金属元素和一些类金属元素，应用范围十分广泛。目前，已报道的文献中涉及的样品包括空气、土壤、水样（如天然水、工业废水、海水）、食品、中药、生物样品、纺织品、有色金属及合金、地质样品等，例如：

1．空气中铜和锌的测定　用滤膜采集空气样品，于石墨消解仪中预处理，火焰原子吸收光谱法测定。

2．大米中铅和镉的测定　大米磨成粉末、过筛，称取适量于坩埚中，加入硝酸与高氯酸混合溶液，于电热板上湿法消化，石墨炉原子吸收光谱法测定。

3．头发中无机元素的测定　头发经采集、清洗后，加入硝酸与过氧化氢混合溶液，微波消解，原子吸收光谱法测定。

案例分析 6-1

第 6 章 案例分析及思考题、习题解析

石墨炉原子吸收光谱法测定尿中铅含量

刘芳对分析检测比较感兴趣，加入了郑老师指导的科研小组。老师安排小组的同学测定尿中铅含量。刘芳和同学们通过查阅文献，确定采用石墨炉原子吸收光谱法测定尿中铅含量。实验方法如下：

1．标准曲线的绘制　取 6 个塑料离心管，按照表 1 配制尿铅标准管（铅标准应用液的浓度为 0.5 μg/ml）。分别吸取不同浓度的尿铅标准溶液 0.5 ml 置于塑料离心管中，加入 0.5 ml 基体改进剂，充分混匀，取 20 μl 标准管溶液进样。以标准管中铅浓度为横坐标，测得的吸光度为纵坐标，绘制标准曲线。

表1　尿铅标准管的配制

管号	0	1	2	3	4	5	6
铅标准应用溶液（ml）	0.0	0.1	0.2	0.6	1.0	1.4	2.0
正常人混合尿（ml）	2.0	2.0	2.0	2.0	2.0	2.0	2.0
1%硝酸（ml）	3.0	2.9	2.8	2.4	2.0	1.6	1.0
铅浓度（μg/L）	0	10	20	60	100	140	200

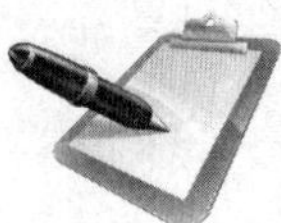

2．样品处理与测定　将尿样放置室温后，充分混匀，用1%硝酸溶液（V/V）稀释后混匀。吸取0.5 ml稀释后的尿样于塑料离心管中，加入0.5 ml基体改进剂，充分混匀后测定样品管的吸光度，由标准曲线查得尿中铅的浓度。

问题：

1．刘芳采用的实验方法有何问题？

2．石墨炉原子化分析中，可选择哪些仪器条件？

3．实验过程中加入基体改进剂有何作用？

思考题与习题

1．原子能级和分子能级的分布有何不同？

2．原子吸收光谱法中，共振线有何特征？

3．原子吸收光谱法与紫外-可见吸收光谱法的基本原理有何异同点？

4．请简述石墨炉原子化器的工作原理。

5．原子吸收光谱法中存在哪些干扰？

（崔　蓉）

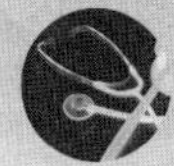

第七章　原子发射光谱法与原子荧光光谱法

第一节　原子发射光谱法

一、概述

原子发射光谱法（atomic emission spectrometry，AES）是根据处于激发态的被测元素原子或离子回到基态时发射的特征谱线及谱线强度进行定性、定量分析的方法。

原子发射光谱分析距今已有 100 多年的历史，发展历程大致分为定性分析阶段、定量分析阶段和等离子体光谱三个阶段。1859—1860 年克希霍夫（Kirchhoff）和本生（Bunsen）首先将分光镜应用于化学分析，发现光谱与物质组成之间的关系，并确认各种物质均有自己的特征光谱，从而建立了光谱定性分析的基础。1930—1931 年罗马金（Lomakin）和塞伯（Scherbe）分别提出定量分析的经验公式，确定谱线发射强度与浓度之间存在关系。1971 年，Fassel 在第 19 届国际光谱学会议专题报告中系统总结了各种等离子体光源的发展和技术现状，并将美国的材料物理学家 Reed 设计的电感耦合等离子体装置成功用于 AES，标志着原子发射光谱进入等离子体光谱时代。采用电感耦合等离子体作为激发光源的原子发射光谱法称为电感耦合等离子体原子发射光谱法（inductively coupled plasma atomic emission spectrometry，ICP-AES），它是将试样用电感耦合等离子体激发，测量被激发试样所发射的光辐射，根据谱线的波长及强度对被测元素进行定性和定量分析。ICP-AES 不仅能利用原子发射线进行分析，还能利用离子发射线进行分析，所以又称为电感耦合等离子体发射光谱法（inductively coupled plasma optical emission spectrometry，ICP-OES）。

ICP-AES 的主要特点：①多元素快速分析能力，可分析元素范围宽。原则上全部金属元素和部分非金属元素都可以分析，但由于非金属元素第一共振线的波长处于真空紫外区，因此在测定非金属元素时需要用真空光谱仪或通气驱除空气的光谱仪进行测定。通常单个样品需 1 ～ 2 分钟，可同时测定 20 ～ 30 个元素。②灵敏度较高，仪器检出限可达 0.1 ～ 1 ng/mL。③精密度好。当分析物浓度大于 100 倍检出限时，相对标准偏差通常小于 1%，优于经典电弧和火花光谱法。④准确度较高。ICP-AES 最主要的优点之一是抗干扰能力强，很大程度上克服了经典光谱中存在的严重基体干扰效应，一般可不用内标法定量。多数情况下，总的相对误差小于 10%。一般来讲，含量小于 0.1%时，准确度高于化学分析法；含量为 0.1%～ 50%时，准确度与化学分析法相当；含量大于 50%时，准确度略低于化学分析法。⑤线性范围较宽。ICP 光源中，由于中心通道的存在，自吸现象不严重，所以线性范围较宽，可达 4 ～ 6 个数量级。由于供选择的波长多，每个元素都存在灵敏度不同的多条谱线，因此可同时进行常量、微量和痕量元素分析。⑥样品用量一般为几百毫克或数克。ICP-AES 的不足：①灵敏度远低于

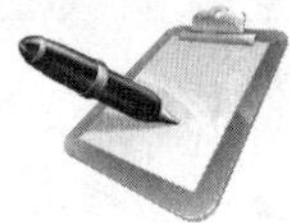

ICP-MS，检出限对某些痕量、超痕量元素仍显不足。比如稀土元素、铂族元素，其分析能力弱于质谱技术。②谱线复杂，光谱干扰比较严重。

ICP-AES 由于其优越的分析性能，在分析领域得到迅速发展，在生命科学、环境、食品、农业、地质、化工、石油等领域扮演着越来越重要的角色，目前很多 ICP-AES 分析方法作为标准方法已经纳入国家标准及行业标准。

二、基本原理

（一）原子发射光谱的产生

原子是由原子核与绕核运动的电子组成。一般情况下，原子处于最低的能级状态，即基态。当原子在外界能量（热能、光能、电能等）的作用下获得足够的能量时，其最外层电子将从基态跃迁到更高能级的激发态。处于激发态的原子很不稳定，在极短的时间内（10^{-8} s），外层电子便跃迁返回基态或其他能量较低的激发态，发射特征谱线并释放多余的能量。这种能量是以一定波长的电磁波形式辐射出去的，其辐射能量及特征谱线的波长符合波尔的能量定律：

$$\Delta E = E_2 - E_1 = E_p = h\nu = hc/\lambda \tag{7-1}$$

式中，E_2 为高能级的能量；E_1 为低能级的能量；ΔE 为高能级与低能级之间的能量差；E_p 为辐射光的能量；h 为普朗克常数；ν 为辐射光的频率；λ 为辐射光的波长；c 为光速。

元素周期表内的每种元素均有其特定的电子构型，只能发射特定波长的光，经分光系统可得到各元素的特征光谱，即元素定性分析的依据；特征谱线的强度又与样品中元素的含量有关，即元素定量分析的依据。

（二）谱线强度与被测物浓度的关系

原子谱线强度是单位体积的辐射功率或单位时间内在单位体积中发射某辐射线的总能量。一定实验条件下，原子发射谱线强度与元素浓度的关系可表示为：

$$I = ac^b \tag{7-2}$$

式（7-2）中，I 为谱线强度；a 为比例系数，与光源类型、工作条件、激发过程等因素有关；c 为元素浓度；b 为自吸系数（$b \leqslant 1$），b 值与光源特性、试液中被测元素含量、元素性质及谱线性质等因素有关。式（7-2）由赛伯（Schiebe）和罗马金（Lomakin）先后独立提出，又称罗马金 - 赛伯公式（Lomakin- Schiebe formula），是 AES 定量分析的依据。

ICP-AES 分析中，在很宽的浓度范围内，$b = 1$，原子谱线强度与被测元素浓度成正比，即 $I = ac$，据此可对元素进行定量分析。

第二节　电感耦合等离子体原子发射光谱仪

一、仪器结构

ICP-AES 主要由激发光源、进样系统、分光系统、检测系统四部分组成。

（一）激发光源

等离子体（plasma）是一种在一定程度上被电离（电离度大于 0.1%）的气体，其导电能

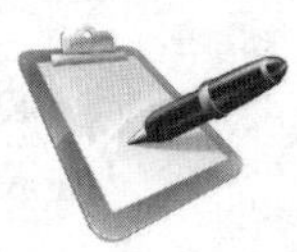

力达到充分电离气体的程度，其中电子和阳离子的浓度处于平衡状态，呈电中性，是物质的第四种状态。等离子体可以用许多方法产生，光谱分析用的等离子体通常采用气体放电的方法获得。

光源的主要作用是为试样的蒸发、原子化、激发提供所需的能量，因此光谱分析使用的光源是决定光谱分析灵敏度和准确度的重要因素。放电温度和电子密度是各类光源的两个十分重要的参数，它们对分析物的蒸发、原子化和激发具有决定性的作用。ICP 是利用射频感应电流激发产生类似火焰的激发光源，由高频发生器和感应线圈、等离子体矩管及气路系统组成（图 7-1）。

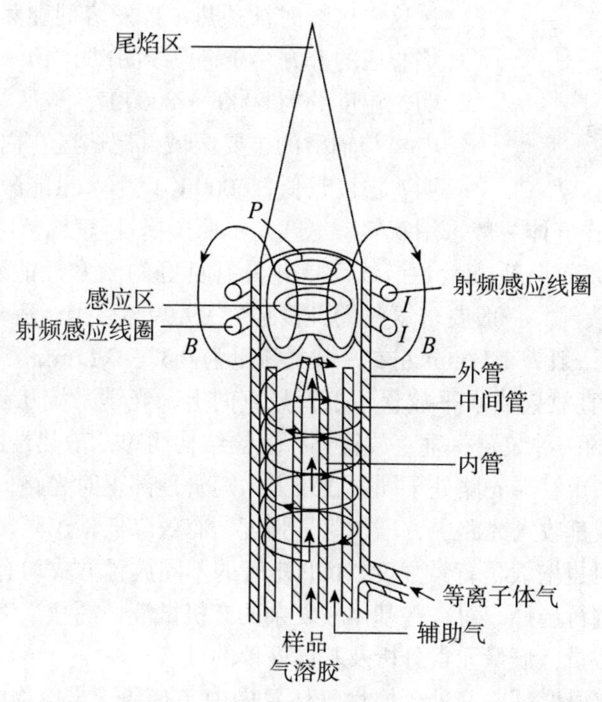

图 7-1　ICP 光源

1．高频发生器和感应线圈　高频发生器的作用是提供高频电流，通过感应线圈的耦合作用形成高频磁场，为 ICP 提供能量。感应线圈一般为两匝或三匝，环绕于矩管外，用水进行冷却。

高频电流通过感应线圈时，在矩管中产生相应的高频磁场。采用特斯拉放电“引燃”氩气，通过电离产生少量带电粒子。在高频磁场的作用下，带电粒子高速运动，促进氩气进一步电离，形成与感应线圈同心的涡流区，涡流区电流强度非常大，强大的电流产生高热，更多氩气分子被加热电离，最终在矩管口形成稳定的火炬状的等离子体。

高频电流的频率与焰矩的形状直接相关，如果频率太低，就不能保证等离子体轴向通道的电屏蔽性，也会影响焰矩环形结构的形成。ICP 焰矩的高频频率为 27.12 MHz，近年来，有厂家推出了 40.68 MHz 的高频发生器，可进一步降低背景强度，增强趋肤效应（skin effect）。

试液气溶胶由载气带入矩管内管，从等离子中心通道穿过，在高温和惰性环境中被充分蒸发、解离和激发，发射出元素的特征谱线。

2．等离子体矩管　由三个同心的石英玻璃管（也有其他材质的）组成，分为整体式和可拆卸式两种。矩管的外管通入等离子体气（冷却气），其作用除形成等离子体外，还可使等离子体收缩，与矩管的石英壁保持距离，避免焰矩熔化石英管（矩管内最大涡流处的温度可达

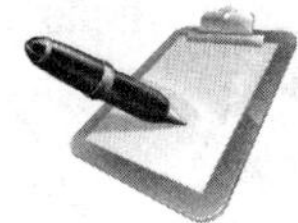

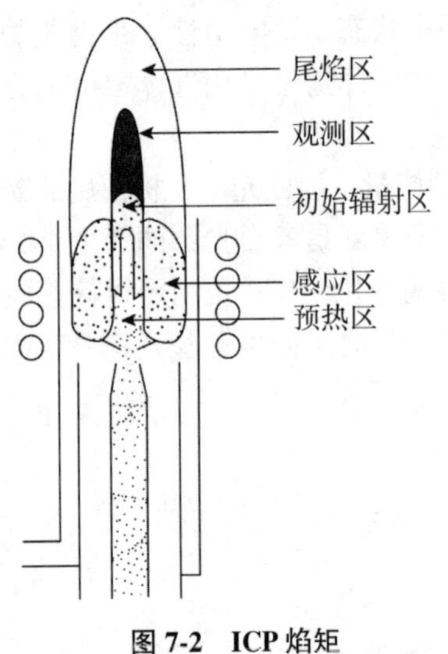

图 7-2　ICP 焰矩

10 000 K)；中间管通辅助气，可将等离子体托起，保护内管管尖和中间管管端，防止回火，也可防止盐分或碳在内管顶端沉积；内管通载气（喷雾气），作用是提升溶液并通过雾化产生气溶胶，进入 ICP，载气流量是 ICP 的主要参数之一。为使喷雾效果好，内管常采用锥形结构。

ICP 焰矩可分为三个区域：焰心区、内焰区和尾焰区（图 7-2）。焰心区位于火焰的底部，感应线圈的中心，呈白色不透明。该区域是高频电流形成的涡流区，也是 ICP 焰矩中温度最高的区域，温度达 10 000 K，试样气溶胶通过这一区域时被预热，挥发溶剂和蒸发溶质。内焰区位于焰心区的上方，在感应线圈以上 10 ～ 20 mm，淡蓝色半透明，温度约为 6000 ～ 8000 K，该区是试样原子化、激发、电离与辐射的主要区域。尾焰区在内焰区的上方，无色透明，温度较低，6000 K 以下，只能激发低能级的谱线。

3．气路系统　工作气体一般采用氩气。氩气是单原子惰性气体，不与样品组分形成稳定化合物，不因分子解离而消耗能量，谱线简单并具有良好的激发性能。ICP 中气流分三路：等离子体、辅助气和载气。一般要求氩气的纯度应在 99.99%以上。等离子体气流量为 10 ～ 15 L/min，辅助气流量一般为 1 L/min 左右，载气流量为 0.3 ～ 3 L/min。

4．ICP 矩管可垂直放置或水平放置　矩管竖直向上，光学系统从等离子体的侧面观测，这是 ICP-AES 最常用的一种装置。垂直放置具有仪器结构简单、散热性能好、易于排除废气、矩管寿命较长等优点。矩管与光路处于同一直线上，矩管顶部正对光路，此设计可以将整个中央通道所发射出的谱线都收入光路中，增加信号强度，有效降低检出限。空间方向的改变虽可增加信号强度，但同时也增大了背景强度。ICP 矩管的不同放置方式均有其独特的优点，可根据分析需要和侧重点进行选择。对一些基体较复杂的有机试液、高盐试液可采用垂直放置，而水平放置通常适用于微量、痕量元素分析及基体简单的试液。

ICP 特点：①工作温度高，又处于惰性气体氛围中，有利于难熔物的解离和元素的激发。对于大多数元素有很高的灵敏度。② ICP 焰矩外观与一般火焰相似，但是其结构呈现涡流态，与一般的火焰截然不同，同时由于高频感应电流的趋肤效应会形成环流。趋肤效应是指高频电流密度在导体截面呈不均匀分布，等离子体外层电流密度最大，对应温度最高；中心轴线电流密度最小，对应温度最低，减少内管喷入气溶胶对 ICP 稳定性的影响，防止形成冷原子蒸汽产生自吸效应，从而扩大测定的线性范围。③ ICP 通过感应线圈以耦合的方式从射频发生器获得能量，属无极放电，不存在电极污染。④电子密度大，电离干扰影响小。

（二）进样系统

ICP 的进样方式有液体进样、气体进样（主要为氢化物发生法）和固体进样三种，其中以液体进样方式最为普遍。

1．液体进样　由蠕动泵和雾化系统组成，ICP 借助蠕动泵将试液提升至雾化器。为维持等离子体焰矩的稳定，提升速率不宜过大，通常控制在 0.5 ～ 1.5 ml/min。雾化器的作用是将试液雾化成气溶胶并通过雾室导入矩管及等离子体。雾化器主要分为气动式和超声波式两种类型，目前商业仪器应用中仍以气动式最为普遍。

常用的气动式雾化器有同心雾化器和交叉雾化器两种。同心雾化器是溶液和雾化同轴心方向，具有雾化效率高和精密度较好的优点，但容易发生堵塞（图 7-3）。交叉雾化器是溶液和雾化呈垂直方向，雾化效率和精密度较低，但不易发生堵塞和损坏，且耐高盐。超声雾化器是

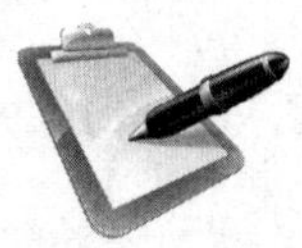

采用超声波产生机械作用实现样品溶液雾化的一种雾化方式，其优点在于气溶胶中的雾滴大小一致，雾滴较细小且雾化效率高，样品提取率大大改善，一般可提高 1 ~ 2 个数量级。

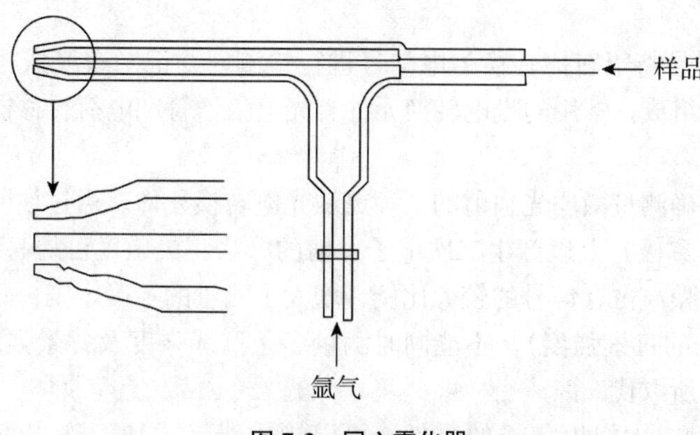

图 7-3　同心雾化器

雾室的主要作用是将气溶胶中较大粒径的液粒去除。气溶胶导入雾室后，由于重力作用，大粒径液粒沉降、凝结后被排入废液瓶中，适宜分析的气溶胶直接导入 ICP。引入 ICP 中的细微液粒仅占样品总量的 1%～ 5%。此外，雾室对气溶胶可产生缓冲作用，尤其是采用蠕动泵进样时，可消除气溶胶压力的波动和脉冲，达到稳定信号的作用。常见的雾室有 Scott 雾室、带撞击球的锥形雾室及旋流雾室等。旋流雾室具有高效、快速和记忆效应小等特点，近年来得到广泛应用。

2．气化进样　分为化学气化和电热气化进样两种方式。样品溶液经化学反应，被测元素生成气态物质，与绝大部分基体分离，导入 ICP 的进样方式为化学气化。此种进样方式使检测受基体的影响大大降低，同时测定元素的检出限可降低 1 ~ 2 个数量级，对于能生成易挥发气体的元素（锗、锡、铅、砷、锑、硒、汞等元素）特别适合。电热气化进样方式应用于 ICP-AES 时，检出限明显改善，但精密度却低于气动雾化法。

3．固体进样　固体进样可免去样品预处理过程，操作简单，不使用溶剂，空白值低，不易污染，与溶液进样相比稀释倍数低，有利于降低检出限。固体样品进样在某些样品分析上取得相当大的成功，但近年来发展不快，原因主要是样品粉碎要求较高，进样的稳定性无法与溶液相比，复杂样品的基体影响较大，标准与样品基体很难匹配。

（三）分光系统

分光系统的作用是将含有不同波长的复合光分解成按波长排列的单色光。ICP-AES 对分光系统的要求很高，主要原因与激发光源有关。ICP 可产生原子谱线和离子谱线，由于谱线众多，所以分光系统需具备一定条件：① ICP 光源具有很高的温度和多元素同时激发的能力，需有较宽的工作波长范围，常用波长范围为 190 ~ 780 nm；②较高的色散能力和分辨能力，以减少各元素间谱线重叠或光谱干扰；③具备低杂散光及高信噪比，可有效降低检出限，适用于痕量元素分析；④良好的热稳定性，不易受温度变化影响；⑤元素谱线宽度不同，要求有良好的波长定位精度。

ICP-AES 分光系统主要有固定通道（多道）型、顺序（扫描）型和全谱直读型，其中全谱直读型功能更好。全谱直读型采用中阶梯光栅分光系统，具有色散率及分辨率高，集光本领强，结构紧凑的特点。入射光由准直镜定向到阶梯光栅上，衍射后的光经菱形透镜聚焦及分级，把不同级次互相重叠的光谱分成二维光谱成像在阵列式检测器上构成全谱直读 ICP 光谱仪。所谓二维光谱，是指在二维空间的横轴方向，各级光谱按波长顺序排列，在纵轴方向上按

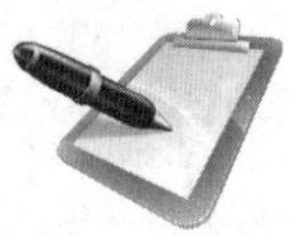

不同光谱级数顺序排列。这样可在较小的焦面内得到较宽的波长范围，而各级光谱互不干扰的“光谱面”。全谱直读型既有多道型快捷、准确的特点，又具备扫描型的灵活功能。

（四）检测系统

检测系统的作用是将辐射能转换为电信号进行检测，并记录谱线强度，由光电转换元件和放大读数器两部分组成。常用的光电转换元件有光电倍增管和电荷转移器件（charge transfer device，CTD）两种。

光电倍增管是精确测量微弱光辐射的一种灵敏光电转换元件。通过使阴极发出的电子加速并落到一组电极（打拿极）上以产生二次电子发射的办法，灵敏度可提高到 10^6 ~ 10^8 倍。缺点是在低光通量时，噪声占有信号的较大比例，增大了测量的不确定度；每次只能测定一条谱线强度（或一个波长的背景强度），不能同时测量多条谱线强度及背景强度，费时且误差大，现已被电荷转移器件所取代。

CTD 作为超小型、大规模集成的元件，可以制成线阵式和面阵式的检测器，极大提高了发射光谱的分析速度。CTD 具备以下优点：①能对单个光子计数，噪声低，光谱范围宽（200 ~ 1050 nm），在可见区（400 ~ 500 nm）量子检测效率可达 90%，在 200 nm(远紫外区）和 1000 nm（近红外区）量子检测效率至少为 10% ；②灵敏度高，适合弱光检测；③ CTD 是多道检测器，具有连续的波长覆盖能力，故可多道同时采样，以获得波长 - 强度 - 时间三维谱图，使得数字图像处理技术广泛用于分析仪器；④同时获得分析线和背景信息，给定元素的几条发射线的相对强度可加以校验来决定是否存在光谱干扰，实时进行背景监测扣除；⑤不同浓度可选用不同强度的分析谱线，从而减少分析时间，扩大测量浓度范围。上述优点使得 CTD 成为目前 ICP-AES 仪广泛采用的检测器。

CTD 有电荷耦合器件（charge coupled device，CCD）和电荷注入器件（charge injection device，CID）两种。与 CID 相比，CCD 由光敏单元、转换单元和电荷输出单元三部分组成，结构较简单且尺寸可变度大，易于商品化。

二、仪器类型

根据仪器结构和功能的不同，ICP-AES 有单道扫描型、多道扫描型和全谱直读型 3 种类型。目前全谱直读型 ICP-AES 在市场中占据主导地位，已成为仪器未来的发展方向。

（一）单道扫描型

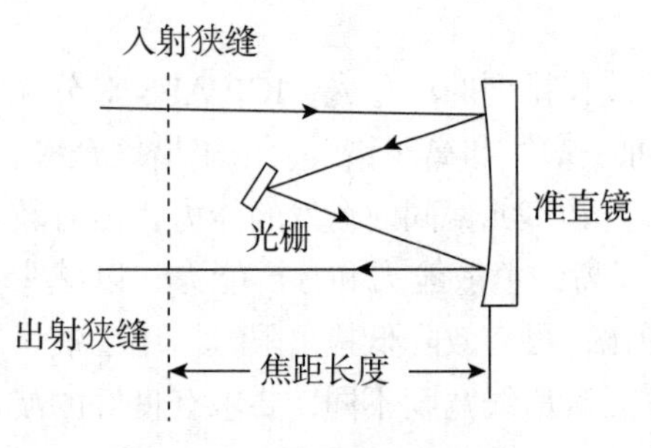

图 7-4　单道扫描型 ICP-AES

单道扫描型 ICP-AES 只有一个出射狭缝和一个光电倍增管，构成一个测量通道（图 7-4)。光源发出的光穿过入射狭缝后，反射到一个平面光栅上进行色散，当平面光栅转动至某一固定角度时，只允许一条特定波长的光通过出射狭缝投射到光电倍增管进行检测。不同波长的谱线随光栅角度的变化顺序通过出射狭缝，完成一次全谱扫描。此类仪器一次全谱扫描需要较长时间，因此检测速度受到一定的限制，但可任意选择元素和特征谱线进行测定，波长选择灵活方便，样品适用范围广，多用于少量样品的不固定元素测定。此外，仪器结构简单且价格低。

（二）多道直读型

多道直读型仪器是在罗兰圆与曲率半径为 R 的凹面反射光栅中心点相切的直径为 R 的圆

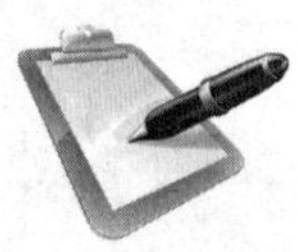

上安置多个出口狭缝。来自等离子体的光经聚焦后，通过入射狭缝投射到一个凹面光栅上，经凹面光栅色散和聚焦后，谱线在罗兰圆曲面上的不同位置按波长的顺序依次排列，每一个出射狭缝与一个光电倍增管构成一个光的通道，每一通道可接受一条特征谱线。通常安装多个（可达 70 个）固定出射狭缝和光电倍增管，即可同时检测多种元素谱线。

多道直读型 ICP-AES 可在 1 分钟内同时测定数十条谱线，检测速度快，准确度高，检出限低。对于大量样品的例行检测分析，优势十分明显，但缺点也非常明显：①受光电倍增管的体积及仪器空间的限制，通道数目不可能太多；②出射狭缝固定，一旦安装调试后，不易更改，分析灵活性受较大影响，尤其对于测试项目多变、基体复杂的样品来说，不如单道扫描式运用灵活；③出射狭缝间存在一定距离，使得利用波长相近的谱线有困难。

（三）全谱直读型

全谱直读型 ICP-AES 集合了上述两种方式的优点，采用中阶梯光栅加棱镜的二维色散分光系统和电荷转移器件相结合。光源发出的光由准直镜定向到中阶梯光栅上，衍射后的光经棱镜聚焦及分级，将不同级次互相重叠的光谱分成二维光谱，最终在阵列检测器上进行成像。同时检测 165 ~ 800 nm 波长范围内的谱线，进行多元素同时分析比单道扫描型的分析速度快得多。

此类仪器结构紧凑、灵活，具有多元素同时进行测定和任意选择分析谱线的特点，也具备背景校正功能，可有效消除光谱干扰，提高选择性和灵敏度。

第三节 ICP-AES 实验条件的选择

ICP 发射光谱分析性能的影响因素较多，调整高频功率、工作气体流量及观测高度等仪器参数，可使仪器达到较高的灵敏度、准确度和精密度。

一、高频功率

分析线与背景线均随功率的增大而增强。一定范围内，射频发生器的功率增加，等离子体的温度升高，谱线强度增强，光谱背景也会随之增强。当功率增大到一定数值后，背景强度的增长速度超过分析线的增长速度。实际工作中，选择一个合适的高频功率，可使分析线强度最大、背景适当。

二、工作气体

工作气体一般为氩气，按其作用不同，可分为冷却气、辅助气和载气。

1．冷却气 冷却气流量大小对点火过程、谱线强度均有一定的影响。冷却气流量增大将耗损较多的能量，使等离子体温度下降，将引起多数元素的谱线及背景强度降低。减小冷却气流量，谱线及背景强度均有所增加，但流量过低又会导致外管过热而损坏。

2．辅助气 辅助气的流量变化对谱线强度影响不大。对于无机化合物的水溶性样品，可不用辅助气；对于有机化合物分析，为防止在矩管内生成碳沉积物，辅助气必不可少。辅助气流量一般为 1 L/min。

3．载气 载气的流量对谱线强度有明显影响，是 ICP-AES 分析的一个重要参数。在一定范围内，载气流量增大，进入 ICP 样品量也随之增加，谱线强度增强。随着载气流量的增大，矩管内的温度降低，被测元素在 ICP 停留时间缩短，谱线强度减弱。载气流量对于谱线强度存在一个最佳值，不同元素和不同谱线要求的最佳载气流量是不一样的，需通过实验进行选择。多元素分析时，需选择适当的载气流量以兼顾各元素分析谱线的要求。载气流量通常为

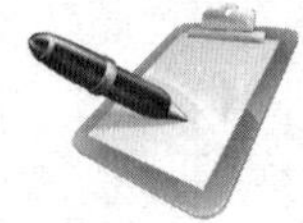

0.3 ～ 3 L/min。

三、观测方式

观测方式包括观测的高度和方向。在ICP光源中，火焰的温度随观测高度的增加而逐渐降低，即火焰尖端处的温度最低，火焰根部的温度最高。测定不同元素时要考虑加热时间和选择恰当的区域。难挥发、难原子化的元素，一般采取较高的观测高度，观测高度的增高有利于试样充分原子化。易电离、易激发的元素需要更高的观测高度，因为尾焰的温度较低，原子不易电离。易挥发、难激发的元素可选择较低的观测高度，此类元素易原子化，激发需要较高的温度。单元素分析时，可调整观测的最佳位置以获得最大的灵敏度，避免背景干扰；多元素同时分析时，只能选取适中的观测高度。

观测方向包括垂直观测、水平观测和双向观测。单元素分析时，宜采用垂直观测；水平观测适于多元素同时分析。双向观测具有同时进行垂直和水平观测分析的能力，可同时分析样品中的痕量、微量及常量元素，扩展了检测的动态范围。

四、酸度

采用各种消化方法制备的试样溶液，均需做试剂空白。标准溶液的介质和酸度应与试样溶液一致，尤其是在低浓度测定时要注意。如果标准溶液和试样溶液的酸度与基质不同，应采用内标法（通常以钇为内标）和标准加入法定量分析。

第四节　ICP-AES的干扰及消除

ICP光源较传统的电弧、电火花光源的干扰效应小得多，有时可以忽略，但在某些情况下，干扰效应很严重。ICP-AES的干扰效应可分为非光谱干扰和光谱干扰两大类。

一、非光谱干扰

主要包括物理干扰、化学干扰和电离干扰。

1. 物理干扰　试液的物理特性，如黏度、密度以及表面张力等对雾化过程、雾滴粒径、气溶胶的传输等均有影响，可引起谱线强度的变化。物理干扰分为酸效应和盐效应。

（1）酸效应：标准溶液和试液在制备过程中均需加入一定量的无机酸以防被测元素的水解和沉淀。若加入的无机酸种类不同，或酸的种类相同但最终的浓度不同，就会导致溶液物理特性的差异，进而引起进样量的不一致。无机酸浓度相同时，造成谱线强度下降的程度按下列顺序递增：盐酸＜硝酸＜高氯酸＜磷酸＜硫酸。同一种无机酸，谱线强度也会随浓度增加而下降。克服酸效应最有效的方法是使用硝酸或盐酸，避免使用磷酸或硫酸，标准溶液和试样溶液的酸度尽可能接近。酸度一般控制在1%～5%之间，对于酸度过高的溶液应进行稀释或赶酸处理。

（2）盐效应：随溶液盐容量增加，溶液黏度、密度逐渐增大，溶液的表面张力加大，雾化效率降低，谱线强度降低。有机溶剂可以使溶液的黏度和表面张力减小，提高雾化效率，但有机溶剂引入等离子体的量过多时，会造成等离子体本身的不稳定。

采用蠕动泵进样虽能降低其影响，但不能完全消除。克服盐效应最有效的办法是基体匹配，使标准溶液和试液具有相同的盐容量。内标法一定程度上也可降低盐效应对分析结果的影响。对于盐容量过高或者盐种类过于复杂的试液，可采用化学分离法进行预处理。

2. 化学干扰　ICP内部温度高，一般认为化学干扰的程度不大，被测元素通常都能充分的原子化和离子化，液体进样时的干扰可以忽略不计。固体粉末进样时，由于各组分存在于

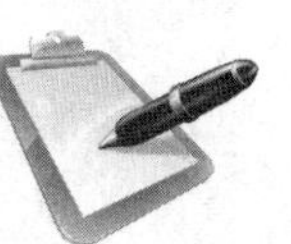

一定的化学结构中，化学键能的大小各不相同，因此会影响原子化，使得最佳观测高度发生变化。

3．电离干扰　ICP 放电中的电子密度很高，在 6000 K 时，电子密度可达到 10^{16} 个 /cm^3，形成一个抑制电离干扰的环境。但对于某些元素还是存在电离干扰，比如易电离元素 Na 对 Ca 等其他金属元素的谱线强度的影响。此外，增加观测高度，ICP 火焰温度逐渐降低，电离干扰也会显著增强。选择合适的分析谱线是降低电离干扰最简便的方法，也可通过选择适当的观测高度、较高的高频功率和较低的载气流速来抑制电离干扰。

二、光谱干扰

光谱干扰在 ICP-AES 分析中较为严重，分为背景干扰和谱线重叠干扰。

1．背景干扰　一般是指来自光源的连续光谱、水分子引起的 OH 带光谱，引入的氮和有机化合物形成的 NO、NH、CN、C、CO 带光谱造成的光谱背景所形成的干扰。常用的消除方法有空白背景校正法和动态背景校正法。

空白背景校正法是把所有的干扰都作为空白值予以扣除。理论上，测定空白和样品时，背景的形状和大小均保持不变，无论何种形式的干扰均可作为空白加以消除。实际上，只有极稀溶液及组成恒定的高纯溶液才是如此。为保证样品和空白的背景大小相等，通常需对二者的基本组成进行匹配。

动态背景校正法根据分析线附近的背景分布来推算分析线中心波长处的背景值。如果背景分布平坦或随波长呈线性变化，该方法结果准确；如果光谱背景较复杂时，通过此法计算的背景强度与实际背景值不一致，误差较大。

在光电直读光谱仪上进行背景扣除十分方便。单道扫描式光谱仪可采用扫描方式在分析线峰值波长的一侧确定适当的位置扣除背景，也可以在其两侧确定位置，以平均背景值扣除。多道固定狭缝式光谱仪通常采用偏转光栅的方式，确定多元素一侧或两侧背景的波长位置，进行背景扣除。全谱直读式光谱仪的背景扣除方式和波长位置则更具灵活性，一旦背景扣除的方式和波长位置确定，计算机将自动进行背景扣除工作。

2．谱线重叠干扰　谱线重叠干扰是 ICP-AES 中最主要的光谱干扰。

由于 ICP 温度高，激发能力强，因此一些元素特别是过渡元素（包括镧系元素与锕系元素）会产生丰富的离子线和原子线。例如 Fe 在紫外 - 可见光区可产生 4000 多条谱线，其中高强度谱线超过 1/10。各种元素的谱线交织在一起，就会出现谱线重叠的现象。根据谱线重叠的程度，分为谱线直接重叠和谱线部分重叠，对于谱线直接重叠（图 7-5），采用高分辨率的分光系统也无法将分析信号与干扰信号区别开来。

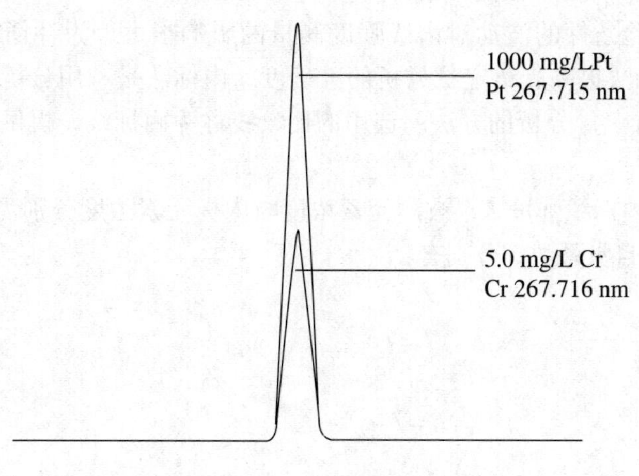

图 7-5　Pt 对 Cr 的直接重叠干扰

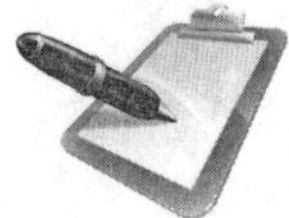

对于谱线直接重叠干扰，首先可以参照相关资料，选择被测元素干扰程度较轻的其他发射谱线作为分析线；其次，可采用化学分离方法（如采用沉淀法）和离子交换法相结合的方法，达到分离基体的目的，从而获得较为理想的测定结果。采用化学法进行基体分离，步骤繁杂，在多元素同时测定、基体复杂、存在交叉干扰时，往往不易确定理想的分离方法和试剂。

对于谱线部分重叠干扰，除化学分离方法外，元素间的校正也是解决这一问题的一种途径。通过测定干扰元素浓度，确定干扰系数进行扣除的方法校正被测元素的浓度。此方法简单快捷，利用计算机可快速完成，并能得到较理想的结果。对不同仪器，分析工作者应通过试验加以确定。干扰量过大时，由于误差传递的原因，此法可能造成较大的误差，所以必须注意其可应用的范围。

第五节　ICP-AES 的定性分析与定量分析

一、定性分析

由于各种元素的原子结构不同，在光源的激发作用下，试样中各元素发射的特征谱线多少各异，多的可达几千条。定性分析时，不需要将所有的谱线全部检出，只需检出几条合适的谱线即可。

定性分析时使用的谱线称为分析线。判断某元素是否存在，必须有两条以上不受干扰的最后线与灵敏线。最后线是指当样品中某元素的含量逐渐减少时，最后仍能观察到的几条谱线。灵敏线是元素激发电位低、强度较大的谱线，多为共振线。

二、定量分析

常用的定量方法包括标准曲线法、内标法和标准加入法。

定量分析主要是根据谱线强度与被测元素浓度的关系来进行的。当温度一定时，谱线强度 I 与被测元素浓度 c 成正比，即 $I = ac^b$。

1．标准曲线法　此法定量分析的依据是罗马金 - 赛伯公式，对式（7-2）取对数，可得：

$$\lg I = b\lg c + \lg a \qquad (7\text{-}3)$$

在确定的分析条件下，配制至少 3 个以上含有不同浓度被测元素的标准溶液，分别测定其分析线强度 I，以 $\lg I$ 对 $\lg c$ 建立标准曲线。采用同样的分析条件测量未知样品的分析线强度，通过标准曲线求得未知样品中被测元素含量。

2．内标法　实验条件的波动对谱线强度测量的影响很大，为补偿波动引起的误差，实际工作中可采用内标法提高光谱定量分析的准确度。内标法是利用分析线和比较线强度比与元素含量的关系进行定量分析的方法。选用的比较线称为内标线，提供内标线的元素称为内标元素。

分析线强度 I，内标线强度 I_0，被测元素浓度与内标元素浓度分别为 c 与 c_0，b 与 b_0 分别为分析线与内标线的自吸系数，分别有：

$$I = ac^b \qquad (7\text{-}4)$$

$$I_0 = a_0 c_0^{b_0} \qquad (7\text{-}5)$$

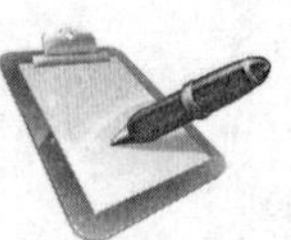

分析线与内标线强度之比 R 称为相对强度：

$$R=\frac{I}{I_0}=\frac{ac^b}{a_0c_0^{\ b_0}} \tag{7-6}$$

式中，内标元素含量 c_0 为常数，实验条件一定，$A=a/a_0c_0^{\ b_0}$ 为常数，则：

$$R=\frac{I}{I_0}=Ac^b \tag{7-7}$$

对式（7-7）取对数，得：

$$\lg R=b\lg c+\lg A \tag{7-8}$$

此即为内标法定量分析的依据。

内标元素与内标线的选择原则：①内标元素与被测元素在光源作用下应有相近的蒸发性质；②内标元素含量必须适量和固定；③分析线与内标线没有自吸或自吸效应很小，且不受其他谱线的干扰；④用原子线组成分析线时，要求两线的激发电位相近；⑤分析线和内标线的选择要匹配，两条都是原子线或离子线，尽量避免一条是原子线、一条是离子线。

3．标准加入法　测定低含量元素时，若找不到合适的基体来配制标准试样，可采用标准加入法定量分析。被测元素浓度低时，自吸系数 $b=1$。相同实验条件下，测量试样与加标试样分析线的强度比 R，绘制标准曲线，从而计算试样中被测元素的浓度。

第六节　ICP-AES 的进展及应用

ICP-AES 具有多元素同时检测、分析速度快、动态线性范围宽、试液用量少、精密度好等优点。随着仪器关键部件的不断创新，如 CCD 检测器、固体数字式发生器，以及多组分图谱拟合、矩管垂直放置的双向观测、高通量自动进样等技术的应用，谱线的分辨率、分析的稳定性和分析速度得到明显提高，分析的波长范围和线性范围得以扩展。经过半个多世纪的发展，ICP-AES 仪器在灵敏度、选择性、分析速度、准确度、自动化等方面均有长足的进步，分析流程不断简化，实现了快速、低成本、高通量分析。不断推出的各种分析性能好、性价比高的商品化仪器，使得 ICP-AES 分析技术逐渐成为无机元素分析的常规手段。目前 ICP-AES 已广泛应用于水质、食品、生物样品、环境等试样中元素含量的测定，很多分析方法作为标准方法纳入国家标准及行业标准。

1．水质分析　水质分析是 ICP-AES 分析中最简单的一种，加入无机酸作为稳定剂后，可直接进行测定。某些水样需要过滤除去其中的悬浮颗粒。如果水样中被测组分含量很低，可浓缩水样，或采用离子交换、溶剂萃取等方式进行必要的预富集。海水分析中，由于基体中含盐量高，样品往往需要经过预处理。对于废水样品，还应注意去除其中的有机成分，以免干扰测定。

2．空气样品分析　大气质量关系到人体健康。大气颗粒物已经成为当前大气环境的首要污染物，其中重金属由于具有非降解性和滞后性，严重威胁人类生命和自然环境，已成为当前研究热点。滤膜样品经硝酸 - 过氧化氢微波消解后，可采用 ICP-AES 对滤膜样品中多种重金属进行测定。国家职业卫生标准采用 ICP-AES 测定工作场所空气中可溶性钡化合物的浓度（GBZ/T 160.2）。

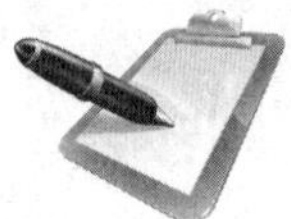

3. 食品分析 ICP-AES在食品分析中的应用非常广泛。如测定配方奶粉、大米、蜂蜜、蔬菜、水果、茶叶等食品中多种元素含量。ICP-AES可同时测定蜂蜜中钾、磷、铁、钙、锌、铝、钠、镁、硼、锰、铜、钡、钛、钒、镍、钴、铬17种矿质元素的含量（GB/T 18932.11）。采用硝酸-过氧化氢体系对蜂蜜进行微波消解，适当稀释消解液，采用ICP-AES测量其谱线强度，计算各元素的含量。

4. 生物样品分析 ICP-AES作为微量元素测量的先进手段，在对生物材料中各种有益及有害元素的检测中发挥了积极作用。生物样品分析中非常重要的是避免样品在分析前特别是在样品的采集和制备过程中受到污染。如采样时应避免使用的手术刀、针具、剪刀、钳子等受到污染。此外，生物样品通常样品量过少，或被测元素含量过低，可通过超声雾化、电热蒸发导入或氢化物发生导入法提高方法的灵敏度以满足分析的要求。必要时可应用离子交换、溶剂萃取或固相萃取等分离富集、提高样品溶液中被测元素的浓度。目前，应用于生物样品分析的实例较多，如头发中多元素的同时测定，尿样中Cr、Ni、Cu的测定，血液中Al的测定，脑组织中Cu的测定，骨质中Ca、P等多元素的测定等。

5. 与色谱分离技术联用进行形态分析 与人体健康相关的元素的生物活性及毒性不仅与元素的总量有关，更与各元素的赋存形态、价态密切相关。应用ICP-AES可开展生物体中同一元素不同形态物质的生物特性的研究。目前，ICP-AES与氢化物发生器相结合可以测定血、尿、发中As的含量；与高效液相色谱、毛细管电泳联用可以对As、Pb、Cd、Hg、Cr及Se等元素的形态进行分析；流动注射分析（flow injection analysis，FIA）与ICP-AES联用可分析高黏度样品，可以实现在线分离富集或稀释。FIA-ICP-AES联用在生物样品分析中有一定优势，采样量少，分析速度快，且无需处理样品。

第七节 原子荧光光谱法

蒸气态的基态原子吸收特定波长的光能后跃迁至激发态，激发态原子不稳定，在去激发过程中发射一定波长的光，称为原子荧光。利用原子荧光强度进行定量分析的方法称为原子荧光光谱法（atomic fluorescence spectrometry，AFS）。

科学家在19世纪末观察到原子荧光，但原子荧光光谱法的应用始于1964年佛罗里达大学的Winefordner研究组。20世纪70年代末，我国开始研究这种方法，并陆续研制和生产了原子荧光光谱仪，目前可测定砷、汞、铅、锌、锑、铋、锡、硒、镉、碲、锗等十几种元素。首先，与原子吸收光谱法相比，对于某些元素的测定，原子荧光光谱法的灵敏度较高，如Cd的检出限可达0.001 ng/ml。其次，原子荧光光谱法的谱线简单，光谱干扰少，仪器结构简单，便于推广。最后，原子荧光光谱法还可实现多元素的同时分析。但是，由于多数元素的原子荧光较弱，不利于检测，且散射光的影响较严重，因此适合分析的元素种类有限，影响了该方法的推广和发展。

一、基本原理

不同元素的原子结构不同，电子能级分布不同，因此每种元素具有特征的原子荧光光谱。

（一）原子荧光的类型

根据原子荧光产生的机制分类，原子荧光可以分为共振荧光（resonance fluorescence）、直跃线荧光（direct-line fluorescence）、阶跃线荧光（stepwise-line fluorescence）、反斯托克斯荧光（anti-Stokes fluorescence）和敏化荧光（sensitized fluorescence）等。图7-6为不同类型原子荧光产生过程示意图。

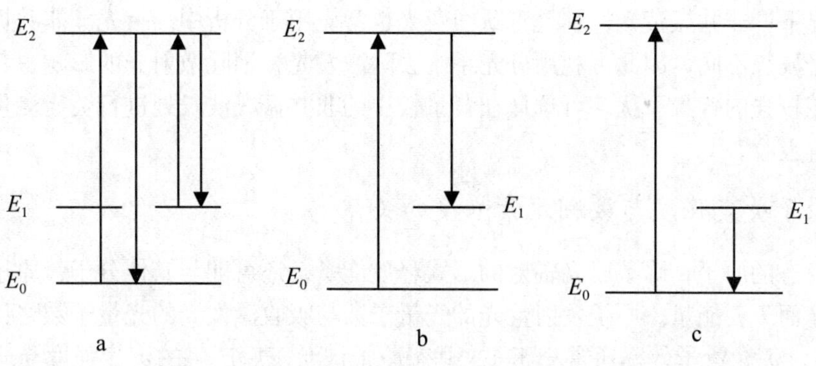

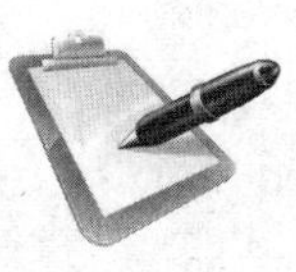

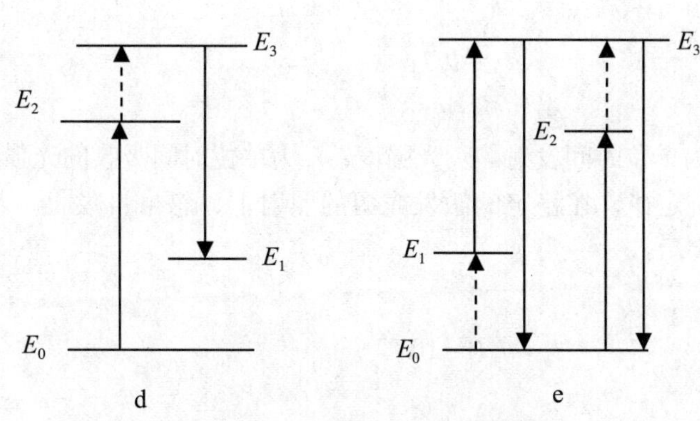

图 7-6　原子荧光产生示意图

1．共振荧光　即激发波长与发射波长相同的荧光。基态原子吸收一定波长的光被激发，去激发后又回到基态，发出相同波长的荧光，这种荧光称为共振荧光，见图 7-6a。共振荧光的跃迁概率大，谱线强度强，因此常用于分析工作。

2．直跃线荧光　即激发与发射涉及的高能级相同，但低能级不同时产生的荧光。如图 7-6b，激发态原子从高能态 E_2 跃迁到高于基态的低能态 E_1 时发出的荧光称为直跃线荧光。此时激发光能量大于荧光的能量，发射的荧光波长比激发光波长长，此过程称为 Stokes 过程。

3．阶跃线荧光　即激发与发射涉及的高能级不相同时产生的荧光。处于激发态的原子以非辐射跃迁的形式失去部分能量回到较低的激发态，然后再发出荧光回到基态，该荧光称为阶跃线荧光，见图 7-6c。此时，荧光波长大于激发光波长，也称为 Stokes 阶跃荧光。由图 7-6d 可以看出，原子通过吸收光辐射从基态 E_0 激发至激发态 E_2，由于受到原子化器中热能的进一步激发，原子可能跃迁至能量相近的较高能级 E_3，当其从 E_3 跃迁到较低能级 E_1（不是基态 E_0）时所发射的荧光称为热助阶跃线荧光。此时，荧光波长可能大于也可能小于激发光波长，可能是热助 Stockes 或热助反 Stockes 阶跃荧光。直跃线荧光和阶跃线荧光都是非共振荧光，即激发波长与发射波长不相同。

4．反斯托克斯荧光　激发光波长大于荧光波长的荧光称为反斯托克斯荧光。如图 7-6e 所示，当自由原子吸收热能跃迁到比基态稍高的能级 E_1，再吸收光辐射激发到 E_3 能级后，辐射荧光从 E_3 回到 E_0。或者，由基态 E_0 激发到 E_2 能级，从火焰中吸收能量跃迁至更高能级 E_3，最后从 E_3 能级回到基态 E_0 并发出荧光。此时，荧光波长短于激发光波长。

5．敏化荧光　被光源激发的原子或分子（给予体）去活化之前，通过碰撞将能量转移给被测原子（接受体），从而使被测原子被激发，被激发的被测原子去激发时产生的荧光称为敏化荧光。

基态原子吸收特征谱线的光，会发出一些荧光谱线。其中，共振线通常是最灵敏的谱线。

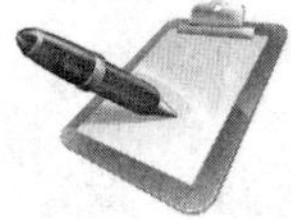

但是某些情况下，非共振荧光特别是直跃线荧光也常应用于分析中。首先，非共振荧光中激发光波长与荧光波长不同，因此可利用分光系统去除激发光，消除散射光的影响。其次，若共振线波长处存在较强的背景干扰，可选择在背景较小的非共振线波长处进行荧光测量，同时还可克服荧光的自吸收。

（二）原子荧光强度与被测元素浓度的关系

处于激发态的原子，除了以光辐射的形式释放能量，还可能与其他分子、原子、电子等发生非弹性碰撞而失去能量。原子发射荧光的光量子数与吸收激发光的光量子数之比称为荧光量子效率（Φ_F），荧光量子效率通常小于 1。基态原子被激发后产生的荧光强度与所吸收的激发光强度有如下关系：

$$I_F = \Phi_F I_a \tag{7-9}$$

式（7-9）中：I_F 为单位时间发射的荧光强度；I_a 为单位时间吸收的光强度。

根据 Lambert-Beer 定律，在稳定的激发光源的照射下，忽略自吸收，基态原子吸收的辐射强度 I_a 可以用下式表示：

$$I_a = I_0(1-10^{-KNl}) \tag{7-10}$$

式（7-10）中：I_0 为激发光强度，K 为峰值吸收系数，N 为原子蒸气中单位体积内的原子总数，l 为吸收光程。由式（7-8）和式（7-9）可得：

$$I_F = \Phi_F I_0(1-10^{-KNl}) \tag{7-11}$$

当原子数量 N 很小时，$KNl \leqslant 0.05$，上式可以简化为：

$$I_F = 2.303\Phi_F I_0 KNl \tag{7-12}$$

实验条件一定时，样品中被测元素的浓度 c 与原子蒸气中单位体积内被测元素的原子总数 N 成正比，则上式可进一步简化为：

$$I_F = K'c \tag{7-13}$$

即实验条件一定时，原子荧光强度与被测元素浓度成正比，此即为原子荧光光谱法定量分析的依据。

从以上推导可以看出，只有在原子浓度很低时，原子荧光强度与被测元素浓度成正比的关系才成立。随着原子浓度的增加，谱线展宽效应（主要是多普勒变宽和洛伦兹变宽）、自吸和散射现象愈加严重，工作曲线将出现弯曲。此外，由式 7-12 可见，被测元素的吸光系数越大，越有利于荧光的产生，且原子荧光强度与激发光强度成正比。但是实际分析时并不能通过无限增加激发光强度来降低检出限。

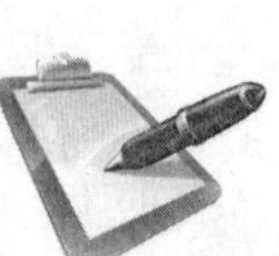

二、仪器装置

（一）仪器结构

原子荧光光谱仪主要包括激发光源、原子化器、分光系统、检测系统和数据处理系统，见图 7-7。为消除透射光对荧光测量的干扰，检测器置于与激发光相垂直的位置。原子荧光光谱仪有色散型和非色散型两种。色散型原子荧光光谱仪主要包括激发光源、原子化器、分光系统、检测系统和数据处理系统（图 7-7a）。因为原子荧光光谱谱线简单，所以有的原子荧光光谱仪省去了色散元件，即非色散型原子荧光光谱仪（图 7-7b）。

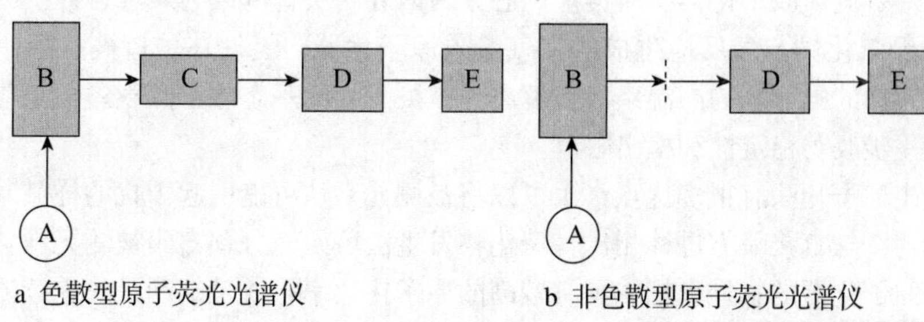

A：激发光源　B：原子化器　C：分光系统　D：检测系统　E：数据处理系统

图 7-7　原子荧光光谱仪结构示意图

1. 激发光源　一定条件下，荧光强度与激发光的强度成正比。因此，要求激发光源的强度高、稳定性好。原子荧光的激发光源可以是锐线光源，也可以是连续光源。目前常用的锐线光源有空心阴极灯和无极放电灯等。

（1）空心阴极灯：是目前应用最广泛的原子荧光光谱仪的辐射光源。原子荧光光谱仪中使用的是高强度型空心阴极灯，具有较高的辐射强度和良好的稳定性，可获得较低的检出限。而一般用于原子吸收分光光度计的空心阴极灯由于光强不足，导致产生的原子荧光强度太弱，不能用于原子荧光分析。

（2）无极放电灯：是在真空石英管中装入被测元素的金属卤化物，并在真空条件下充入氩气至所需压力而制得。该灯没有电极，在射频或微波高频场中激发出被测金属元素的特征辐射。辐射强度比高强度型空心阴极灯强，对某些元素有较低的检出限。

（3）连续光源：常用的连续光源是高压氙灯，光源稳定，寿命长，可用于多元素的同时分析，适用于波长大于 250 nm 的分析测定。不足之处在于检出限不理想。此外，激光和电感耦合等离子体（ICP）是更为理想的激发光源。激光作为光源具有单色性好，方向集中，能量高等优点。ICP 作为光源时，将被测元素的溶液喷入 ICP 中即可得到该元素的发射光谱。激发光能量强，荧光效率高。如果喷入多种元素的溶液，可进行多元素分析，干扰少，检出限低。

2. 原子化器　与原子吸收光谱法类同，原子荧光分析中，也必须将被测元素的原子转化为基态原子蒸气。要求原子化器的原子化效率高，背景发射低，稳定性好，不易产生荧光猝灭现象。被测元素的原子化方法常用的有火焰原子化、无火焰原子化和化学原子化。原子化器的结构和工作原理与原子吸收分光光度计相似。

（1）火焰原子化：原子吸收分析中常使用空气 - 乙炔焰，该火焰的温度高，原子化效率高，但背景发射强。原子荧光光谱法的原子化器中多采用氩气屏蔽的空气 - 乙炔焰，以降低背景发射，降低检出限。但是由于易发生荧光猝灭现象，以及火焰中气体的稀释作用会影响仪器检出限的改善。

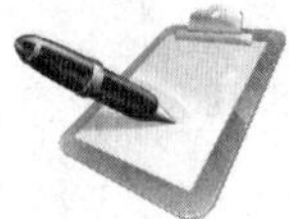

（2）无火焰原子化：包括石墨炉原子化器和石墨杯原子化器等，可用于液态和固态样品的测定，样品用量少，基态原子浓度高，背景辐射低，猝灭现象少，检出限低。但是精密度不如火焰原子化法，测定耗时较长。与原子吸收光谱法相比，原子荧光光谱法为了避免光反射造成的影响，在光路方面通常要采取一定措施才能获得较理想的检出限。

（3）化学原子化：即通过化学反应将样品中被测元素以气态元素或气态化合物的形式从样品中分离出来，引入分析区进行原子荧光分析。其中，氢化物发生原子化是原子荧光光谱法中发展最快、应用最广的一种原子化方法。有些元素（如 As、Sb、Se、Bi、Te 和 Ge）用强还原剂（如硼氢化钠）还原，生成的气态氢化物可通过气液分离装置从样品基体中分离出来，随载气（氩气）被引入加热的石英炉中完成原子化。目前国内使用的氢化物发生 - 原子荧光光谱仪多采用屏蔽式石英炉原子化器。石英炉炉芯分为内外两层，内层为载气，外层为屏蔽气。载气将氢化物和硼氢化钠与酸反应生成的氢气带入原子化器，氢气在炉口被点燃，形成氩氢火焰，氢化物在管口的氩氢焰的高温条件下解离为被测元素的基态原子蒸气。在氩氢焰的周围加屏蔽气可以进一步改善稳定性和检出限。

氢化物发生原子化法有很多优点：①可以将被测元素从可能引起干扰的样品基体中分离出来，消除干扰；②与直接喷雾进样相比，氢化物发生法可以充分预富集被测元素；③生成的氢化物在石英管原子化器的氩氢火焰中具有较高的原子化效率；④带蠕动泵的连续流动氢化物发生装置易于实现自动化；⑤不同价态元素的氢化物发生条件不同，还可进行价态分析。

氢化物发生技术也存在一些问题。被测物质氢化物的转化必须在酸性介质中发生，有可能发生副反应和产生干扰。加入的还原剂 [硼氢化钠（钾）] 必须在弱碱性介质中制备，在需要的时候再与样品和酸精确地混合。

3．分光系统 原子荧光光谱的谱线简单，对单色器的分辨率要求不高，但光强较弱。为减少激发光的光强损失，对单色器的集光能力要求较高。分光系统的作用是充分利用激发光源的能量和有效接收荧光信号，减少和去除杂散光。原子荧光光谱仪有色散型和非色散型两种光学系统。色散型常用的色散元件是光栅。非色散型使用滤光片（如果元素的荧光谱线只有紫外波段，采用“日盲”光电倍增管检测，也可不加滤光片）来分离分析线和邻近谱线，降低背景。非色散型原子荧光光谱仪的优点是光谱通带宽，光损失小，荧光强度大，检出限低，仪器结构简单，操作方便。缺点是散射光的影响大。目前，我国生产的氢化物发生原子荧光光谱仪大多数采用非色散系统。

4．检测系统 检测器与激发光束成直角配置，以避免激发光源对原子荧光信号检测的影响。常用的检测器是光电倍增管。非色散型光谱仪必须采用“日盲”光电倍增管。“日盲”光电倍增管采用铯、碲为阴极材料，对 160 ～ 320 nm 的紫外光敏感，对波长大于 350 nm 的可见光区不敏感，因此可以减少原子化器中火焰辐射的背景干扰。

5．数据处理系统 现代原子荧光光谱仪都配有电脑，通过计算机软件可自动测试样品，还可对测量数据进行分析处理。

（二）仪器类型

按照光学系统的不同，原子荧光光谱仪可分为色散型和非色散型两类。按照波长通道数目，原子荧光光谱仪又可分为单道原子荧光光谱仪和多道原子荧光光谱仪。

1．单道原子荧光光谱仪 以空心阴极灯为激发光源，发出的光经过聚光镜汇聚在原子化器的基态原子蒸气上，产生的原子荧光被聚焦在与入射光线成 90° 角的光电倍增管上，荧光信号被转变为电信号。单道原子荧光光谱仪适用于单元素分析，每次测定需选择被测元素的空心阴极灯。更换不同元素的空心阴极灯时，滤光片也要做相应的更换。

2．多道原子荧光光谱仪 处于激发态的原子发射的荧光没有方向性。因此只要避开光源

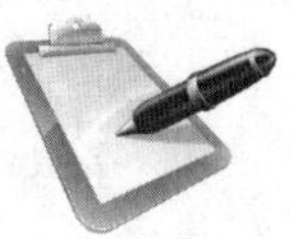

激发光的光路，围绕原子化器的任何方向，都可以检测荧光强度。如果采用连续光源（如高压氙灯）、激光光源或 ICP 等可提供多条原子谱线的光源，在原子化器周围不同方向设置检测器，每个元素都有各自的滤光片和检测电子通道（交、直流放大器和积分器），或者将安装在原子化器周围的多个脉冲空心阴极灯顺序点亮，依次对荧光信号进行检测，即可实现多元素的同时分析。多通道型仪器也可分为色散型和非色散型两类。

三、干扰和消除

1．光谱干扰及其消除　光谱干扰是指进入检测器的不仅有被测元素的荧光信号还有其他干扰谱线信号，如散射光和其他元素的发射谱线等。消除的方法是在检测器前放置"光栅"，排除其他谱线的干扰。也可配制空白溶液，对测定值进行校正，或者选用非共振荧光谱线进行测定以消除散射光的干扰。

2．物理干扰及其消除　物理干扰是指由于试液的物理性质如黏度、表面张力等与标准溶液不同，导致溶液的进样速度、原子化效率等发生变化而产生的干扰。消除的办法是配制标准溶液时尽量与试液的基体组成一致。

3．化学干扰及其消除　化学干扰是指被测元素与试液中共存元素或火焰成分发生化学反应，生成物难以挥发或难以原子化而产生的干扰。消除的方法是加入保护剂（如 EDTA）或释放剂（如镧盐或锶盐），必要时可通过样品前处理分离干扰物。

4．原子荧光猝灭及其消除　原子荧光光谱分析中，激发态原子可与周围环境中的原子或分子发生非弹性碰撞失去能量，导致无辐射去活化，原子荧光效率降低。在原子化器中发生这种物理化学变化的过程非常复杂，并且随分析条件和样品组成的不同而不同。原子荧光效率降低的现象称为荧光猝灭（fluorescence quenching）。

火焰中的许多气体分子如 CO_2、N_2、H_2O、CO 都是猝灭剂，这些分子的振动能级与被测元素激发态原子的能级接近，激发态原子与这些分子碰撞时，其激发能可以转移到这些分子的振动能级，从而产生荧光猝灭。随火焰中猝灭剂浓度的降低，荧光猝灭迅速减少。由于氩的第一激发能高于许多元素，不容易产生激发能量转移，因此，原子荧光分析中常引入氩气来减小荧光猝灭。

四、测量条件的选择

1．灯电流　原子荧光分析中使用的高性能空心阴极灯可以承受高脉冲电流的冲击。灯电流值是脉冲电流值。灯电流越大，检测到的荧光信号越大，但是会缩短灯的使用寿命。而且，灯电流过大会导致标准曲线的偏离，影响测量结果的准确度。可通过绘制吸光度 - 灯电流曲线选择合适的灯电流。

2．光电倍增管负高压　光电倍增管的负高压越高，检测灵敏度越高。当灵敏度可以满足测定要求时应尽可能采用较低的负高压，以减小暗电流，增加稳定性。

3．石英炉原子化器

（1）载气与屏蔽气：石英炉原子化器内层的载气流速过高时，原子蒸气浓度会被稀释，灵敏度会降低；如果流速过低，会导致氩氢火焰不稳定，测定结果的重现性差。载气流量一般为 300 ~ 500 ml/min。外层的屏蔽气可以防止周围大气的渗入，从而确保荧光信号稳定。通常，屏蔽气的流量可选择 800 ~ 1000 ml/min。

（2）炉高：光源发出的光线与石英炉炉口之间的距离称为炉高。若炉高过小，入射光在炉口引起的反射光会干扰测定，空白值会明显增加。实验中，应调节炉高使入射光通过基态原子浓度最高的火焰区。

4．还原剂及其浓度　在氢化物发生原子化法中，硼氢化钠（钾）是常用的强还原剂。硼

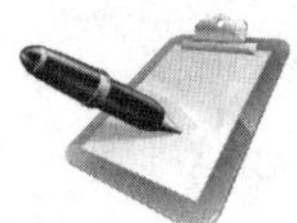

氢化钠（钾）一般在碱性的介质中才能稳定，在酸介质中才能起到还原作用，因此，样品溶液的酸性需适度。硼氢化钠（钾）的最佳浓度随被测元素和酸的种类及用量的不同而不同，可通过实验选择荧光信号较强而且稳定对应的硼氢化钠（钾）的浓度进行测定。

五、定性分析与定量分析

每种元素都有各自特征的原子荧光光谱，可用于定性分析。原子荧光光谱法更多用于定量分析，通常采用校准曲线法定量。测定被测元素的标准溶液的荧光强度，绘制荧光强度 - 被测元素浓度校准曲线。在相同条件下测定样品溶液的荧光强度，根据校准曲线计算样品中被测元素的浓度。标准溶液的预处理方法应与样品溶液相同，通常可用酸性水溶液配制。

六、进展与应用

（一）进展

原子荧光光谱法近年来发展迅速，已广泛应用于冶金、地质、石化、环境检测、生物和医学等各个领域。发展趋势主要有以下几个方面：①新型光源、原子化器和检测器的研究开发，进一步提高了原子荧光光谱仪的性能，发挥其多元素同时分析的优势。如激光激发原子荧光光谱法是一种高选择性、高灵敏度的分析技术，在石墨炉原子化器中，其检出限可达 10^{-15} g。②研制开发便携式、微型化、在线化的专用仪器，实现现场快速分析。③开发色谱与原子荧光光谱联用的仪器，如气相色谱或液相色谱与原子荧光光谱联用，以满足痕量元素形态分析的要求。

（二）应用

尽管氢化物发生 - 原子荧光光谱法目前只可测定十余种元素，但其中大部分是广受关注的元素，在许多领域中都是必不可少的分析项目。

1．高效液相色谱法 - 氢化物发生 - 原子荧光光谱法测定蔬菜水果中砷的化学形态　蔬菜水果中的砷主要有 4 种形态，三价砷 As（Ⅲ）、五价砷 As（Ⅴ）、甲基砷酸（methylarsonic acid，MMA）和二甲基砷酸（dimethyl arsenate，DMA）。不同形态的砷具有不同的物理及化学性质，无机砷的毒性较强，甲基化砷的毒性较低，因此需要进行形态分析。称取 10.00 g 样品于 50 ml 离心管中，于 105 °C 烘箱中烘至近干。加 50%甲醇水溶液超声萃取，离心后取上清液，过滤后进样。色谱分离 4 种形态的砷，以保留时间定性，外标法定量。原子荧光光谱仪条件：灯电流 50 mA；光电倍增管负高压 300 V；载气流量 300 ml/min；屏蔽气流量 700 ml/min；还原剂为硼氢化钾溶液（5% KOH + 20% KBH_4），流速 3.4 ml/min；载流为 7% HCl 溶液，流速 6.0 ml/min。

2．氢化物发生 - 原子荧光光谱法测定水中硒　采集水样后加硝酸至 1%进行保存，一个月内测完。水样先经硝酸消化，至溶液澄清透明，蒸发至近干，加盐酸定容至 5.0 ml 测定。样品经消化后各种形态的硒均转变为四价硒，加入硼氢化钾与其反应，生成气态氢化硒，用氩气将气态氢化硒载入原子化器，以硒高强度空心阴极灯为激发光源，硒原子受光辐射激发产生荧光，检测其荧光强度，依据荧光强度与溶液中的硒浓度成正比的关系计算样品中的硒含量。

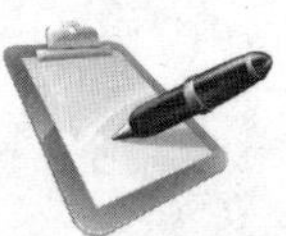

第7章 案例分析及思考题、习题解析

案例分析 7-1

大米中镉含量的检测

发生在20世纪日本富山县神通川流域的“痛痛病”事件，是由于当地居民长期饮用镉污染的河水及食用含镉大米，导致体内蓄积过多镉而中毒，最终造成上百人死亡。随着工业化的发展，我国有3亿亩耕地受到重金属污染，占全国农田总数的1/6，严重危害人民的饮食安全。近年来，大米镉超标事件层出不穷，广东、湖南、云南、广西、江西等地均有报道。2020年4月份，云南省镇雄县市场监督管理局在检查时发现一批不合格米线，经溯源查出近百吨的重金属超标大米。大米中超标重金属不只是镉，可能还包括砷、汞、铅等其他重金属。我国大约有65%的居民以大米为主食，大米无疑是国人摄入镉的第一大来源。“民以食为天，食以安为先”，作为主食的大米出了问题，我们该如何确保我们舌尖上的安全呢？镉大米无法通过肉眼来分辨，增加淘米次数也不能有效去除镉，我们只能通过检测的手段进行鉴别。

问题：

1. 大米中镉含量检测的常规方法有哪些？
2. 大米中镉与其他重金属如砷、汞、铅以及稀土元素的含量，可否同时检测并准确定量？

案例分析 7-2

原子荧光光谱法测定蜂王浆中的砷

小李是某市疾病控制中心理化实验室刚参加工作的实验员，这期间该市正对食品安全进行大检查，小李需要对蜂王浆中砷的含量进行检测。元素砷在自然环境中分布广泛，本身无毒，但是极易氧化为剧毒的三氧化二砷。由于含砷农药的使用以及食品加工过程都可能使蜂王浆受砷化物的污染。小李决定用原子荧光光谱法测定蜂王浆中砷的含量，方法如下：

称取0.50 ~ 1.00 g混匀的样品，置于50 ml三角瓶中，加10 ml混合酸（硝酸+高氯酸：5+1，V/V）放置过夜，电热板加热250 ~ 300 ℃，待消解液体积至1 ~ 2 ml，消解完全。用少量多次的去离子水转移至比色管。加2.5 ml硫脲-抗坏血酸（50 g/L）将五价砷还原为三价砷，定容至25 ml。加硼氢化钾使之还原为砷化氢，由氩气载入石英原子化器中，分解为原子态砷，在特制空心阴极灯的发射光激发下产生原子荧光，其荧光强度在一定条件下与样品中砷浓度成正比，用标准曲线法定量。

仪器参数：负高压，300 V；灯电流，60 mA；载气流量，400 ml/min；屏蔽气流量，800 ml/min；测量时间，10.0 s；延迟时间，0.0 s；信号方式，峰面积；进样体积，0.5 ml。

问题：

1. 为什么小李要用原子荧光光谱法进行测定？
2. 样品的湿消解过程有哪些安全注意事项？
3. 为什么要将五价砷还原为三价砷？

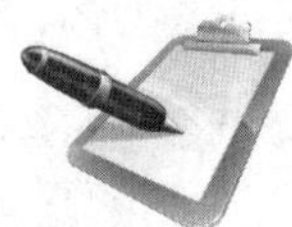

思考题与习题

1．简述原子发射光谱的产生过程。

2．简述 ICP-AES 及其工作原理。

3．ICP-AES 光谱分析主要有哪些干扰？如何进行校正？

4．简述 ICP-AES 内标法的原理。内标元素与内标线的选择原则是什么？

5．ICP-AES 的定性、定量分析依据有哪些？

6．定量分析时，分析谱线的选择原则是什么？

7．何为趋肤效应？

8．简述 ICP-AES 仪器的结构组成及工作过程。

9．什么是原子荧光光谱法？与原子吸收光谱法有何区别？

10．原子荧光光谱仪的仪器构造有何特点？各部分有何功能？

（闫赖赖　许珺辉）

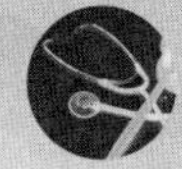

第八章 电化学分析法

第一节 概 述

一、电化学分析法的分类

电化学是研究电能与化学能相互转化规律的科学。基于电化学的基本原理与实验技术，依据物质的电化学性质测定其含量的分析方法称为电化学分析法（electrochemical analysis）。电化学分析法测量的电学参数主要有：电极电位（电池电动势）、电导、电量、电流 - 电压曲线等。依据测量的电学参数的不同，电化学分析法可分为以下几类：

1．电位分析法（potentiometry） 通过测量被测溶液组成的化学电池的电池电动势（电极电位）测定被测组分浓度的方法，分为直接电位法和电位滴定法。依据电位与被测组分浓度的关系直接进行测定的方法称为直接电位法（direct potentiometry）。通过测量电位的变化确定滴定终点的方法称为电位滴定法（potentiometric titration）。电位分析法是电化学分析中应用最广泛的一种方法。

2．伏安分析法（voltammetry） 通过测量电解过程中的电流 - 电压曲线测定溶液中被测组分浓度的方法。

3．电导分析法（conductometry） 通过测量被测溶液的电导测定溶液中被测组分浓度的方法。

4．库仑分析法（coulometry） 通过测量电解过程中消耗的电量测定被测组分浓度的方法。

二、电化学分析法的特点

电化学分析法的特点是快速、灵敏、准确且选择性好，所用仪器简单，测量浓度范围宽。此外，电化学分析法在卫生分析中还具有一些特殊优势，如测定被测组分浓度的同时还可以确定元素的价态和活度，这在生理学研究中具有特殊意义。

第二节 电化学分析法基础

一、化学电池

化学电池（electrochemical cell）是一种能实现化学能和电能相互转化的装置。电池是电化学分析的主要组成部分，每个电池由两支电极和适当的电解质溶液组成。每支电极与它所接触的电解质溶液组成一个半电池，两个半电池构成一个化学电池。为保证两支电极所在的电解质

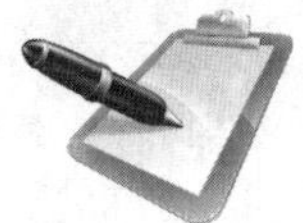

溶液互不混溶又能相互导电，通常用半透性隔膜隔开两种溶液或用盐桥连接两种溶液。

化学电池分为原电池（galvanic cell）和电解池（electrolytic cell）两类。能自发地将化学能转变为电能的装置称为原电池；反之，需要由外接电源提供能量，将电能转变为化学能的装置称为电解池。

（一）原电池的构成

丹聂尔电池（Daniell cell）是一种经典的原电池。其结构为：Zn 板与 $ZnSO_4$ 溶液组成一个半电池，Cu 板与 $CuSO_4$ 溶液组成另一个半电池，两溶液间由饱和 KCl 盐桥相连通，Zn 板与 Cu 板之间用导线连接到伏特计上。当外电路接通时，就会有电流产生，此时，两个电极上发生的反应为：

$$\text{Zn 板}\quad Zn \rightleftharpoons Zn^{2+} + 2e^- \quad \text{（氧化反应）}$$

$$\text{Cu 板}\quad Cu^{2+} + 2e^- \rightleftharpoons Cu \quad \text{（还原反应）}$$

$$\text{电池总反应：} Zn + Cu^{2+} \rightleftharpoons Zn^{2+} + Cu$$

Zn 比 Cu 活泼，Zn 失去 2 个电子被氧化成为 Zn^{2+} 进入溶液，发生氧化反应。铜电极上，溶液中的 Cu^{2+} 得电子在 Cu 板上发生还原反应，析出金属 Cu。电化学反应实质上是氧化还原反应。

电池中的两个电极按电位高低分为正极和负极，电位高的为正极（丹聂尔电池中的 Cu 电极），电位低的为负极（丹聂尔电池中的 Zn 电极）。同时，IUPAC 规定，无论是原电池还是电解池，发生氧化反应的电极为阳极（anode），发生还原反应的电极为阴极（cathode）。在丹聂尔电池中，铜电极上发生还原反应，因此铜电极既是正极也是阴极；锌电极上发生氧化反应，既是负极也是阳极。

（二）原电池的表示方法

为了便于描述，原电池可参照如下规则表示：

（1）负极写在左边，正极写在右边。

（2）用化学式表示电池中各物质的组成，并在括号中注明其状态。气体注明压力（p），溶液给出活度（a）或浓度（c），固相用 s 表示。

（3）用单线“|”表示能产生电位差的两相界面，用双线“‖”表示盐桥。

丹聂尔电池可以表示为：

$$(-)Zn(s)|Zn^{2+}(a_1)\,\|\,Cu^{2+}(a_2)|Cu(s)(+)$$

如前所述，一个化学电池可以看作是由两个半电池组合而成，通常把一个半电池称作一个电极。丹聂尔电池中，$Zn|Zn^{2+}(a)$ 是一个半电池，称作 Zn 电极，$Cu|Cu^{2+}(a)$ 是另一个半电池，称作 Cu 电极。

二、电池电动势和电极电位

（一）电池电动势

原电池两极用导线连通后便会产生电流，在假设通过的电流无限小的情况下，电池两极的端电压定义为该电池的电动势（electromotive force）。电池电动势（$E_{池}$）的实质是原电池内各个相界面上相间电位的代数和。丹聂尔电池中主要存在以下几个相间电位：①金属 Zn 与 Zn^{2+} 溶液之间的相间电位，称为负极电位 φ_-；②金属 Cu 与 Cu^{2+} 溶液之间的相间电位，称为正极

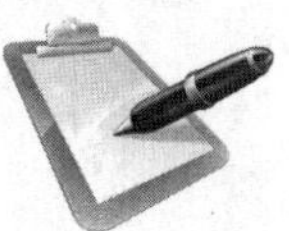

电位 φ_+；③两种电解质溶液（$ZnSO_4$ 与 $CuSO_4$）接界面上的电位，称为液体接界电位，简称液接电位 φ_j；④ Zn 板与 Cu 板之间用导线相连，其电位称为接触电位 $\varphi_{接}$。

$$E_{电池}=\varphi_+ - \varphi_- + \varphi_j + \varphi_{接}$$

电池电动势中，接触电位通常很小，可忽略不计。液接电位难以测定，但通过使用盐桥可将其降至很低。所以电池电动势主要由正负两个电极的电极电位决定，即

$$E_{电池}=\varphi_+ - \varphi_-$$

（二）电极电位

金属晶体中含有金属离子和自由电子，将金属插入含该金属离子的溶液时，金属相中的离子可以从金属相转入溶液中，将电子留在金属上，使金属带负电。溶液中由于有了多余的金属离子而带正电，在两相界面上形成双电层，产生电位差。反之，金属离子也可以从溶液进入金属相，使金属上有多余的正电荷而带正电，溶液带负电，同样在两相界面上产生电位差。两种倾向同时存在，只是在不同条件下，两者进行的程度不同。以哪一种倾向为主，取决于金属的性质或者金属离子在溶液相中的稳定性。

以丹聂尔电池中的 Zn 电极为例，Zn^{2+} 在金属相中的稳定性小于溶液相，这时 Zn 板中的 Zn^{2+} 进入 $ZnSO_4$ 溶液，同时把电子留在 Zn 板上使金属相带负电。溶液中由于多了正离子而带正电，在金属与溶液的界面上形成双电层。双电层的建立使 Zn 板中的 Zn^{2+} 进入溶液相的速度减慢，而溶液相中的 Zn^{2+} 进入金属相的速度加快，最终达到一个动态平衡状态，在金属与溶液界面上形成一个稳定的电位差，该电位差即为电极电位。电极材料、溶液的性质和浓度（活度）、温度等多种因素均会影响电极电位。

（三）电极电位的测量

电极电位的绝对值无法测量。因为电位计的两端必须各接一个电极才能形成回路，此时电位计测量的其实是该电池的电动势，即两个电极的电位差值。因此，实际工作中通常是确定一个标准电极并规定其电极电位值为 0，其他电极与之相连接组成原电池，通过测量该电池的电动势得到某一电极的相对电位值。

IUPAC 规定标准氢电极（standard hydrogen electrode，SHE）在任何温度下的电极电位都为“零”，并以此作为测量标准。标准氢电极的电极组成为：

$$\text{Pt（镀铂黑），} H_2\text{（101.325 kPa）} | H^+\text{（}a = 1\ \text{mol/L）}$$

该电极的结构是在含有氢离子的溶液中插入镀铂黑的铂片，同时不断向溶液中通入氢气。H_2 的压力为 101.325 kPa，H^+ 的活度为 1 mol/L，电极中的铂片只起导体的作用，不参与电极反应。电极反应为：

$$2H^+ + 2e^- \rightleftharpoons H_2 \uparrow$$

在已消除液接电位的前提下，对任一给定电极，其与标准氢电极组成的原电池的电动势即该电极的电极电位。此外，IUPAC 规定：电子从外电路由标准氢电极流向该电极的电极电位

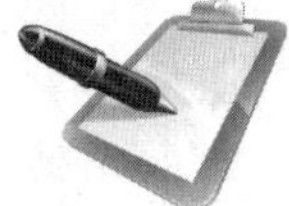

定为正值。电子通过外电路由该电极流向标准氢电极的电极电位为负值。

测量电动势时，若通过电池的电流较大，由于电极反应，电极附近相应的离子浓度会发生变化，可使电极电位发生改变。此外，电池内阻较大，电流通过时会产生电压降，使电动势的测量产生误差。因此，为减小误差，测量电动势时只允许有很微弱的电流通过。

实际工作中，由于 SHE 使用不方便，常采用结构简单、电位值稳定的参比电极代替 SHE 与被测电极组成原电池。先将参比电极与标准氢电极组成电池，准确测定其电极电位值。然后再测定参比电极与被测电极组成的原电池的电池电动势，从而求得被测电极的电极电位值。参比电极属于二次标准电极。

三、能斯特方程

电极电位的大小与组成电极的物质、溶液活度（浓度）以及温度等因素相关。能斯特方程（Nernst equation）用于表示电极电位与组成电极的物质及其活度、温度之间的关系。

对任意一个给定电极，其电极反应可写为如下通式：

$$\text{氧化态（Ox）} + ne^{-} \rightleftharpoons \text{还原态（Red）}$$

该电极电位的能斯特方程可表示为：

$$\varphi=\varphi^{0}+\frac{RT}{nF}\ln\frac{a_{\mathrm{Ox}}}{a_{\mathrm{Red}}} \text{ 或 } \varphi=\varphi^{0}+\frac{2.303RT}{nF}\lg\frac{a_{\mathrm{Ox}}}{a_{\mathrm{Red}}} \quad (8\text{-}1)$$

式中，φ 为电极电位（V）；R 为气体常数，数值为 8.314 J/（mol · K）；T 为绝对温度（K）；n 为反应中的电子转移数；F 为法拉第常数，数值为 96485 C/mol；a_{Ox} 为氧化态物质的活度（mol/L）；a_{Red} 为还原态物质的活度（mol/L）；φ^{0} 为电极的标准电极电位，只与电极的性质有关，是指 25℃时参与反应的所有物质的活度都等于 1 时的电极电位。各电极的 φ^{0} 值可从相关手册中查到。

电极通常在室温 25℃时工作，此时 $T = 298$ K，将所有常数代入式（8-1），同时将自然对数换算成常用对数，可得：

$$\varphi=\varphi^{0}+\frac{0.0592}{n}\lg\frac{a_{\mathrm{Ox}}}{a_{\mathrm{Red}}} \quad (8\text{-}2)$$

能斯特方程中，活度 a_i 是指离子作为完全独立的运动单位时所表现出来的浓度，即离子的有效浓度。活度 a_i 与浓度 c_i 的关系为：

$$a_i = \gamma_i \cdot c_i \quad (8\text{-}3)$$

上式中，γ_i 为活度系数。γ_i 的大小与溶液中的离子强度 I 有关。离子强度 I 与溶液中所有离子的浓度（c_i）与它们电荷数（Z_i）平方的乘积的总和成正比，即

$$I=\frac{1}{2}\sum c_i Z_i^2$$

离子强度 I 一定时，γ_i 为一定值。稀溶液（$a_i < 10^3$ mol/L）中，$\gamma_i \approx 1$，即 $a_i \approx c_i$。浓溶液中，$\gamma_i < 1$，即 $a_i < c_i$。

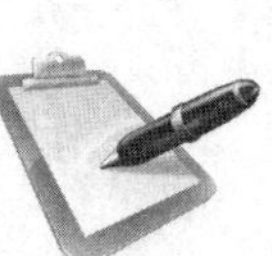

四、液接电位和盐桥

（一）液接电位

在组成不同或组成相同但浓度不同的两种溶液的界面上，由于浓度差的作用离子会在两种溶液的接界面相互扩散。若正负离子的扩散速率不等，在两种溶液的界面上会形成一定的电位差，称为液接电位 φ_j（liquid junction potential）。液接电位的大小主要受两种溶液的 pH 之差、离子种类和浓度之差的影响。

以两个浓度不同的盐酸溶液 HCl（c_{I}）和 HCl（c_{II}）为例，如图 8-1 所示。若 $c_{\mathrm{I}} > c_{\mathrm{II}}$，$H^+$ 和 Cl^- 将由浓度高的Ⅰ相向浓度低的Ⅱ相扩散。由于 H^+ 的扩散速率比 Cl^- 快几倍。因此，一定时间内通过两相界面的 H^+ 比 Cl^- 要多，使Ⅱ相带正电，Ⅰ相带负电，两相之间形成双电层。双电层的生成会减慢 H^+ 的扩散，加快 Cl^- 的扩散，最终达到动态平衡，在两相界面上形成稳定的电位差。

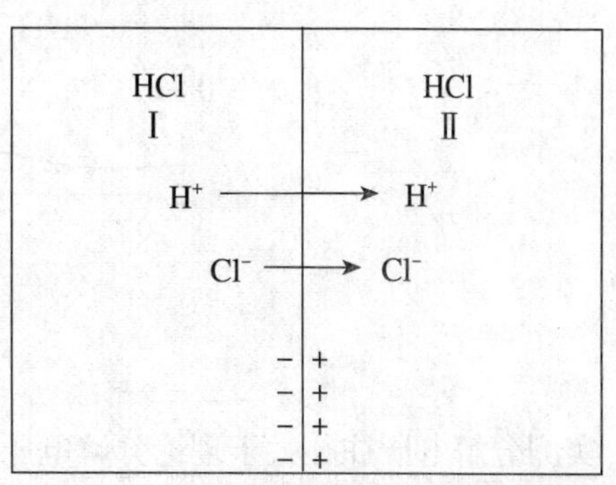

图 8-1　液接电位的形成示意图

若相互接界的两种溶液的浓度及所含离子种类均不相同，其接界面上的扩散会更为复杂，但最终都会形成一定的液接电位。液接电位可高达 30 ～ 40 mV，且难以准确计算和测量，产生分析误差，因此需去除。

（二）盐桥

实际工作中，可在两接界溶液间搭设“盐桥”（salt bridge）以降低液接电位。盐桥可有多种构型。最常见的是在 U 型玻璃管中装入用琼脂固定的饱和 KCl 溶液，然后与两溶液相连。如此，原来的Ⅰ/Ⅱ界面就变成了Ⅰ/Ⅲ和Ⅲ/Ⅱ两个接界面。由于 KCl 的浓度很高（> 4 mol/L），因此，接界面处的扩散主要是 K^+ 和 Cl^- 向两边溶液的扩散，而 K^+ 和 Cl^- 的扩散速率几乎相等，所以在Ⅰ/Ⅲ和Ⅲ/Ⅱ两个接界面处形成的液接电位都很小，且大小接近、符号相反，可以互相抵消，因此最终液接电位可减至约 ±1 mV。

当不宜采用 KCl 时，也可采用 KNO_3 作为盐桥的内充电解质。

五、电解和极化

（一）电解池

电解池是指在外加电源的作用下，将电能转化为化学能的装置。将电流通过电解质溶液或熔融态电解质，在阴极和阳极上引起氧化还原反应的过程称为电解（electrolysis）。

电解池主要由外加直流电源、与电源相连的两个电极以及电解质溶液或熔化的电解质构成。电解池中，连接电源正极的为阳极，发生氧化反应；连接电源负极的为阴极，发生还原反应。

（二）电解和极化

1．分解电压　电解池中，接通电源后，调节电阻使加在两电极上的电压从零开始逐渐增大，通过电流计观察电解电流。在初始阶段，电流随外加电压的加大而增加的速度很慢。当外加电压升至某一数值后，电流会随着外加电压的加大急剧增大。外加电压与电解电流的关系如图 8-2 所示。图中的理论分解电压指的是理论上外加电压应大于此电压电解才可稳定进行。但

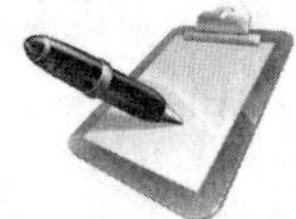

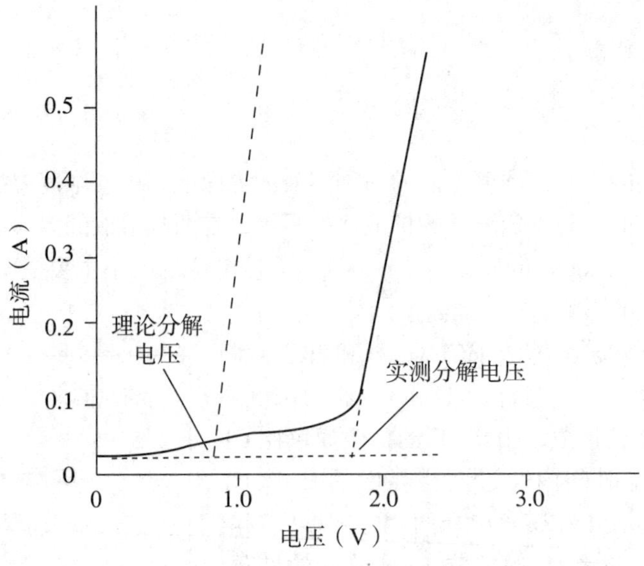

图 8-2　电流 - 电压曲线

实测分解电压往往大于理论分解电压。

以电解硫酸铜溶液为例，电解池中，两支铂电极插入电解质溶液中，阴极和阳极上发生的反应分别为：

$$阴极：Cu^{2+} + 2e^- \longrightarrow Cu\downarrow（还原反应）$$

$$阳极：2H_2O \longrightarrow O_2\uparrow + 4H^+ + 4e^-（氧化反应）$$

电解池阴极析出的铜与溶液中的铜离子构成铜电极；阳极析出的氧与溶液中的水构成氧电极。这两个电极组成的原电池中，氧电极为正极，发生还原反应；铜电极为负极，发生氧化反应。两个电极的反应都与在电解池中发生的反应相反，形成的电动势称为反电动势（理论分解电压）。由此可见，理论上外加电压只要稍大于反电动势，电解反应即可进行。但在实际操作中，实测分解电压需超出理论分解电压一定数值后，方能使电解顺利进行。其原因在于电解池中有电流通过时，电极电位偏离了平衡电位。电极的析出电位指的是某电极的电解反应不断发生时所需的最小电位。某一电流密度下的电极电位与其平衡电位的差值称为超电位（η），超电位的大小可表示极化程度的大小。阳极的超电位 η_a 为正值，阴极的超电位 η_c 为负值。

综上，电解时外加电压的计算公式为：

$$V_{外} = (\varphi_a + \eta_a) - (\varphi_c + \eta_c) + iR \tag{8-4}$$

式中，φ_a 和 φ_c 分别为阳极和阴极的平衡电位，iR 为电解池的内阻电压降。

2．极化　电极上没有电流通过时，电极处于平衡状态，此时的电极电位为平衡电位。当有电流通过电极时，电极电位偏离其平衡电位，这种现象称为电极的极化。根据极化产生原因的不同，可分为浓差极化和电化学极化两类。

（1）浓差极化：由电解过程中电极表面与本体溶液中电活性物质的浓度之间的差别引起。例如，把两支银电极插到浓度为 c 的 $AgNO_3$ 溶液中进行电解。未电解时，化学体系处于平衡状态，其对应的电位是平衡电位。电解开始后，Ag^+ 在阴极上还原，使得电极表面一薄层溶液中的 Ag^+ 浓度不断降低，与本体溶液中 Ag^+ 的浓度有了差别。由于浓度差的产生，Ag^+ 从本体溶液向阴极扩散，但扩散速度小于电极反应速度，电极表面的 Ag^+ 浓度小于本体溶液的 Ag^+ 浓度。而由 Nernst 方程计算的平衡电位取决于阴极表面溶液中 Ag^+ 浓度，故电极电位比按本

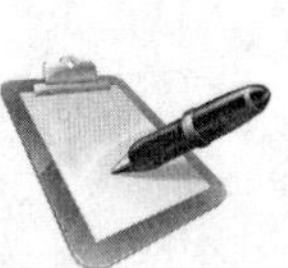

体溶液的 Ag^+ 浓度值计算的平衡电位更负。在阳极上，由于 Ag 的溶解，使得阳极表面溶液中 Ag^+ 的浓度大于本体溶液中 Ag^+ 的浓度，阳极电位变得更正。

（2）电化学极化：例如，电流通过阴极时，由于电极反应迟缓，电活性物质来不及立刻消耗外加电源输送的电子而被还原，致使电极表面积累了多于平衡状态的电子。电极表面自由电子数量的增多相当于电极电位向负方向移动。这种因电极反应迟缓引起的极化现象，称为电化学极化。

电极的极化程度越大，电极电位偏离其平衡电位值就越大，即超电位越大。影响超电位的主要因素包括电极材料、电流密度、温度及析出物形态等。

电极的极化是选择电极反应条件的重要因素，例如氢在汞电极上的还原速度很慢，因此在汞电极上，氢的超电位较高。根据这一现象，实际工作中常用汞电极作为工作电极，如此在酸性溶液中测定许多较氢活泼的金属时，不会因析出氢而干扰检测。

第三节　电位分析法

一、基本原理

电位分析法通过测量原电池的电池电动势确定被测离子的浓度。其基本原理是将两支电极插入被测溶液组成原电池，其中一支电极称为指示电极，其电极电位与被测离子活度之间服从 Nernst 方程（称为 Nernst 响应）。另一支为电极电位已知且恒定的参比电极。测定该原电池在通过电流接近零的条件下的电池电动势，可确定被测离子的活度或浓度。由于毫伏计一般将连接参比电极的一端设置为正极，连接指示电极的一端设为负极，因此电池电动势的计算公式如下：

$$\varphi_{指}=\varphi^0+\frac{2.303RT}{nF}\lg a_i \text{（}a_i\text{为正离子）}$$

$$E_{电池}=\varphi_+-\varphi_-=\varphi_{参}-\varphi_{指}=K-\frac{2.303RT}{nF}\lg a_i \tag{8-5}$$

上式中，K 为 φ^0 和 $\varphi_{参}$ 合并后的常数。电池电动势 $E_{电池}$ 与被测离子活度的对数 $\lg a_i$ 呈线性关系，此为电位分析法定量分析的依据。

（一）参比电极

参比电极（reference electrode）是指在温度、压力一定的条件下，其电极电位准确已知，且不随被测溶液组成改变而改变的电极。实际工作中常选择结构简单、使用方便，且电极电位的重现性和稳定性好的电极作为参比电极。甘汞电极和银 / 氯化银电极是目前最常用的两种参比电极。

1．甘汞电极（calomel electrode）　由两个玻璃管组成，内管为汞和甘汞（Hg_2Cl_2）的糊状混合物，浸在饱和 KCl 溶液中，下端为微孔或用脱脂棉塞紧下端，内管中封一段铂丝作为连接导线。外管充 KCl 溶液，下端用多孔陶瓷封接。

电极表示式为：$Hg\,|\,Hg_2Cl_2(s)，Cl^-(a)$

电极反应为：$Hg_2Cl_2+2e^-\rightleftharpoons 2Hg+2Cl^-$

电极电位为：$\varphi=\varphi^0+\frac{2.303RT}{nF}\lg\frac{a_{Hg_2Cl_2}}{a_{Hg}^2\cdot a_{Cl^-}^2}$

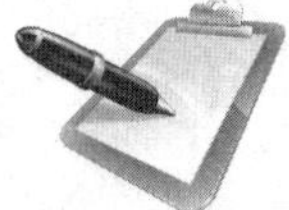

甘汞和汞的活度均为 1，可得：$\varphi=\varphi^0-0.0592\lg a_{Cl^-}$（25℃） (8-6)

由式（8-6）可见，温度一定时，电极电位的大小仅取决于电极内充 KCl 溶液中 Cl^- 的活度。按 KCl 溶液浓度的不同（0.1 mol/L、1.0 mol/L 和饱和状态），甘汞电极可分为三种，其 25℃时的电极电位分别是 0.3365 V、0.2828 V 和 0.2438 V。其中，饱和甘汞电极（saturated calomel electrode，SCE）最为常用。可在 0 ~ 70℃范围内使用。

2．银 / 氯化银电极（silver/silver chloride electrode） 银 / 氯化银电极由覆上一层 AgCl 的银丝浸入 KCl 溶液制成。与饱和甘汞电极相比，银 / 氯化银电极的结构更为简单，可制成很小的体积，常用作离子选择性电极的内参比电极，可在高于 60℃时使用。

电极表示式为：Ag | AgCl (s)，$Cl^-(a)$

电极反应为：$AgCl + e^- \rightleftharpoons Ag + Cl^-$

电极电位为：$\varphi=\varphi^0-0.0592\lg a_{Cl^-}$ （25℃）

由上式可见，与甘汞电极类同，温度一定时，银 / 氯化银电极电位的大小仅取决于 Cl^- 的活度。KCl 浓度分别为 0.1 mol/L、1 mol/L 及饱和时，25℃时的电极电位分别为 0.2880 V、0.2355 V 和 0.2000 V。

（二）指示电极

指示电极（indicator electrode）按电极电位产生机制的不同可分为两类：基于电子转移的氧化还原电极和基于离子交换的离子选择性电极。

例如铜电极和锌电极的电极电位随溶液中响应离子活度的改变而改变，都属于基于电子转移的氧化还原电极。这类电极易受溶液中共存的氧化、还原物质的干扰，电位值不稳定，不常用作指示电极。与之相比，离子选择性电极是更为实用的指示电极，使用离子选择性电极作为指示电极进行检测的方法也称作直接电位法。

二、离子选择性电极

1906 年，克莱姆（Cremer）发现，将玻璃膜置于两种组成不同的水溶液之间，能产生电位差，其值与溶液中氢离子浓度有关。1929 年，麦克英斯（Mcinnes）制成了有实用价值的 pH 玻璃电极，开创了直接电位法的历史。随后测定碱金属的玻璃电极、测定卤离子的电极相继面世。至今为止，用商品化的电极能直接测定的离子已达 30 余种，如 H^+、K^+、Na^+、Ca^{2+}、F^-。还可依据配位、沉淀等化学反应间接测定多种离子。通常将用作直接电位法指示电极的电极统称为“离子选择性电极”（ion-selective electrode，ISE）。离子选择性电极都有一个敏感膜，因此又称（薄）膜电极（membrane electrode）。不同电活性物质组成的敏感膜对不同离子产生选择性响应。其电极电位的形成是基于电极膜上的离子交换，它所指示的电极电位 φ_{ISE} 与溶液中相应离子活度 a_i 的关系符合 Nernst 方程，φ_{ISE} 与 $\lg a_i$ 呈线性关系。

（一）离子选择性电极的结构

离子选择性电极主要由两部分组成，一是敏感膜，也称传感膜，作用是将溶液中特定离子的活度转变成电位信号（膜电位）；二是内导体系，包括内参比溶液和内参比电极，作用是将膜电位引出。敏感膜通常用粘接剂封装在电极管的一端，管内装有内参比溶液和内参比电极。

敏感膜是离子选择性电极最重要的组成部分，对于不同的被测离子，离子选择性电极敏感膜的组成和性质不同。内参比电极多用银 / 氯化银电极。内充液一般至少含有被测离子和内参比电极所需的 Cl^-。某些离子选择性电极不使用内参比电极和内参比溶液。

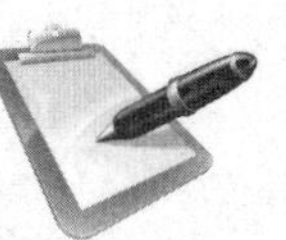

（二）离子选择性电极的电极电位

离子选择性电极的电极电位 φ_{ISE} 主要由内参比电极的电位和膜电位两部分组成：

$$\varphi_{ISE}=\varphi_{内参}+\varphi_{膜} \tag{8-7}$$

当电极内充液固定时，内参比电极的电极电位即确定，这时离子选择性电极电位的变化主要是膜电位的变化。

膜电位的产生机制尚不明确，一般倾向于离子交换学说。当离子选择性电极插入被测溶液中，电极膜与溶液间产生两个界面，即敏感膜与内充液间的界面，以及敏感膜与被测溶液间的界面。膜、内充液及被测溶液中都含有被测离子，而被测离子在两个界面上的浓度不同，因此会产生离子扩散或交换。不同相中离子的扩散速率不同，经过一定时间后可在两个界面上形成两个相间电位 $\varphi_{内}$ 和 $\varphi_{外}$，其差值即膜电位 $\varphi_{膜}$。

$$\varphi_{膜}=\varphi_{外}-\varphi_{内}=\frac{2.303RT}{nF}\lg a_i^{外}-\frac{2.303RT}{nF}\lg a_i^{内} \tag{8-8}$$

将式（8-8）代入式（8-7），可得：

$$\varphi_{ISE}=\varphi_{内参}+\varphi_{膜}=\varphi_{内参}+\frac{2.303RT}{nF}\lg a_i^{外}-\frac{2.303RT}{nF}\lg a_i^{内} \tag{8-9}$$

电极内充液一定时，$\frac{2.303RT}{nF}\lg a_i^{内}$ 和 $\varphi_{内参}$ 均为定值，可以合并为常数 φ^0_{ISE}，可得：

$$\varphi_{ISE}=\varphi^0_{ISE}\pm\frac{2.303RT}{nF}\lg a_i \tag{8-10}$$

即离子选择性电极的电极电位与被测离子的活度间的关系符合能斯特方程。式（8-10）中的“±”是指当被测离子为阳离子时用“+”号，为阴离子时用“-”号。

（三）常用离子选择性电极

1．pH 玻璃（膜）电极 pH 玻璃电极能指示溶液中的氢离子活度，是应用最广泛的离子选择性电极。

（1）pH 玻璃电极的结构：敏感膜是由特殊玻璃（如 Corning 玻璃，含 22% Na_2O，6% CaO，72% SiO_2）制成薄膜状球泡。电极管内充入 0.1 mol/L HCl 溶液作为恒定 pH 值的内参比溶液，银 / 氯化银作为内参比电极，其电极表达式为：

Ag | AgCl（s）| HCl（0.1 mol/L）| 玻璃膜 | H^+（试液）

（2）pH 玻璃电极的响应机制：玻璃电极插入被测溶液后，由于玻璃膜和被测溶液中 H^+ 浓度不同，产生离子扩散，形成膜电位，即玻璃电极对溶液中的 H^+ 产生响应，电极电位 φ_{ISE} 的大小随溶液中 H^+ 活度的改变而变化。pH 值的测定原理基于离子交换，不受溶液中氧化剂或还原剂的干扰。

（3）pH 玻璃电极的选择性：pH 玻璃电极对 H^+、Na^+、K^+、NH_4^+ 等离子均有响应，但响应程度各不相同。pH 玻璃电极对 H^+ 的响应约为 Na^+ 的 10^9 倍，对各种阳离子的选择性顺序为：$H^+ >> Na^+ > K^+ > NH_4^+$。

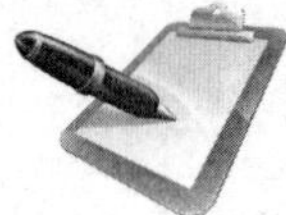

通常只有当被测溶液的 pH 值较大（如 $pH > 9$），溶液中共存的 Na^+ 浓度较大时，才可能对 H^+ 的测定产生干扰，使测定结果偏低，称为“钠差”或“碱差”。pH 玻璃电极在强酸性条件下（$pH < 1$ 或非水溶液），由于水分子活度变小，a_{H^+} 也减小，pH 测定值偏高，称为“酸差”。因此，pH 玻璃电极的适用范围是 pH = 1 ～ 9。使用性能改进的锂玻璃膜时，测定范围可扩大至 pH = 1 ～ 14。

理论上，如果 pH 玻璃电极内部和外部溶液 H^+ 浓度相同，内、外参比电极也相同，那么测得的电池电动势应该为零，但实际上仍有一个数值很小的电位存在，称为不对称电位（asymmetry potential）。该电位的产生可能与玻璃膜内外两个表面的张力不同有关，可用已知 pH 值的标准缓冲溶液进行定位校正，消除其影响。

通过改变玻璃膜的组成，还可制成对 Na^+、K^+、Li^+、Ag^+ 等离子具有选择性响应的电极。

2．氟离子选择性电极（fluoride selective electrode） 氟离子选择性电极对 F^- 呈 Nernst 响应，是一种经典的固态晶体膜电极。它的电极膜由难溶的氟化镧（LaF_3）单晶制成，其中掺杂少量氟化铕（EuF_3）。内参比电极是银 / 氯化银电极，电极内充液为 0.1 mol/L NaF 和 0.1 mol/L NaCl 的混合液。

氟离子选择性电极的电极电位包括膜电位和内参比电极电位两部分。电极电位表示式为：

$$\varphi=\varphi^0-0.0592\lg a_{F^-}\ (25℃) \tag{8-11}$$

F^- 浓度在 10^{-7} ～ 1 mol/L 范围内该电极符合 Nernst 响应，电极的检测下限由电极敏感膜单晶的溶度积决定，LaF_3 饱和溶液中 a_{F^-} 约为 10^{-7} mol/L，因此理论上氟离子选择性电极在纯水体系中检测下限为 10^{-7} mol/L。

氟离子选择性电极的选择性较好，1000 倍的其他卤素离子、硝酸根离子、磷酸根离子等都不干扰 F^- 的测定。但氟离子选择性电极在使用时要注意控制溶液中 pH 值的大小，因为 pH 值过小时，F^- 与 H^+ 反应生成的 HF 和 HF_2^- 不能被电极响应，会使测量结果偏低：

$$H^+ + 2F^- \rightleftharpoons HF + F^- \rightleftharpoons HF_2^-$$

溶液 pH 值过高时，OH^- 可与 LaF_3 发生反应使电极膜表面形成 $La(OH)_3$ 层，影响电极性能，同时释放 F^-，使测量结果偏高：

$$LaF_3 + 3OH^- \rightleftharpoons La(OH)_3 + 3F^-$$

实际工作中，可通过加入 pH 缓冲剂调节并控制溶液的 pH 值在 5 ～ 7 的范围内。此外，溶液中共存的 Al^{3+}、Fe^{3+} 可与 F^- 生成稳定配合物离子，使 F^- 的浓度降低，产生负误差。此时可加入柠檬酸钠等配位剂，以掩蔽上述金属离子，消除干扰。

3．气敏电极（gas sensing electrode） 气敏电极对气体分子敏感，是分子选择性电极。气敏电极中，参比电极和指示电极共同置于外套管中，在管的一端封装透气膜。透气膜将内电解质溶液与被测溶液隔开，同时只允许气体通过，溶液及离子均不能通过。分析时，将气敏电极插入到样品中，样品中的气体通过透气膜扩散进入电极管内，与内电解质溶液发生化学反应，使内电解质溶液的组成和性质发生变化，电极电位的改变可反映被测试液中气体的浓度。常用的气敏电极有 SO_2、CO_2、NH_3、HCN 及 NO_2 等电极。

以 SO_2 气敏电极为例，指示电极为 pH 玻璃电极，电极内电解质溶液为 $NaHSO_3$ 水溶液。测定时，SO_2 通过透气膜扩散进入电极内部，与 H_2O 发生反应：

$$SO_2 + H_2O \rightleftharpoons H_2SO_3 \rightleftharpoons H^+ + HSO_3^-$$

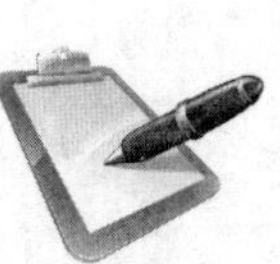

生成的H^+使溶液的pH值发生变化，且pH值的变化与试样溶液中SO_2的浓度成比例，由此可测定试液中SO_2的含量。

（四）离子选择性电极的性能参数

通常用以下几种参数表征离子选择性电极的基本性能。

1．线性范围 理论上离子选择性电极的电极电位随被测离子活度的变化而变化，并且符合能斯特方程，即

$$\varphi_{ISE} = \varphi^0_{ISE} \pm \frac{2.303RT}{nF} \lg a_i$$

测定不同活度i离子标准溶液的$E_{电池}$，可绘制$E \sim \lg a_i$标准曲线（图8-3）。

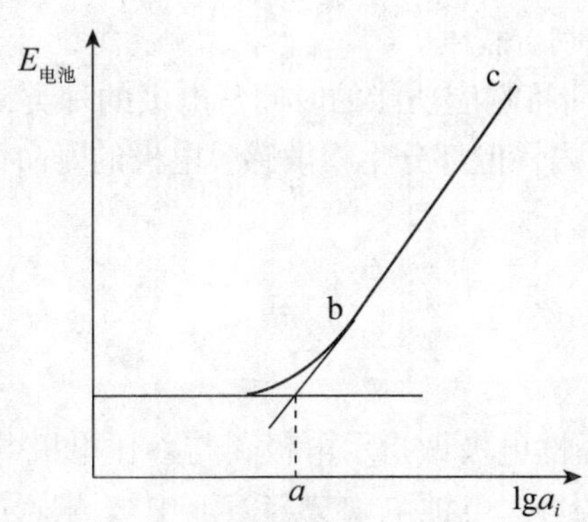

图8-3 电极响应曲线

按照能斯特方程，任何活度下$E_{电池}$与$\lg a_i$都应是直线关系。但实际上，只在一定活度范围内$E_{电池} \sim \lg a_i$曲线为直线（b～c段）。符合能斯特方程的活度（浓度）范围称为电极的线性范围，电极只能在此活度（浓度）范围内进行定量测定。一般离子选择性电极的线性范围为$10^{-5} \sim 10^{-1}$ mol/L，有的电极下限可低至10^{-6}或10^{-7} mol/L。

2．检出限 即电极能够定性检出被测离子的最小浓度。由$E_{电池} \sim \lg a_i$标准曲线可知，当溶液离子活度低于线性范围下限时，$E_{电池}$几乎不再改变。IUPAC推荐检出限的测定方法是：将响应曲线的直线部分延长，与曲线部分所作切线的交点所对应的活度a（或浓度）即为检出限。电极膜的性质、制备以及膜的预处理，溶液的组成、温度以及测定过程中的搅拌速度等都对检出限有影响。离子选择电极的检测上限一般为1 mol/L或0.1 mol/L。溶液浓度过大时，电极也会有响应，但浓溶液会腐蚀电极膜，缩短电极寿命，且此时液接电位不稳定，测量误差较大。

3．电极斜率 即在线性范围内，被测离子活度每变化10倍所引起的电极电位变化的数值（mV），通常用s表示。依据Nernst方程，电极斜率的理论值为$2.303RT/nF$，但实际上，电极斜率常有偏离，实际斜率能达到理论值的90%以上便可认为电极性能较好，若低于70%，则属于不合格电极。

4．选择性系数 通常用选择性系数（selectivity coefficient，$K_{i,j}$）表示干扰离子j对被测离子i的干扰程度，即电极的选择性。

$$K_{i,j} = \frac{a_i}{a_j^{n_i/n_j}} \tag{8-12}$$

式中，a_i、a_j分别表示被测离子和干扰离子的活度，n_i、n_j分别表示i、j离子的电荷数，$K_{i,j}$表示能产生相同电位时被测离子i与干扰离子j的活度比。该式的含义是在其他条件相同

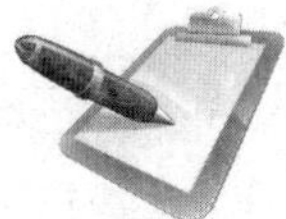

的情况下，提供相同电位的被测离子活度 a_i 与干扰离子 a_j 活度之比。$K_{i,j}$ 反映了 j 离子在测定 i 离子时对电极的贡献，值越大说明电极对 i 离子的响应能力越差，即选择性越低。例如 Corning 玻璃的 K 值为 10^{-9}，表明当 Na^+ 活度为 H^+ 的 10^9 倍时，两者在 pH 玻璃电极上产生的电位才相等，可见 pH 玻璃电极对 H^+ 选择性极高，Na^+ 的干扰很小。

不同离子有不同的 $K_{i,j}$，同一种离子选择性电极对不同的干扰离子的响应程度不同。一般情况下，$K_{i,j} < 10^{-2}$ 时，干扰可以忽略。

5．响应时间 即从指示电极和参比电极共同插入被测试液起到电极电位值稳定时所需要的时间。电极的响应时间从几秒钟到十几分钟不等。电极膜性能、离子浓度、搅拌、温度、干扰离子等因素都会影响响应时间。

6．电极稳定性和重现性 电极稳定性指电极电位随时间的变化。电极重现性是指电极多次重复测定时，电位值之间的吻合程度。

7．电极寿命 即保持能斯特响应功能的时间。电极的种类、结构、使用等都可影响电极寿命。电极寿命一般在几年之内，但部分生物敏感膜电极的寿命可短至几天或几小时。

三、直接电位法

（一）定量方法

直接电位法常用离子选择性电极做指示电极，与参比电极共同插入被测溶液中组成原电池，通过毫伏计测量电池电动势。电池电动势与溶液中被测离子活度之间的关系符合能斯特方程。

$$E_{电池} = \varphi_{参} - \varphi_{指} = K \pm \frac{0.0592}{n} \lg a_i \ (25℃) \quad (8\text{-}13)$$

该式是直接电位法的定量基础，式中的正负号取决于指示电极与参比电极电位的相对高低以及被测离子所带电荷的正负号，测定正离子时式中“±”为“−”，测定负离子时式中“±”为“+”。由于 K 值包含了参比电极电位和液接电位，难以准确获得，因此实际工作中常采用以下方法进行定量分析。

1．标准曲线法 配制被测离子的标准系列，依次测定其电池电动势并绘制 $E_{电池} \sim \lg c$ 标准曲线。在完全相同的实验条件下，测定样品溶液的 E_x。依据标准曲线计算被测离子浓度。

直接电位法中，常加入离子强度调节剂、pH 缓冲剂和掩蔽剂用以调节和控制溶液的离子强度、pH 值，以及去除共存离子的干扰。离子强度调节剂、pH 缓冲剂和掩蔽剂统称为总离子强度调节缓冲剂（total ion strength adjustment buffer，TISAB）。

标准曲线法适用于大批量样品的测定。使用标准曲线法进行定量分析时，为减小误差，要求标准溶液和样品溶液具有相近的离子强度和组成，且测定条件应完全相同。

2．标准比较法 样品数量较少时，可采用标准比较法定量。分别测量已知浓度（c_s）的标准溶液的电池电动势（E_s）以及样品溶液的电池电动势（E_x），可计算样品中被测离子的浓度（c_x）：

$$E_s = K + s\lg \gamma_s c_s$$

$$E_x = K + s\lg \gamma_x c_x$$

式中的 s 为电极斜率（可通过测量两个标准溶液的电池电动势求得）。在两溶液中都加入 TISAB，则 $\gamma_s = \gamma_x$，两式相减可得：

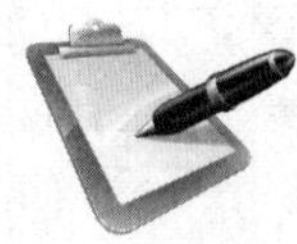

$$\Delta E = E_x - E_s = s\lg\frac{c_x}{c_s}$$

$$c_x = c_s 10^{\Delta E/s} \tag{8-14}$$

被测离子为阴离子时，$\Delta E = E_s - E_x$。

溶液 pH 值的测定常采用比较法，其理论依据是：

$$E_s = K - s\lg a_s = K + s\text{pH}_s$$

$$E_x = K - s\lg a_x = K + s\text{pH}_x$$

$$E_x - E_s = s(\text{pH}_x - \text{pH}_s)$$

$$\text{pH}_x = \text{pH}_s + \frac{E_x - E_s}{s} \tag{8-15}$$

实际测量 pH 值时，可将电极插入 pH_s 标准缓冲溶液中，用仪器上的“定位”旋钮将读数调节至其对应的 pH_s 值，然后测量未知样品，仪器测得的即是样品的 pH_x 值。为减小误差，定位用的 pH 标准缓冲溶液与样品溶液的 pH 值应尽量接近。常用的几种标准缓冲溶液在日常温度下的 pH 值见表 8-1。

表8-1　常用标准缓冲溶液在日常温度下的pH值

温度（℃）	0.05 mol/L $HOOCC_6H_4COOK$	0.025 mol/L KH_2PO_4和Na_2HPO_4	0.01 mol/L $Na_2B_4O_7$
20	4.002	6.881	9.225
25	4.008	6.865	9.180
30	4.015	6.853	9.139

3．标准加入法　若被测样品组成复杂，且标准溶液和样品溶液的离子强度和组成不一致，采用标准曲线法定量易产生误差。此种情况下，可采用标准加入法进行定量：

先测量体积为 V_x、浓度为 c_x 的样品溶液的电动势（E_x），然后在样品溶液中加入体积为 V_s（比 V_x 小 100 倍）、浓度为 c_s（比 c_x 大 100 倍）的标准溶液，测量其电动势（E_s）。由 Nernst 方程可得：

$$E_x = K + s\lg\gamma_1 c_x$$

$$E_s = K + s\lg\gamma_2\frac{V_s c_s + V_x c_x}{V_s + V_x}$$

两式相减，可得：

$$\Delta E = E_s - E_x = s\lg\frac{\gamma_2(V_s c_s + V_x c_x)}{\gamma_1(V_s + V_x)c_x}$$

若加入的标准溶液对样品溶液的离子强度影响不大，可认为：$\gamma_1 = \gamma_2$。可得：

$$\Delta E = s\lg\frac{(V_s c_s + V_x c_x)}{(V_s + V_x)c_x}$$

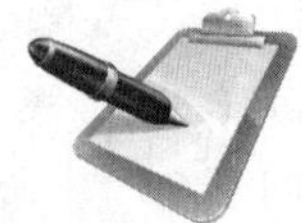

$$10^{\frac{\Delta E}{s}}=\frac{V_s c_s+V_x c_x}{(V_s+V_x)c_x}$$

因 $V_s \ll V_x$，则：

$$10^{\frac{\Delta E}{s}}=\frac{V_s c_s+V_x c_x}{V_x c_x}=\frac{V_s c_s}{V_x c_x}+1$$

$$c_x=\frac{V_s c_s}{V_x}\times(10^{\frac{\Delta E}{s}}-1)^{-1}=\Delta c(10^{\frac{\Delta E}{s}}-1)^{-1} \tag{8-16}$$

式中，$\Delta c=\frac{V_s c_s}{V_x}$。电极斜率 s 已知的情况下，依据测得的 E_x 和 E_s 值，可求得被测物质的含量。标准加入法的优点是无需配制和加入 TISAB，操作简单快速，准确度较高。适用于基体组成复杂的样品的测定。

（二）仪器结构

直接电位法所用仪器主要包括：毫伏计或酸度计、指示电极（离子选择性电极）、参比电极（多用饱和甘汞电极）及电磁搅拌器。

四、电位滴定法

电位滴定法是一种用电位法指示滴定终点的滴定分析法，通过滴定过程中指示电极电位的突变确定滴定终点并计算物质含量，又称为间接电位法。传统的滴定分析用指示剂指示滴定终点，当被测液浑浊、有色或无适合的指示剂时，可采用电位滴定法。

（一）基本原理

电位滴定法中，同样需要在试液中插入适当的指示电极和参比电极组成原电池。通过滴定管向试液中加入滴定剂，随着滴定剂的加入和滴定反应的发生，被测离子或与被测组分有计量关系的离子浓度不断变化，电池电动势也相应发生变化。在化学计量点附近指示电极的电位发生突变，通过测量电池电动势的变化即可确定滴定终点。

电位滴定法与直接电位法的不同之处在于，电位滴定法测量的是电位的变化过程，而不是电位值。因此，在一定的测定条件下，许多因素对电位测量结果的影响可互相抵消，从而对电极斜率和标准电位稳定性的要求较低。

（二）滴定终点的确定

滴定过程中通过指示电极电位的变化确定滴定终点。加入一定量的滴定剂后，待反应达到平衡，测量对应的电池电动势的数值。电位滴定法中通常采用 *E-V* 曲线法、一次微商法和二次微商法确定滴定终点。其中 *E-V* 曲线法最为简便，该法以滴定剂加入体积 *V*(ml) 为横坐标，电池的电动势 *E*（mV）为纵坐标作图，得到 *E-V* 曲线。以 NaOH 滴定 HCl 为例（图 8-4），随着 NaOH 的加入，*E-V* 曲线上的转折点（斜率最大处）所对应的滴定剂体积即为滴定终点。*E-V* 曲线法对滴定突跃不太显著的反应不够准确。一次微商法结果较为准确，但作图比较耗时费力。

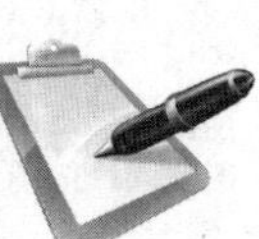

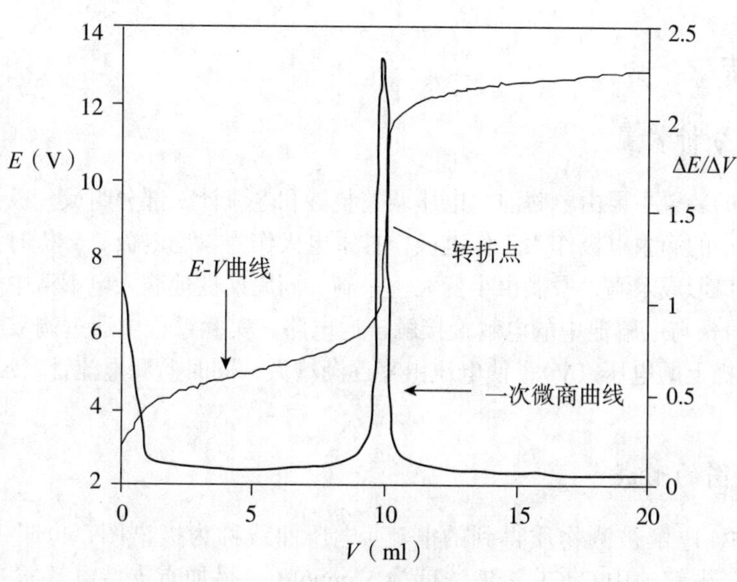

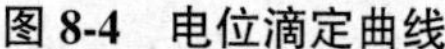
图 8-4　电位滴定曲线

（三）指示电极的选择

通常可根据反应类型选择指示电极。由于电位滴定终点的确定比较客观，所以较指示剂指示终点更为准确。各类滴定法中常用的电极见表 8-2。

表8-2　电位滴定法中常用电极

滴定方法	参比电极	指示电极
酸碱滴定	甘汞电极	玻璃电极
氧化还原滴定	甘汞电极、玻璃电极、钨电极	铂电极
沉淀滴定	甘汞电极、玻璃电极	银电极、硫化银膜电极、离子选择性电极
配位滴定	甘汞电极	铂电极、汞电极、离子选择性电极

酸碱滴定中，由于溶液 pH 值不断变化，所以常用 pH 玻璃电极作为指示电极。氧化还原滴定中，由于氧化态和还原态物质浓度不断变化，因此一般用惰性电极如铂电极作为指示电极。沉淀滴定中，应根据沉淀反应的不同选择不同的指示电极，例如用 $AgNO_3$ 标准溶液滴定氯化物和碘化物的混合物时，可用银或碘化银电极作为指示电极。配位滴定中，可采用离子选择性电极作为指示电极。

第四节　伏安分析法

化学家海洛夫斯基（Heyrovesky）1922 年创立了经典极谱法，又称为直流极谱法、极谱分析法，简称极谱法（polarography）。之后在极谱法的基础上又发展了示波极谱、方波极谱和溶出伏安法等多种分析方法。这些方法都是基于研究电流 - 电压曲线（伏安曲线）特性而建立起来的一类电化学分析方法，统称为伏安分析法（voltammetry），该方法具有成本低廉、选择性好、灵敏度高等特点，在医药、生物和环境分析中得到了广泛应用。

IUPAC 规定使用滴汞电极或者表面周期性更新的液体电极的分析方法称为极谱法。使用固体电极或使用表面静止的电极的方法称为伏安法。从基本原理看，极谱法是伏安法的基础。

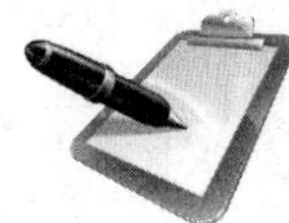

一、极谱法

（一）极谱分析装置

经典极谱法的装置主要由电解池、电压调整装置和电流计三部分组成。极谱法采用表面不断变化、面积很小的滴汞电极作为工作电极，甘汞电极作为参比电极。分析时，汞液由储汞瓶流至玻璃毛细管口形成汞滴，汞滴由小变大，一滴一滴周期性地滴入电解液中（电解液处于无搅拌的静止状态），与电解池中的电解液接触连通电路。实验过程中通过调节电阻，可调节施加在电解池两电极上的电压（V），使电压由零逐渐增大，同时监测电流计（A）指示电流 i 随电压变化情况。

（二）极谱图的形成

极谱分析中，电解被测物质得到的电流 - 电压曲线称为极谱图，也叫极谱波。以电解 $CdCl_2$ 溶液为例，电解池中 $CdCl_2$ 溶液浓度为 5 mmol/L，另加有支持电解质 KCl（0.5 mol/L）和动物胶（0.005%）。通入氮气去除电解液中的 O_2，控制汞滴流速为每 10 秒 2 ~ 3 滴，电压由 0 逐渐增大至 1 V，所得到的极谱图如图 8-5 所示。

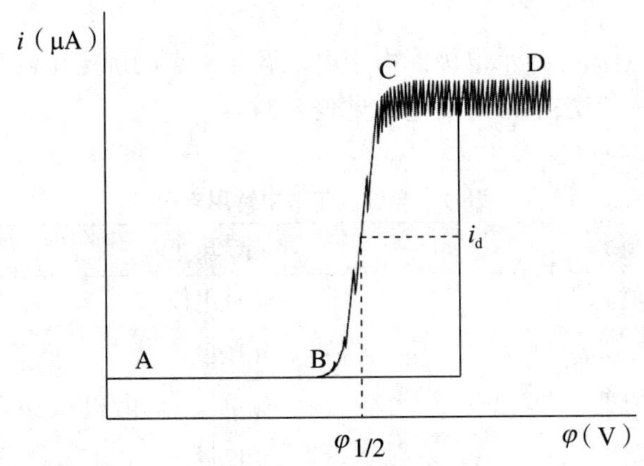

图 8-5　镉离子的极谱图

在外加电压小于 Cd^{2+} 的析出电位时，Cd^{2+} 在电极上不能进行还原反应，此时装置回路中仅有微小电流通过，该电流称为残余电流（AB 段）。当外加电源增大到 Cd^{2+} 的析出电位（–0.6 ~ –0.5 V）时，溶液中的 Cd^{2+} 扩散到滴汞电极表面还原成金属镉，与汞形成镉汞齐。

$$Cd^{2+} + 2e^- + Hg \longrightarrow Cd(Hg)$$

在阳极上，甘汞电极中的汞被氧化，与氯离子反应生成 Hg_2Cl_2。

$$2Hg + 2Cl^- \longrightarrow Hg_2Cl_2 + 2e^-$$

随着外加电压不断增大，汞滴附近的 Cd^{2+} 加速向电极表面扩散，迅速还原，电流急剧增大（BC 段）。但电压增大到某一数值后，电流不再增大，此时的电流称为极限电流（CD 段）。由图可见，极限电流中包含残余电流。极限电流与残余电流之差称为极限扩散电流，简称扩散电流（i_d），又称极谱波高。扩散电流大小与溶液中被测物质 Cd^{2+} 的浓度成正比，此为极谱法定量的基础。扩散电流一半时对应的滴汞电极的电位称为半波电位（$\varphi_{1/2}$）。在一定的实验条件下，不同物质具有不同的半波电位，$\varphi_{1/2}$ 是被测物质的特征常数，与其浓度无关，是极谱法定

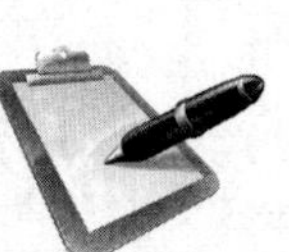

性分析的依据。

（三）极谱法的基本原理

电化学分析中，电位保持恒定，不随外加电压的改变而改变，或电极电位改变很小，而电流改变很大的电极，称为去极化电极（depolarized electrode）。电位完全随着外加电压的变化而变化，或电位改变很大而电流改变很小的一类电极称为极化电极（polarized electrode）。极谱分析中，甘汞电极面积很大，电流密度很小，电位不随外加电压的变化而变化，是去极化电极。滴汞电极面积很小，电解时电流密度较大，容易产生浓差极化，其电位随外加电压的变化而变化，是极化电极。

极谱分析过程本质上是电解过程，电解时，外加电压（V）、电极电位（φ）和电流（i）之间存在下列关系：

$$V=\varphi_{\mathrm{SCE}}-\varphi_{\mathrm{de}}+iR \tag{8-17}$$

因电解池中已加入大量支持电解质，因此电解池内阻 R 很小，iR 可忽略不计。此外，极谱分析中，甘汞电极作为去极化电极，φ_{SCE} 在电解过程中保持不变，外加电压的变化完全反映在滴汞电极上。只要改变外加电压就能改变滴汞电极电位，使具有不同还原电位的被测物质可在不同的电极电位下还原析出。

形成扩散电流是极谱分析的一个显著特点。仍以电解 $CdCl_2$ 溶液为例说明扩散电流的形成。当外加电压使滴汞电极的电位达到 Cd^{2+} 的析出电位时，滴汞电极表面的 Cd^{2+} 还原成镉汞齐。

假设电极反应是可逆反应，则电极表面的 Cd^{2+} 浓度与滴汞电极电位（φ_{de}）之间仍遵循 Nernst 方程：

$$\varphi_{\mathrm{de}}=\varphi^{0}+\frac{RT}{2F}\ln\frac{c^{0}}{c_{\mathrm{Cd(Hg)}}{}^{0}} \tag{8-18}$$

式中 c^0、$c_{\mathrm{Cd\,(Hg)}}{}^{0}$ 分别代表电极表面 Cd^{2+} 浓度和镉在镉汞齐中的浓度。由于电解是在无搅拌的静止条件下进行，且被测 Cd^{2+} 离子浓度很低，因此电极反应导致电极表面 Cd^{2+} 浓度迅速下降，低于本体溶液中 Cd^{2+} 浓度，产生浓差极化，在滴汞电极周围形成薄薄一层扩散层。在扩散层内，电极表面 Cd^{2+} 浓度取决于滴汞电极电位；扩散层外，溶液中 Cd^{2+} 浓度和溶液本体 Cd^{2+} 浓度相等。扩散层中，从内到外 Cd^{2+} 浓度由小到大，Cd^{2+} 因浓度差而由外向内扩散，到达电极表面后，迅速发生还原反应产生电流。如果电极反应是瞬间完成的，且 Cd^{2+} 离子仅有扩散运动，则电解电流的大小完全取决于 Cd^{2+} 的扩散速度，单位时间内有多少离子扩散到电极表面，就有多少离子发生反应，从而产生相应的电流，这种电流称为扩散电流。

由于离子的扩散速度与扩散层内离子的浓度梯度相关，而电极表面的浓度梯度可近似表示为：$\dfrac{c-c^{0}}{\delta}$（δ 为扩散层厚度）。对于滴汞电极，汞滴在寿命期间的平均扩散层厚度是一致的，因此在汞滴寿命期间的平均扩散电流为：

$$i=K(c-c^{0}) \tag{8-19}$$

当外加电压增大到一定值时，电极上还原反应迅速完成，c^0 接近于 0，电流达到极限值（i_{d}），即扩散电流完全取决于溶液本体中被测离子的浓度。即使电压继续加大，电流也不会随

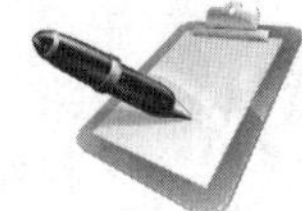

之继续增大，可得：

$$i_d = Kc \tag{8-20}$$

即扩散电流与试液中被测离子浓度成正比，此为极谱法定量分析的依据。

（四）干扰电流及其消除方法

极谱分析中除了扩散电流外，还有残余电流、迁移电流、极大现象、氧波等其他原因引起的电流，统称为干扰电流，对被测离子的测定会产生影响，需采取适当措施消除。

1．残余电流 外加电压还没有达到被测物质的分解电压时通过电解池的电流称为残余电流，残余电流一般小于 1 μA，对微量物质的测定会有较大影响。残余电流包括电解电流和充电电流。电解电流指的是当电压还未达到被测物质分解电压时，由于溶液中含有的微量铜、铅、铁等金属离子的还原引发的电流。从汞电极中溶出的微量汞离子和溶液中的溶解氧也会在较低的电压下电解还原形成电解电流。提高蒸馏水及试剂纯度，通氮气除氧等操作能有效消除电解电流。充电电流是汞滴与溶液之间形成的双电层引起的电流，是残余电流的主要成分，较难消除，一般为 10^{-7} A，相当于 10^{-5} mol/L 物质的电解电流，亦即采用经典极谱法分析浓度低于 10^{-5} mol/L 的物质时，充电电流对检测将会产生较大干扰。

2．迁移电流 极谱分析中，电极表面电荷对被测离子存在吸引或排斥作用，致使离子扩散到电极表面的速度增大或减小，电解电流也随之增加或减小。这种由于电极对被测离子的库仑作用力形成的电流称为迁移电流。加入支持电解质可消除迁移电流，常用的支持电解质包括 KCl、HCl、H_2SO_4、NaOH、NaAc-HAc 和 NH_3-NH_4Cl，加入量一般为被测物质的 50 ~ 100 倍。

3．极谱极大 大多数离子的极谱分析会出现极谱极大现象。典型的极谱极大指的是电解开始后，随外加电压的加大，电解电流迅速增大，达到一个极大值后又急剧下降到扩散电流的正常值，在伏安曲线上出现一个不正常的电流峰。这种峰一般称为“极谱极大”或“极谱畸峰”。极谱极大现象会干扰扩散电流和半波电位的测定，但其产生原因尚未完全明了，通常认为是由于汞滴表面电位不均匀，致使汞滴上下两端表面张力不同而产生。在溶液中加入少量（0.005%～0.01%）表面活性剂可抑制极谱极大现象，常用的表面活性剂包括动物胶、甲基红、品红和琼脂等。

4．氧波 溶液中的溶解氧在滴汞电极上发生氧化还原反应所产生的极谱波称为氧波。氧波会严重干扰测定。通常可向溶液中通入 N_2、H_2 等除氧，也可以加入铁粉、抗坏血酸、亚硫酸钠等还原剂通过与溶解氧发生反应达到除氧的目的。

二、溶出伏安法

溶出伏安法（stripping voltammetry）是一种将富集和测定结合在一起的电化学分析方法。实验方法包括“富集”和“溶出”两个过程。首先将工作电极的电位固定在被测物质电流 - 电压曲线（i-φ 曲线）的极限电流电位上，使被测离子电解、沉积在电极上，然后反向扫描改变电位使沉积物溶出，记录溶出过程的 i-φ 曲线，进行分析测定。溶出伏安法分为阳极溶出伏安法（anodic stripping voltammetry，ASV）和阴极溶出伏安法（cathodic stripping voltammetry，CSV）。

溶出伏安法以及后文的电位溶出法（potentiometric stripping analysis，PSA）均以电沉积（electrolytic deposition）为预浓缩手段。电沉积是一种有效的富集和分离痕量组分的手段。电沉积可从样品基体中分离、富集被测组分，期间无需或只需少量试剂，可避免污染样品，并提高测定方法的灵敏度以及选择性。

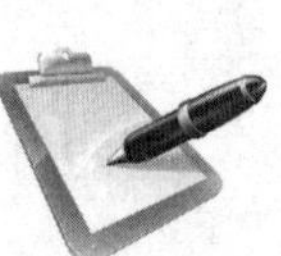

（一）阳极溶出伏安法

卫生检验中最常用的阳极溶出伏安法主要用于测定金属离子。阳极溶出伏安法的富集过程是还原反应，溶出过程是氧化反应。

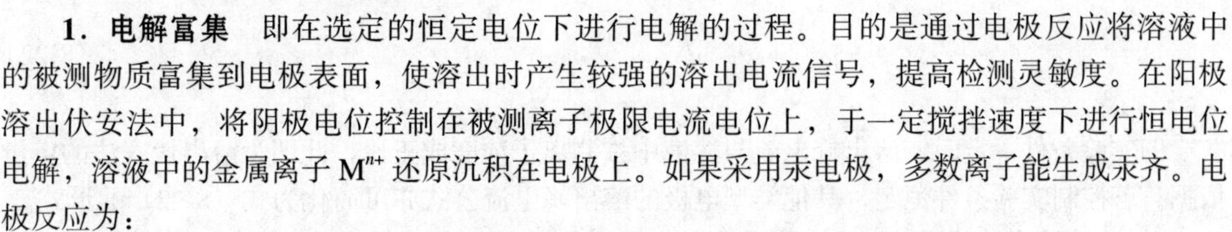

1．电解富集 即在选定的恒定电位下进行电解的过程。目的是通过电极反应将溶液中的被测物质富集到电极表面，使溶出时产生较强的溶出电流信号，提高检测灵敏度。在阳极溶出伏安法中，将阴极电位控制在被测离子极限电流电位上，于一定搅拌速度下进行恒电位电解，溶液中的金属离子 M^{n+} 还原沉积在电极上。如果采用汞电极，多数离子能生成汞齐。电极反应为：

$$M^{n+}+ne^{-}+Hg \longrightarrow M(Hg)$$

富集方式有全部电积（化学计量富集）和部分电积（非化学计量富集）两种。全部电积是将溶液中被测物质全部沉积到电极上，产生的溶出电流大，信号强，灵敏度高，但由于富集过程耗时长，实际意义不大。部分电积又叫“定时富集”，是指每次电积一定百分比的被测物质，虽然灵敏度略低，但可有效缩短分析时间，因此在实际工作中大多采用部分电积的方法。为了确保沉积在电极上的被测物质的质量与溶液中的总量间有恒定的比例关系，采用部分电积时，必须严格控制富集时的各项实验条件如电积时间、预电解电压、搅拌速度等。

2．溶出测定 富集完成后，在对电极继续施加电压的情况下，停止搅拌，静止约 1 min，采用线性扫描的方式使工作电极的电位等速由负向正变化。当电极电位比平衡电位稍正时，沉积在电极上的金属 M（通常为汞齐）开始氧化溶出，电极反应如下：

$$M(Hg)-ne^{-} \longrightarrow M^{n+}+Hg$$

随着电位继续变正，溶出速度加快，溶出电流不断增大，直至在某一电位下达到最大值。电位继续变正时，由于电极中的金属浓度逐渐下降，溶出电流相应变小，直至金属完全溶出为止。溶出电流 - 电压曲线为峰形曲线，伏安法习惯以还原电流为正，氧化电流为负，所以阳极溶出伏安法的峰形曲线为倒峰（图 8-6）。

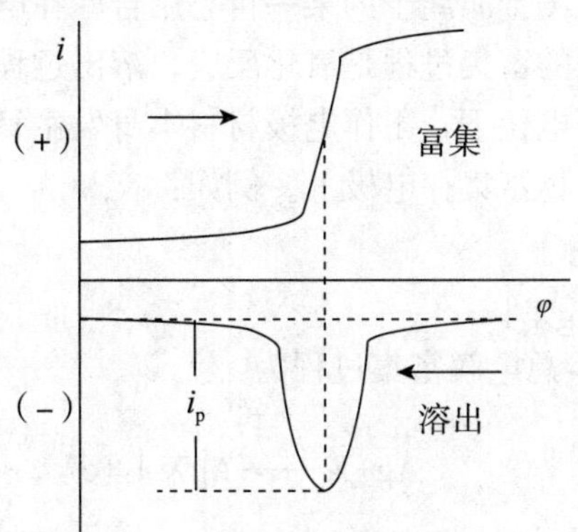

图 8-6 阳极溶出伏安法示意图

3．溶出峰电流 溶出伏安曲线中峰尖对应的电位称为峰电位（φ_p），是定性分析的依据。峰尖对应的电流称为峰电流（i_p），是定量分析的依据。溶出峰电流与电极有关。溶出伏安法使用的电极种类较多，下式为玻碳汞膜电极线性扫描的阳极溶出峰电流公式：

$$i_p = K' n^2 A D^{2/3} \omega^{1/2} u^{-1/6} t v c \qquad (8\text{-}21)$$

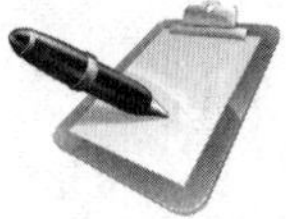

式中：i_p为溶出峰电流；n为电子转移数；A为玻碳电极面积；D为金属在汞齐中的扩散系数；ω为富集时搅拌的圆频率（或电极转动角速度）；u为溶液的动力黏度；t为电积时间；v为电位扫描速度；c为被测离子浓度。控制各项实验条件恒定，可得：

$$i_p = Kc \tag{8-22}$$

即实验条件一定时，溶出峰电流与溶液中被测离子浓度成正比，此即为溶出伏安法的定量依据。若控制实验条件恒定，其他类型电极的溶出峰电流公式亦可简化为式（8-22）的形式。

4．溶出峰电流的影响因素　影响富集和溶出的因素都将影响溶出峰电流。

（1）富集时间：为保证测定结果的重现性和较高灵敏度，富集时间需一致且适当。富集时间因被测离子的浓度、工作电极以及电位扫描速度的不同而有所不同，需通过实验进行优化选择。若富集时间过长，汞膜中有些金属沉积的量会超出其溶解度，析出固体金属，使电极性质发生变化。

（2）富集电位：各种离子都有其适宜的富集电位。同时测定多种离子时，以峰电位最负的元素为准，一般选择比被测离子的峰电位负 0.2 ~ 0.5 V。富集电位若离峰电位太近，易影响测量结果的重现性。富集电位若太负，则有可能析出氢，干扰测定。

（3）电位扫描速度：提高扫描速度可以增加灵敏度，但扫描速度加快到一定程度，灵敏度不会再提高，同时加快扫描速度会加大电容电流。一般线性扫描伏安法的扫描速度控制在 100 ~ 200 mV/s。

（4）溶液搅拌速度（或电极旋转速度）：富集过程中，搅拌可加速离子向电极的运动，影响电沉积的金属量。可采用电磁搅拌器、旋转工作电极或电解池、通惰性气体等多种形式搅拌溶液。

（二）阴极溶出伏安法

阴极溶出伏安法可用于测定不能生成汞齐的金属离子、阴离子和有机大分子。主要包括两种类型：一种是利用电极材料自身的氧化反应，使被测阴离子在阴极上形成难溶膜；另一种是在溶液中加入试剂，使之与被测金属离子的某一价态结合，在电极上形成难溶膜。与阳极溶出伏安法相反，阴极溶出伏安法的富集过程是氧化反应，溶出过程是还原反应。

以第一种类型为例，在恒电位下，工作电极材料本身发生氧化反应，生成的金属阳离子与被测阴离子反应生成难溶化合物富集在电极上。例如：

电极反应：$Ag \longrightarrow Ag^+ + e^-$

化学反应：$Ag^+ + X^- \longrightarrow AgX\downarrow$

式中，X^-为被测阴离子，总电解富集过程为：

$$Ag + X^- \longrightarrow AgX\downarrow + e^-$$

经过一定时间的富集后，电位向较负方向扫描，当达到 AgX 的还原电位时，富集在电极上的难溶化合物被还原：

$$AgX + e^- \longrightarrow Ag + X^-$$

电极上形成的难溶化合物的溶解度越小，灵敏度越高。可通过选择适当的电极材料，使之与被测离子生成的化合物的溶解度尽可能小，以提高灵敏度。不同阴离子的溶出峰电位不同，可作为定性的依据。在一定的实验条件下，溶出峰电流与被测阴离子的浓度成正比，此为定量分析的依据。

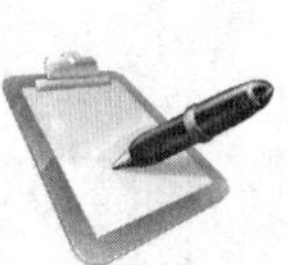

（三）仪器装置

1．仪器装置 溶出伏安法的电解池有杯形、H 形等多种形状，并配有除氧和搅拌装置。电解池要求内阻小且更换试液方便。分析时，通常采用三电极系统，即工作电极、参比电极和辅助电极（auxiliary electrode）进行测定。为准确测定工作电极的电位，溶出伏安法中参比电极的电位必须保持恒定，即流过参比电极的电流必须很小。三电极系统中的辅助电极可分担流过参比电极的电流，从而保证了参比电极电位的稳定性。

2．工作电极 溶出伏安法的工作电极是极化电极，一般选用汞电极或固体电极。

（1）汞电极：氢在汞电极上具有很高的超电位，可用电位范围宽（+0.3 ～ −2.3 V），不易干扰测定。由于滴汞电极面积变化不定，汞滴寿命短，不能满足富集和溶出过程的要求，不适用于溶出分析。溶出伏安法中多采用固定汞电极（如悬汞电极和汞膜电极）进行测定。

悬汞电极可应用的电位范围宽，但分析灵敏度较低。在酸性介质中可用电位为 +0.25 ～ −1.8 V（vs.SCE），在碱性介质中可用电位为 +0.25 ～ −2.3 V（vs.SCE）。

汞膜电极是指在固体电极（玻碳、银或铂电极）表面镀 1 ～ 100 μm 的汞膜。汞膜电极的优点是表面积大，可快速搅拌，灵敏度较悬汞电极高大约三个数量级，但重现性不如悬汞电极好。

（2）固体电极：在较高的电位下进行分析时，汞易氧化溶解，且 Au、Ag 等易与 Hg 形成金属互化物，此时需采用固体电极，如金、银、铂、铋、碳、石墨电极等。价格低廉的碳电极是目前最常用的非汞固体电极。

（3）化学修饰电极：将具有优良化学性质的分子、离子、聚合物以化学薄膜的形式固定在电极表面，使电极具有某种特定的化学和电化学性质，可提高选择性和灵敏度。目前应用较多的修饰材料有导电聚合物、纳米材料等。

（四）定量方法

1．标准曲线法 配制标准系列，将经过前处理的样品与标准系列平行操作。在完全相同的条件下分别测定标准系列的溶出峰高，绘制浓度（c_s）- 溶出峰高（h_s）标准曲线。根据样品测量的溶出峰高（h_x）和标准曲线推算被测物质的浓度（c_x）。

2．标准加入法 先测定样品溶液（体积为 V_x）的溶出峰高 h_x，然后加入浓度为 c_s 的标准溶液（体积为 V_s），在相同条件下测得其峰高 h_s，可得：

$$h_x = Kc_x$$

$$h_s = K\frac{V_s c_s + V_x c_x}{V_s + V_x} \tag{8-23}$$

$$c_x = \frac{h_x c_s V_s}{h_s(V_s + V_x) - h_x V_x}$$

采用标准加入法定量时，标准溶液的浓度应为试液浓度的 100 倍左右，体积应为试液体积的 1%～ 2%。标准溶液的加入量需适当，加入量过小或过大时测量误差较大。

（五）溶出伏安法的特点与应用

溶出伏安法具有灵敏度高、分析速度快、可同时测定多种元素、应用范围广等特点，可用于测定生物材料、天然水、污水、食品、矿物等样品中的多种元素。阳极溶出伏安法可测定 Na、K、Sr、Ba、Ga、In、Tl、Ge、Sn、Pb、Cu、Fe、Sb、Bi、Ca、Ag、Au、Zn、Cd、Hg、

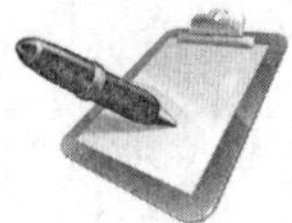

Ni、As 等多种元素。阴极溶出法可测定 Cl^-、Br^-、I^-、S^{2-}、SCN^-、SO_4^{2-}、CrO_4^{2-}、MoO_4^{2-} 等多种阴离子。

第五节　电位溶出法

1976 年，化学家 Daniel Jagner 首先提出电位溶出法，该方法是在溶出伏安法基础上发展起来的电化学分析法，在不断改进过程中，又发展了微分电位溶出法。电位溶出法具有设备简单、灵敏度高、选择性强等优点。

与溶出伏安法不同，电位溶出法在溶出过程中没有电流流过工作电极，对试样中电活性物质的干扰不敏感，因此电位溶出法的样品前处理更为简单。对地表水、饮用水、血、尿等样品，只需加酸酸化即可。

一、基本原理

根据化学反应性质，电位溶出法可分为氧化电位溶出法和还原电位溶出法。氧化电位溶出法是利用氧化剂的氧化作用，将沉积在电极上的金属或汞齐化金属氧化溶出，可用于分析金属离子。常用的氧化剂有溶解氧、Hg^{2+}、MnO_4^- 和 $Cr_2O_7^{2-}$ 等。还原电位溶出法是利用还原剂的还原作用，将沉积在电极上的难溶化合物还原溶出。常用的还原剂有 Mn^{2+}、Na（Hg）和氢醌等。

与溶出伏安法相同，电位溶出法同样可分为富集和溶出两个步骤：第一步是在恒电位下对被测元素进行电解富集，通常以汞电极作为工作电极，选择合适的阴极电位，将溶液中金属离子预先电解富集并形成汞齐，反应式为：

$$M^{n+} + ne^- + Hg \longrightarrow M(Hg)$$

第二步与溶出伏安法不同，电解富集完成后，断开加在工作电极上的恒电位，靠化学试剂的氧化还原反应将被测元素溶出。常规电位溶出分析记录电位随时间变化的 φ-t 曲线，根据 φ-t 曲线的特征进行定性定量分析。微分电位溶出法记录 $d\varphi/dt$-t 曲线或 $dt/d\varphi$ - φ 曲线。氧化电位溶出法中，反应如下：

$$M(Hg) + mO_x \longrightarrow M^{n+} + m\,Red$$

式中，O_x 代表氧化剂，Red 代表还原产物。

溶出过程中，电位溶出时间 τ 与被测离子浓度的关系式为：

$$\tau = \frac{c_R}{c_{Ox}}\left(\frac{D_R}{D_{Ox}}\right)^{2/3}\tau_d \qquad (8\text{-}24)$$

式中，τ 为电位溶出时间，τ_d 为预电解富集时间；D_R、D_{OX} 分别为被测离子和氧化剂的扩散系数，c_R、c_{OX} 分别为被测离子和氧化剂的浓度。一定实验条件下，τ_d、D_R、D_{Ox} 与 c_{Ox} 均为定值，可得：

$$\tau = Kc_R \qquad (8\text{-}25)$$

即一定实验条件下，电位溶出时间与被测离子浓度成正比，此即电位溶出法定量分析的依据。被测物质的溶出电位由物质本身特性决定，不同金属的溶出电位各不相同，此为电位溶出

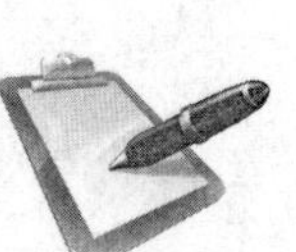

法定性分析的依据。

二、仪器装置和应用

1．仪器装置 与溶出伏安法相同，电位溶出分析同样采用三电极系统。常用的工作电极有玻碳电极、铂电极、汞电极和金电极等。参比电极多为饱和甘汞电极和银 - 氯化银电极。辅助电极多采用铂电极或金电极。

2．氧化剂 因许多氧化剂需要在适当的酸性介质中与被测离子发生反应，因此电位溶出分析多在酸性介质中进行。体系的酸度应保证氧化剂发挥效用，同时应避免 H_2 在富集电位下逸出。氧化剂的氧化能力应适中，还原后的产物不应干扰测定、黏度要小。

3．应用 电位溶出法可同时分析浓度范围相差较大的多个组分。已成功应用于测定水、食品、生物样本等各类基质中的多种元素，如 Hg、Bi、Cr、Cu、Zn、Pb、Cd、Sn、Sb、Tl、Ni、Co、Au、As、Ag、In、Mn、Te 等。

溶出伏安法和电位溶出法具有设备简单、分析速度快、灵敏度高、分析成本低等特点。被测物质由试液中被浓缩富集到微小体积的电极上，其浓度得到极大增加，所以测定灵敏度高，测定范围一般在 10^{-11} ~ 10^{-6} mol/L，某些物质的检出限可达 10^{-12} mol/L。溶出伏安法和电位溶出法已应用于几十种元素和多种有机物的测定，并且多种元素可同时测定，但这类方法的重现性较差，对实验条件的要求较严格。

第六节　电导分析法

电导分析是基于离子或离子团在变化电场中的迁移测定其导电能力，以求得试液中离子的浓度。以测量电解质溶液的电导为基础的分析方法称为电导分析法，包括直接电导法（direct conductometry）和电导滴定法（conductometric titration）。电导分析法的灵敏度较高。直接电导法可应用于离子色谱法的检测器。电导滴定法是利用滴定过程中发生的化学反应引起溶液电导的变化确定滴定反应终点的方法，与直接电导法相比，电导滴定法用途较广。

一、基本原理

在外加电场的作用下，溶液中的阳离子向阴极运动，阴离子向阳极运动，形成电流，溶液的导电能力即为电导。温度一定时，溶液的电导取决于溶液中离子的种类和浓度，若离子种类一定，溶液的电导与离子浓度成比例，依此可测定离子浓度，即直接电导法。具体操作为：将试液放在由固定面积和距离的两个铂电极构成的电导池中，测量溶液的电导（或电阻），确定被测物质的含量。

二、基本概念

（一）电导

电阻率为 10^2 ~ 10^6 Ω/cm 的物体为导体，电阻率为 10^8 ~ 10^{20} Ω/cm 的为绝缘体，电阻率介于二者之间的为半导体。根据导电机制的不同，导体可以分为固体导体（如金属和碳）和液体导体（如酸、碱、盐的溶液）两类。

固体导电是由于导体上的自由电子在电场作用下向电场方向反向移动的结果，液体导电则是溶液中的正负离子在电场作用下分别向两个电极移动的结果。一定温度下，一定浓度的电解质溶液的电阻 R（Ω）与电极间距离 L（cm）成正比，与电极截面积 A（cm^2）成反比，即

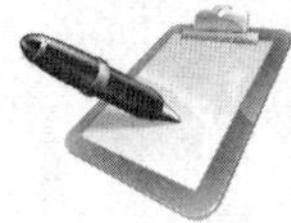

$$R = \rho \frac{L}{A} \tag{8-26}$$

式中的 ρ 为电阻率（resistivity），单位为欧 · 厘米（Ω · cm）。

液体导电的能力称为电导（conductance），等于其电阻的倒数，常用 G 表示，单位为西门子（Simens），简称西，用 S 或 Ω^{-1} 表示：

$$G = \frac{1}{R}$$

$$G = \frac{1}{R} = \frac{1}{\rho} \cdot \frac{1}{L/A}$$

式中的 $\frac{1}{\rho}$ 称为比电导，也称为电导率（conductivity），即两个面积均为 1 cm^2，相距 1 cm 的电极之间包含的 1 cm^3 电解质溶液的电导。电导率用 κ 表示，单位为西 / 厘米（S/cm）。

电导池装置一定时，L/A 为常数，称为电导池常数（conductance cell constant），用 θ 表示，可得：

$$G = \kappa \frac{1}{\theta} \tag{8-27}$$

（二）摩尔电导率

电解质溶液的电导是离子在电场中迁移产生的，离子浓度越大，所带电荷越多，电导率越大。摩尔电导率（molar conductivity，用 λ 表示）是指在相距 1 cm 的两平行电极间含有 1 mol 电解质溶液时的电导，可用于比较不同类型电解质溶液的导电能力。

摩尔电导率 λ 与电导率 κ 间关系为：

$$\lambda = \kappa \frac{1000}{c} \tag{8-28}$$

溶液的电导与电解质种类、浓度，以及电解质的离解度有关。摩尔电导率随溶液浓度的变化而变化。溶液越稀，溶液中离子间的影响越小。无限稀释时，摩尔电导率趋向恒定，达到最大值，称为无限稀溶液摩尔电导率。

三、电导的测量

电导是电阻的倒数，通过测量溶液的电阻可以得到溶液的电导。电导测量系统由电导池和电导仪组成。

（一）电导池

电导池一般以硬质玻璃或石英为材质制备容器，盛放样品溶液，其中插入一对面积和位置都固定的电极。测量电导时，浓溶液宜选用电导池常数小的电极，稀溶液适合选择电导池常数大的电极。电极多用铂光亮电极、铂黑电极和 U 型电极，也有采用镍和石墨等材料制成的电极。铂光亮电极适用于电解质浓度低即电导小的情况。铂黑电极是在铂光亮电极上涂上很细密的粉状铂黑制得，可避免极化现象，适用于电导较大的溶液的测定。U 型电极也可用于测量电导大的溶液。

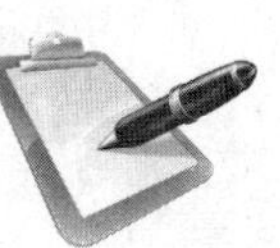

(二) 电导仪

电导仪通常使用交流电源，有利于减轻或消除极化现象，避免溶液组成改变。电导仪的测量电路分为电桥平衡式和分压式两种。目前使用最广泛的是根据分压原理设计的直读式电导仪。

(三) 电导率的影响因素

电解质溶液的电导率与溶液中电解质本身性质及溶液浓度有关。一定浓度范围内，迁移速率越大、价态越高、浓度越大的离子，电导率越大。表 8-3 列出了 KCl 溶液的电导率与浓度的关系。

表8-3　KCl溶液的电导率

浓度（mol/L）	电导率（S/cm）	
	18℃	25℃
1	0.09822	0.11180
0.1	0.01119	0.01288
0.01	0.001225	0.001413

离子间的相互作用力随着溶液浓度的增大而增大，电解质的解离度降低，电导率下降。浓度相同、组成不同的电解质溶液中，不同离子的电导率差别很大。

此外，外界条件也可影响电导的大小。如电导会随着温度的升高而增大。通常温度每升高 1℃，电导约增加 2% ~ 2.5%。因此，测量电导时需保持恒温。再者，空气中存在的杂质如 CO_2、NH_3 等溶于溶液后，也可影响溶液的电导。因此，测定时可先通惰性气体除去溶液中的杂质，以减少测定误差。

四、电导分析法的应用

溶液的电导是试液中所有离子作用的加和。因此，电导法可用于测定离子的总量。

1．钢铁中硫的分析　钢铁样在高温（1250 ~ 1350℃）的氧气流中燃烧，其中的硫会被氧化生成二氧化硫，随后加入过氧化氢将二氧化硫氧化成硫酸，硫酸溶液的电导率与其浓度成正比，据此可推算钢铁中硫的含量。

2．水质纯度测定　水质纯度的测定是电导法的主要应用之一。25 ℃时，超纯水电导率的理论值为 5.5×10^{-8} S/cm，实验室蒸馏水的电导率为 6×10^{-7} S/cm，海水的电导率一般大于 1×10^{-2} S/cm。因此，通过测定电导率可以初步判定水的纯度。水的电导率越低，表示其中的离子越少。但是水的电导率仅能反映出水中导电物质的含量，无法通过电导法判断水中的细菌、藻类、悬浮杂质及非离子状态的杂质对水质纯度的影响。

3．离子色谱仪检测器　电导检测器是离子色谱分析中最常用的检测器。采用离子色谱-电导检测法，可同时测定饮用水中的多种离子。

此外，电导法还常用于大气中有害气体的监测。用吸收液吸收二氧化硫、三氧化硫、二氧化氮等有害气体，可形成相应的酸或碱，根据通入气体前后电导的差值可计算气体含量。此外，还可应用于水中溶解氧和海水盐度的测定。

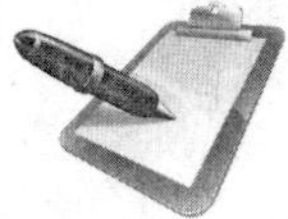

五、电导滴定法

电导滴定法是根据滴定过程中溶液电导的变化来确定滴定终点的一种分析方法。滴定过程中，滴定剂与被测离子生成水、沉淀或难离解的化合物，使溶液的电导发生变化，在化学计量点时滴定曲线上出现转折点指示滴定终点。电导滴定法的优点在于滴定过程中只需测量电导的相对变化，无需测量其绝对值。电导滴定法一般可用于酸碱滴定和沉淀滴定。与普通的滴定分析或电位滴定相比，电导滴定还可用于滴定极弱的酸（$K_a = 10^{-10}$）或碱，如硼酸、苯酚、对苯二酚，以及弱酸盐、弱碱盐等。以下介绍几种常见的滴定类型。

1．强碱滴定强酸 以 NaOH 滴定 HCl 为例，溶液中的 H^+ 与 OH^- 反应生成水，反应式为：

$$Na^+ + OH^- + H^+ + Cl^- = Na^+ + Cl^- + H_2O$$

滴定过程中 H^+ 数量不断减少，Na^+ 数量不断增加，由于 $\lambda_{H^+} \gg \lambda_{Na^+}$，所以溶液电导降低。滴定终点后因 Na^+ 和 OH^- 数量的增加，溶液电导迅速增大。在滴定终点时溶液中的离子仅有 Na^+ 和 Cl^-，溶液电导最低，因此得到的滴定曲线是 V 字形的曲线（图 8-7）。

2．强碱滴定弱酸 以 NaOH 滴定 HAc 为例。HAc 的离解常数较小，电导起始值较低。滴定开始时导电性差的 HAc 逐渐被导电性强的 NaAc 代替，使得溶液的电导逐渐增大。但由于 HAc 的离解产物形成同离子效应，会抑制弱酸离解，因此可观察到电导升高的速度较慢。随着强碱的加入，且 $\lambda_{OH^-} > \lambda_{AC^-}$，过量的电导率大的 OH^- 使得电导快速上升，出现转折点，此点即为化学计量点（图 8-8）。

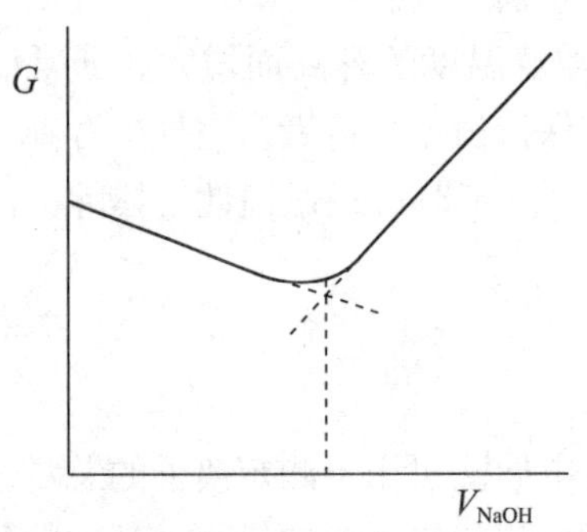

图 8-7 强碱滴定强酸的电导滴定曲线

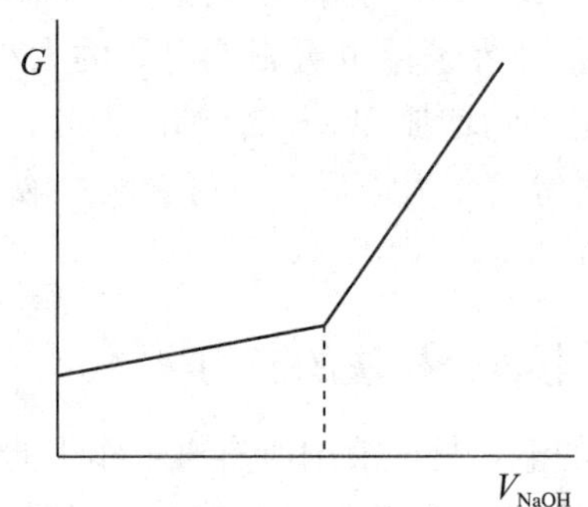

图 8-8 强碱滴定弱酸的电导滴定曲线

3．强碱滴定强弱混合酸 以 NaOH 滴定 HCl、HAc 为例，该滴定反应会形成两个转折点。加入 NaOH 后，H^+ 被消耗。由于 Na^+ 的摩尔电导率（50.1 S · cm²/mol）远小于 H^+ 的摩尔电导率（349.8 S · cm²/mol），使得溶液电导减小。当 HCl 被 NaOH 完全消耗后，NaOH 和 HAc 反应生成的强电解质 NaAc 使溶液电导逐渐上升，此时形成滴定曲线的第一个转折点，根据该点可计算混合酸中 HCl 的含量。HAc 被 NaOH 完全消耗后，若继续滴加 NaOH，由于 OH^- 的摩尔电导率较高（198 S · cm²/mol），过量的 OH^- 使溶液电导迅速提高，形成滴定曲线的第二个转折点。根据该点可计算 HAc 的含量。也就是说，用强碱滴定强弱混合酸时，第一个转折点相当于被滴定的强酸的化学计量点，两个转折点间的强碱体积之差相当于弱酸的量。电导滴定曲线如图 8-9 所示。

4．沉淀滴定 电导沉淀滴定法比电位沉淀滴定法应用更广泛，因为电位沉淀滴定必须找到适合的指示电极方可滴定。沉淀形成速度、溶解度大小、吸附作用及共沉淀等都会影响滴定的准确度。以 $AgNO_3$ 溶液滴定 NaCl 溶液为例：

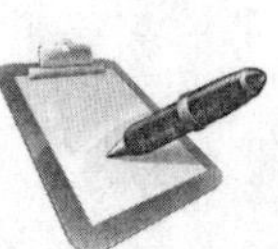

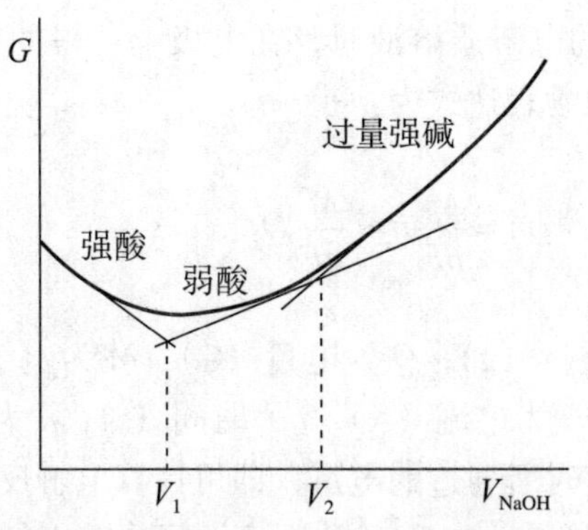

图 8-9 强碱滴定混合酸的电导滴定曲线

$$AgNO_3 + NaCl = AgCl\downarrow + NaNO_3$$

（摩尔电导：NO_3^- 71.5 S · cm²/mol；Cl^- 76.4 S · cm²/mol）

化学计量点之前，由于生成 AgCl 沉淀，溶液中 Cl^- 浓度不断降低，同时 NO_3^- 的量不断增加。由于两者的摩尔电导接近，在化学计量点前溶液电导无明显变化。化学计量点之后，过量的 Ag^+、NO_3^- 使电导快速上升并产生滴定曲线转折点即滴定终点（图 8-10）。

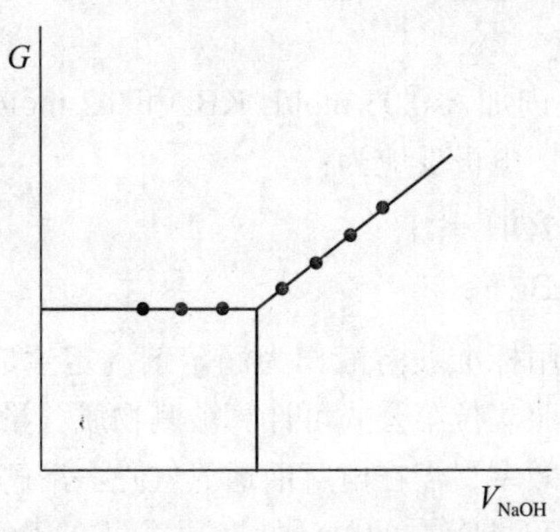

图 8-10 沉淀反应的电导滴定曲线

对于滴定法或电位法无适当的指示剂或指示电极的情况下，可采用电导滴定法进行分析。电导滴定法目前主要用于有色溶液的中和滴定、强弱混酸滴定，以及牛奶、油、酒中有机酸和无机酸的测定等。

第七节 库仑分析法

库仑分析法是以电解分析法为基础的一种电化学分析方法，是通过测量被测物质定量进行某电极反应所消耗的电量或者被测物质与某一电极反应的产物定量进行化学反应所消耗的电量来进行定量的分析方法。所以库仑分析法又称为电量分析法。

一、法拉第定律与电流效率

控制电位库仑分析法和恒电流库仑分析法是最经典的两种库仑分析法。

1. 法拉第定律 库仑分析法的理论基础是法拉第（Faraday）定律，包括两个内容：

（1）某物质在电极上析出产物的质量（m）与通过该体系的电量（Q）成正比；

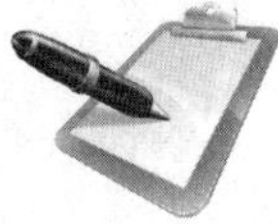

（2）相同电量通过不同的电解质溶液时，在电极上获得的各种产物的质量与它们的摩尔质量成正比。法拉第定律的数学表达式为：

$$m=\frac{M}{nF}it=\frac{M}{nF}Q \tag{8-29}$$

式中，m 为电解产物的质量（g）；Q 为电量（C）；M 为电解产物的摩尔质量（g/mol）；F 为法拉第常数，96485 C/mol；i 为电流（A）；t 为时间（s）；n 为电解反应中电子转移数。

依据上式，测量电解反应时所通过的电量，即可计算电解反应物质的质量。法拉第定律是库仑分析法的定量基础。法拉第定律本身不受温度、压力、电解质溶液浓度、电极和电池材料形状、溶剂性质等因素的影响。

2．电流效率 电流效率指的是电解被测物质所消耗的电量占电解总电量的百分数，理论上电流效率应为100%，但实际中很难达到。达到99.9%的电流效率即被认为实际可行。

二、控制电位库仑分析法

控制电位库仑分析装置由电解池、控制电位的恒定电位器和电量测量装置（即库仑计）三部分构成。分析时将工作电极电位调节到一个所需的数值并保持恒定，直到电解电流降为零，由库仑计记录电解过程所消耗的电量。若电流效率为100%，可依据消耗的电量计算被测物质的含量。

以电解 KBr 为例，在烧杯内加入 0.03 mol/L KBr 和 0.2 mol/L K_2SO_4（用于降低内阻），以铂电极为阴极，银电极为阳极，电极反应为：

铂电极：$2H_2O + 2e^- \longrightarrow 2OH^- + H_2$

银电极：$Ag + Br^- \longrightarrow AgBr + e^-$

电解时溶液 pH 值升高。用标准酸溶液作为滴定剂滴定生成的 OH^-，pH 计指示终点。根据消耗的酸量可计算电量，参照法拉第公式可计算被测物质含量。

库仑分析中为保证高电流效率，需在电解前通氮气除去溶解氧，有时还需在电解过程中始终隔绝空气。为去除电解质中可能存在的电活性杂质，可在比测定时负约 0.3 ～ 0.4 V 的阴极电位下进行预电解，直到电解电流已降至本底电流。在不切断电流的情况下加入一定体积的试样溶液，与库仑计连接，将阴极电位调至被测物质所需电位，电解至本底电流，计算整个电解过程中消耗的电量。

控制电位库仑分析法通过控制阴极电位进行电解，避免了副反应的发生，提高了方法的选择性和灵敏度，可测定微量或痕量物质。例如可测定含量低至 10^{-8} mol/L 的 Pb。

三、恒电流库仑分析法

1．基本原理 恒电流库仑分析法又称为“库仑滴定法”，通过恒电流电解在溶液内部生成滴定剂完成分析，滴定过程中需保证电极反应有100%的电流效率。库仑滴定法具有灵敏度和准确度高、分析范围广、易于实现自动化等特点。可测定无机物和有机物，包括有机氮化物、硫化物、烯烃、酚类等。凡是能与电生滴定剂迅速完成等物质的量反应的物质，都可以用库仑滴定法测定。

库仑滴定时一般会在电解液中加入大量的辅助电解质，以稳定产生电生滴定剂的工作电极的电位，确保滴定时达到100%的电流效率。

2．库仑滴定仪 包括电解系统和指示系统两部分。电解系统由恒电流电源、计时器和滴定池组成，一般采用晶体管恒电流发生器作为电源，可提供微安级电流。计时器可用电秒表或

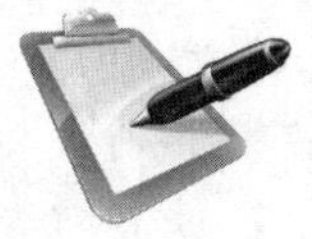

精密计时仪，接入电路中与电解电路同时开关。滴定池有多种形式，一般包括参比电极、指示电极和辅助电极，需置于底部有砂芯的玻璃套中，将电解系统的阴极和阳极隔开，避免两电极的产物相遇发生干扰，还需要有工作电极，用于产生电生滴定剂。

电生试剂可以在阳极也可以在阴极产生。例如，要生成 OH^- 作为碱滴定剂，需要以阴极为工作电极，阳极作为辅助电极。如果要生成 H^+ 作为酸滴定剂，则需以阳极作为工作电极，阴极作为辅助电极。由于氧化还原的反应物和生成物都存在于水溶液中，一般采用惰性金属电极。

3．指示系统 现代库仑分析仪可准确测定电流和时间，因此影响测定准确度的一个重要因素是能否找到灵敏准确的指示终点的方法。通常采用化学指示剂法、电位法和永停终点法指示终点，前两种方法简便可靠，最为常用。

（1）化学指示剂法：甲基橙、酚酞、百里酚蓝等常用化学指示剂均可用于库仑滴定的终点指示。例如，利用 Br^- 离电解后产生的 Br_2 与肼反应测定肼，反应结束后过量的 Br_2 可使甲基橙指示剂褪色，从而指示终点。在中和反应的库仑滴定中，酸碱指示剂也常用于指示终点。但由于指示剂需消耗一定量的库仑滴定剂，因此对测定痕量物质误差较大。

（2）电位法：在恒电流库仑滴定中，电位法指示终点的原理与普通电位滴定相同。例如用库仑滴定法标定盐酸的浓度，常用铂电极为阴极（工作电极），银电极为阳极（辅助电极），溶液中加入大量辅助电解质如 KCl，电极反应如下：

阳极：$Ag + Cl^- \longrightarrow AgCl + e^-$

阴极：$2H_2O + 2e^- \longrightarrow 2OH^- + H_2$

阴极上产生的 OH^- 作为电生滴定剂，中和溶液中的酸，以 pH 计指示终点。

第八节 电化学分析研究进展

近年来，电化学分析技术飞速发展，已广泛应用于分析化学、生命科学、环境科学等多个领域，化学修饰电极、超微电极等新技术、新应用不断涌现。

化学修饰电极是指将特定功能的分子、离子、聚合物等通过吸附、共价键合等化学方法固定在电极表面，实现特殊的功能。对电极进行化学修饰，是近年来电化学分析研究领域的热点问题。例如，在玻碳电极上通过吸附方式修饰上 8- 羟基喹啉，利用 8- 羟基喹啉能与重金属铊（Tl）生成疏水性螯合物这一特性，可有效提高电极的选择性富集效率，实现对人体内痕量 Tl 的分析。在玻碳电极上通过共价键合方式键合乙二胺四乙酸后，可显著提高该电极对 Ag^+ 的检测灵敏度。超微电极具有电极半径小（微米至纳米级）、电流密度大、平衡时间短、响应迅速等优势，在单分子分析及痕量物质检测等方面应用广泛。我国科学家研制了碳纤维束超微电极，并成功应用于头发中痕量铅的测定。

当前，电化学分析的发展呈现以下趋势：①关注生命体系中的电化学研究，探索生命活动过程中的电生理现象的电化学机制并测定参与生命过程的电活性分子；②发展对细胞各种行为影响和控制的电化学方法；③不断开发新型化学修饰电极，以提高电化学分析方法的灵敏度和选择性。

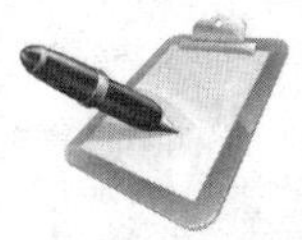

案例分析 8-1

第 8 章 案例分析及思考题、习题解析

直接电位法测定水中氟离子含量

氟是人体必需的微量元素之一，适量的氟有助于促进身体生长发育、维持钙磷代谢，以及预防龋齿。但人体过量摄入氟会影响体内钙磷代谢，形成氟化钙沉积于骨骼，导致氟斑牙、氟骨症等疾病。生活饮用水中氟的适宜浓度为 0.5 ~ 1.0 mg/L（以氟离子含量计算）。

某校预防医学专业学生小方正在完成水质检验实习作业，他了解到实习所在地居民的氟斑牙发病率高于其他地区，可能是当地水中氟元素含量过高所致。为了解当地水中氟含量水平，小方选择直接电位法测定水中氟离子含量。采集当地的河水、湖水和井水水样，将氟电极和饱和甘汞电极插入待测水样组成原电池，测定其电池电动势。定量方法采用标准曲线法和标准加入法。

标准曲线法：配制至少 5 个氟离子标准溶液（mg/L），分别吸取各溶液 10 ml 于 25 ml 烧杯中，底部加搅拌磁子持续搅拌，插入氟电极和饱和甘汞电极，按照由稀到浓的顺序依次测定其电池电动势（mV）。以氟离子浓度为横坐标，电池电动势为纵坐标，绘制标准曲线。准确量取经过滤净化的水样 5 ml，加入 5 ml TISAB，测定电池电动势，由标准曲线求得水样中氟离子含量（mg/L）。

标准加入法：准确量取经过滤净化后的水样 10 ml 于 25 ml 烧杯中，底部加搅拌磁子持续搅拌，再加入 10 ml TISAB，测定电池电动势 E_1（mV），然后加入小体积高浓度的氟离子标准溶液，搅拌均匀后再次测定电池电动势 E_2（mV），计算水中氟离子含量。

问题：

1. 测定标准系列时，为什么要按照由稀到浓的顺序测定？
2. 样品中加入 TISAB 的作用之一是调节 pH 值，测定氟离子时 pH 值应在哪个范围内？过高或过低有什么影响？
3. 标准曲线法和标准加入法各有哪些特点？
4. 除了采用电化学分析法，还有哪种方法可用于氟离子的测定？

思考题与习题

1. 电化学分析法中主要测量哪些电学参数？依据所测定的电学参数可以把电化学分析法分为几类？
2. 为什么在测定酸性溶液中活泼金属时，汞电极常被用作工作电极？
3. 采用直接电位法测定水中 F^- 时，需加入的 TISAB 包含哪些组分？每种组分起什么作用？
4. 溶出伏安法和电位溶出法的突出优势在哪里？
5. 电位溶出法与阳极溶出伏安法的主要区别在哪里？

（施致雄）

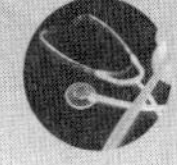

第九章 色谱分析法基础

某些仪器分析法适用于组成单一的样品的检测，而不适用于复杂混合物的分析。色谱分析法（chromatography）简称色谱法，是一种高效的分离方法，可以从混合物中分离出单一的组分。与其他常规的实验室分离方法，如沉淀法、萃取法、蒸馏法等相比，色谱法对于一些化学性质相似或组成复杂的混合物具有分离效率高、分析速度快、灵敏度高、选择性好等优点。因此，色谱法被广泛应用于各种类型的分析，尤其是在医药、环境、食品等领域的应用尤为普遍。

第一节 概 述

一、色谱法的由来

20 世纪初，植物学家茨维特在华沙大学研究叶绿素和其他植物色素的过程中发明了一种分离混合物的方法。他将固体碳酸钙颗粒（固定相，stationary phase）装填在一根玻璃管（色谱柱）中，然后从玻璃管顶部加入植物色素提取液，并用石油醚（流动相，mobile phase）淋洗。植物色素在碳酸钙柱上逐渐产生几条分离的平行色带，之后按色带颜色对色素成分进行分析。这种分离方法被命名为色谱法。其后，色谱法不仅用于分离有色物质，也被用来分离无色物质。

色谱法是利用组分在两相（固定相与流动相）间的分配差异来进行分离。假定样品中含有 A、B 两个组分，采用色谱法分离的一般过程如图 9-1 所示，在色谱柱中先填充固体颗粒（固定相）并以溶剂（流动相）淋洗，将含有组分 A、B 的样品溶液从色谱柱顶部加入。出口端的活塞打开后，组分 A、B 向下流入色谱柱，同时用溶剂从色谱柱顶部淋洗。组分 A、B 与固定相间相互作用的强弱会影响它们通过色谱柱的速度。如果组分 B 在固体颗粒上的吸附作用比组分 A 大，则 B 在固定相中的停留时间较长，在色谱柱上的移动速率比 A 慢，在 A 后面流出色谱柱，由此可实现两组分的分离。

二、色谱法的分类

色谱法中，固定相是指填装在色谱柱中相对不移动的物质，可以是固体或液体。如果是液体，可以机械涂渍在载体颗粒表面，也可以共价结合于载体颗粒表面或附着在空心毛细管的内壁上。载体一般采用具有化学惰性且表面积较大的固体颗粒，也可以是平面的，如纸、玻璃板、塑料板等。若色谱过程在平面的固定相内进行，称为平面色谱法（flat bed chromatography）。以滤纸为载体的平面色谱法称为纸色谱法（paper chromatography）。固定相涂铺在玻璃板或塑料板上的平面色谱法称为薄层色谱法（thin layer chromatography）。

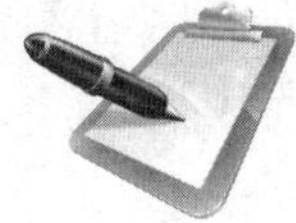

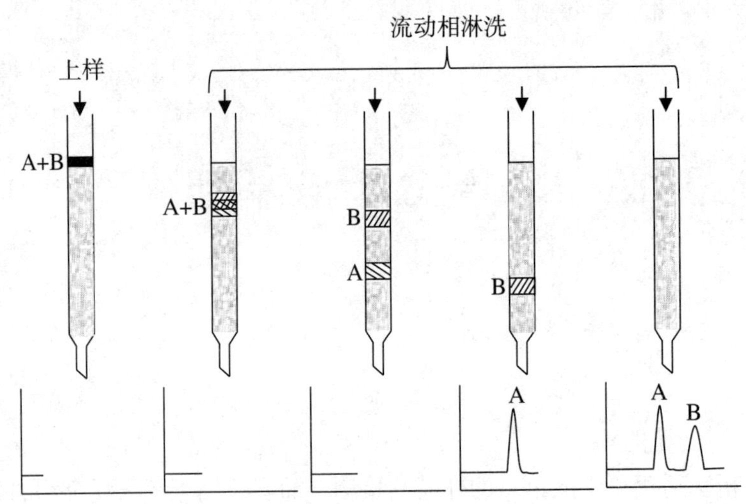

图 9-1　色谱法分离过程示意图

如果将固定相封装在柱管里，则称之为柱色谱法（column chromatography）。其中，如果在色谱柱中紧密地填充载体颗粒，固定液附着在载体表面，称为填充柱色谱法；如果色谱柱内没有载体，固定液附着在色谱柱内壁上，则称为空心柱色谱法。

色谱法中，流动相可以是气体、液体或超临界流体，其作用是携带样品由色谱柱入口端流动到出口端。气体为流动相的称为气相色谱法（gas chromatography，GC），液体为流动相的称为液相色谱法（liquid chromatography，LC），超临界流体为流动相的称为超临界流体色谱法（supercritical fluid chromatography，SFC）。

根据分离原理的不同，色谱法又可做如下分类。

1．吸附色谱法（adsorption chromatography） 是指以固体吸附剂为固定相，液体或气体均可作流动相。固定相对不同组分的吸附作用有所不同，从而实现分离。

2．分配色谱法（partition chromatography） 固定相是一层很薄的高沸点液体包覆或共价结合在固体载体表面。以不同极性的溶剂为流动相，依据不同组分在流动相和固定相的溶解度不同，在两相之间分配性能的不同而分离。

3．离子交换色谱法（ion exchange chromatography，IEC） 固定相是离子交换剂，特定的阴、阳离子团［如—SO_3^-或—$N(CH_3)_3^+$］结合在固体载体上。依据各种离子组分与离子交换剂上表面带电荷的基团进行可逆性离子交换能力的差别而进行分离。

4．分子排阻色谱法（molecular exclusion chromatography，MEC） 又称尺寸排阻色谱法。根据分子尺寸大小来分离被测组分。固定相是有一定孔隙分布的多孔性物质，大分子不能进入孔隙而较快地流出色谱柱。小分子会进入孔隙，因此需要更多体积的流动相洗脱方能流出。其间没有被分离组分与固定相之间的相互吸引作用。

5．亲和色谱法（affinity chromatography，AC） 是色谱法中选择性较强的一种，利用被分离组分与固定相上共价结合的基体的特异性亲和作用来进行分离。例如，基体可以是某一特定蛋白质的抗体。当含有多种蛋白质的混合组分流经色谱柱时，不同程度的亲和作用使各种蛋白质与固定相上抗体的结合力不同，从而将特定蛋白质与其他蛋白质分离。

三、色谱法的特点

与化学分析中常用的经典分离方法相比，色谱分析法具有更高的分离效率，应用范围广。一次分析即可分离数百种物质，一些难以分离的手性物质或同系物也可以用色谱分析法进行分

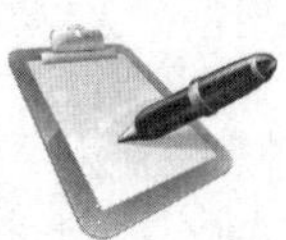

离。样品用量少，分析型色谱柱的进样量只需要 1 ～ 100 μl。检测灵敏度高，连接在色谱柱后的检测器通常具有高选择性和高灵敏度。色谱分析法种类多，气相色谱法适合气态或低沸点物质的测定，高效液相色谱法适用于沸点较高的物质的测定，离子色谱法适合可解离的化合物的测定。几种色谱方法相辅相成，使色谱分析法得到广泛的应用。

第二节　色谱分析的基本术语

一、色谱图

色谱分析的结果通常以色谱图的形式给出。色谱图是指被测物质流出色谱柱进入检测器后，检测信号随时间（或流动相体积）变化的曲线。曲线上突起的部分称为色谱峰，如果各组分完全分离，每个色谱峰对应从色谱柱中洗脱出来的一个组分。单组分色谱图如图 9-2 所示，与色谱图相关的术语和关系式如下。

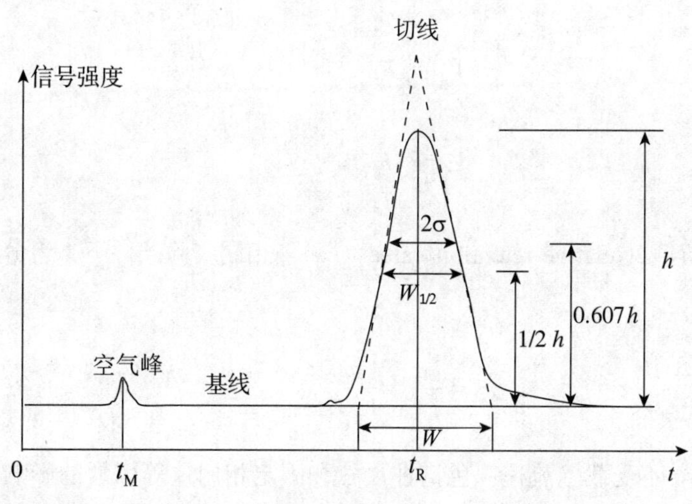

图 9-2　色谱图

1．基线（base line） 指仅有流动相通过检测器时，检测器所检测并记录的信号曲线。理想的基线应是一条平行于横轴的直线，若基线上下波动称为噪声。基线水平反映了仪器的噪声水平。

2．保留值 当仪器的操作条件不变时，任何物质的色谱峰总是出现在色谱图的固定位置，即有一定的保留值，通常用保留时间和保留体积来表示，可用于定性分析。

（1）保留时间（retention time，t_R）：是指组分从进样开始，到检测器出现最大信号所需的时间。

（2）死时间（dead time，t_M）：是指不被固定相保留的组分的保留时间，即流动相流过色谱柱所需的时间。

（3）调整保留时间（adjusted retention time，t_R'）：减去死时间的保留时间。

$$t_R' = t_R - t_M \tag{9-1}$$

组分与固定相之间的作用越强，组分被固定相滞留的时间越长，即保留时间越长。如果组分没有被固定相滞留，则它将在最短时间内流出色谱柱。在相同的色谱操作条件下，每个组分

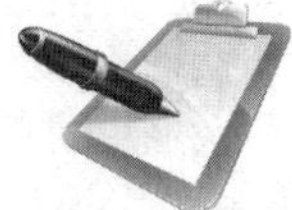

有确定的保留时间，此为色谱法定性的基础。死时间相当于组分在流动相中停留的时间，一定色谱条件下，试样中各组分的死时间是相同的。调整保留时间排除了不与固定相作用的流动相等因素对保留值的影响，可以更直接地用来比较组分与固定相之间相互作用的大小，也可用于色谱法的定性分析。流动相的流速可影响保留时间，相同组分可能由于流速的变动而有不同的保留时间。

（4）保留体积（retention volume，V_R）：组分从进样到出现最大峰时所需的流动相体积。

（5）死体积（dead volume，V_M）：不被固定相滞留的组分的保留体积。也是从进样开始到流出检测器的流路中没有被固定相填充的空隙总体积，包括固定相颗粒与颗粒之间的空隙及管道连接和检测器内部容积的总和。

（6）调整保留体积（adjusted retention volume，V_R）：减去死体积的保留体积。

$$V_R' = V_R - V_M \tag{9-2}$$

V_R、t_R、V_M 和 t_M 的值与流动相的流速 F_c（ml/min）有关，存在如下关系：

$$V_R = t_R F_c \tag{9-3}$$

$$V_M = t_M F_c \tag{9-4}$$

（7）相对保留值（relative retention value，r_{21}）：相同实验条件下，组分 2 与组分 1 的调整保留时间的比值。

$$r_{21} = \frac{t_{R_2}'}{t_{R_1}'} = \frac{V_{R_2}'}{V_{R_1}'} \tag{9-5}$$

相对保留值 r_{21} 不受载气流速、色谱柱尺寸和固定相用量等因素的影响，只与温度、固定相种类有关，常用作定性参数。选择一个组分作为标准，其他组分与标准组分的相对保留值可作为定性的依据。

另外，r_{21} 也反映了固定相对两组分的选择性，称为选择性因子。当 $r_{21} = 1$ 时，两组分在色谱图上的色谱峰完全重叠，色谱柱对两组分没有选择性，无法分离。

3．峰高和峰面积　可用于定量分析。

（1）峰高（peak height，h）：从色谱峰的最高点到峰底之间的距离。

（2）峰底（peak base）：从色谱峰的起点到终点之间连接的线段。

（3）峰面积（peak area，A）：色谱峰与峰底所包围的面积。

4．区域宽度　色谱峰存在一定的区域宽度，其大小反映了色谱分离过程中动力学因素的影响，是衡量色谱柱柱效的重要参数之一。区域宽度越小，柱效越好，分离效果越好。可用标准偏差、峰宽和半峰宽表示区域宽度。

（1）标准偏差（standard deviation，σ）：色谱峰两侧的拐点间距离的一半。也是峰高 0.607 倍处的色谱峰宽度的一半，表示流出色谱柱后组分的分散程度。σ 值越大，表明流出的组分越分散，分离效果越差。

（2）峰宽（peak width，W）：色谱峰两侧的拐点处做切线，与峰底相交两点之间的距离。

（3）半峰宽（peak width at half height，$W_{1/2}$）：色谱峰高一半处做平行于峰底的平行线，与色谱峰两侧的交点之间的距离。

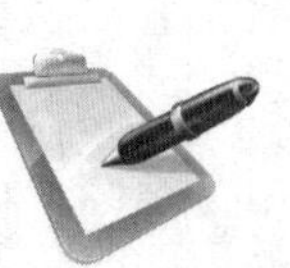

峰宽与半峰宽之间的关系：$W=4\sigma$；$W_{1/2}=2.354\sigma$。

色谱图反映了组分在色谱分离过程中所受的热力学因素和动力学因素的综合影响，是色谱法定性和定量分析的基础和依据。由色谱图中可以看出：

①色谱图中混合物色谱峰的数量、位置和高度等信息共同构成了其独有的特征化学信息，有助于从总体上分析和判断混合物的组成。

②色谱图中组分的保留值（保留时间和保留体积）反映了组分之间化学结构和性质的差异，相同实验条件下与标准品的保留值进行比较，可以对组分进行定性分析。

③色谱法可以提供混合物样品中组分的定量信息。采用校准曲线法，通过比较被分析物与标准品的峰高或峰面积，可以进行定量分析。

④色谱图中组分的峰宽可反映柱效。峰宽越小，表明流出的组分越集中，柱效越高。

二、分配系数和分配比

被测组分在色谱柱中的保留行为通常由被测组分（溶质）与流动相和固定相之间的分子间相互作用决定，如色散力、偶极 - 偶极作用、氢键作用力等。相互作用越强，保留时间越长。这些分子间作用力比化学键弱得多，但它们对化合物的沸点、溶解度和在两相之间的分配起着至关重要的作用。

一定温度和压力条件下，溶质在固定相与流动相之间达到分配平衡，溶质在固定相和流动相的有效浓度的比值称为分配系数 K：

$$K=\frac{c_S}{c_M} \tag{9-6}$$

式（9-6）中，c_S 与 c_M 分别表示平衡时固定相和流动相中溶质的有效浓度。K 值越大，说明该组分与固定相间作用越强，此组分的保留时间 t_R 更长、保留体积 V_R 更大。不同组分可以通过色谱法分离的首要条件是它们具有不同的保留值，即不同组分在固定相和流动相中分配时具有不同的分配系数 K，差异越大，越容易实现分离。K 由组分、固定相和流动相的性质及温度决定，与色谱柱中固定相与流动相的体积无关。K 值的测定比较麻烦，需要分别测定流动相与固定相中溶质的有效浓度。

分配比 k 也可用于描述色谱柱对被分离组分的保留能力。分配比又称为容量因子（capacity factor）或保留因子，是指一定温度和压力下，被测组分在固定相与流动相中达到分配平衡时的质量比（或物质的量之比）：

$$k=\frac{m_S}{m_M} \tag{9-7}$$

与分配系数 K 相同，分配比 k 也反映了被测组分与流动相和固定相之间的相互作用。k 值越大，固定相中的被测组分质量越多，保留时间越长。k 值可以根据下式进行计算：

$$k=\frac{t'_R}{t_M} \tag{9-8}$$

被测组分的 t'_R 与 t_M 值可从色谱图上查得，计算时，要注意取相同单位。分配比 k 是一个无单位的比值，不受流动相流速的影响。色谱柱对被分离组分的保留时间应为相应的死时间的 $k+1$ 倍：

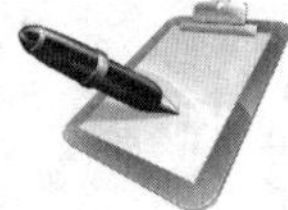

$$t_{\mathrm{R}}=(k+1)\,t_{\mathrm{M}} \tag{9-9}$$

将 $m_{\mathrm{S}}=c_{\mathrm{S}}V_{\mathrm{S}}$ 和 $m_{\mathrm{M}}=c_{\mathrm{M}}V_{\mathrm{M}}$ 代入式（9-7），即可得到分配比 k 与分配系数 K 之间的定量关系：

$$k=\frac{c_{\mathrm{S}}V_{\mathrm{S}}}{c_{\mathrm{M}}V_{\mathrm{M}}}=K(\frac{V_{\mathrm{S}}}{V_{\mathrm{M}}})=\frac{K}{\beta} \tag{9-10}$$

V_{S} 与 V_{M} 分别为色谱柱中固定相与流动相的体积，V_{M} 与 V_{S} 之比为相比（phase ratio），一般用 β 表示。当色谱柱制备完成后，相比是一个固定值。

式（9-10）表明分配比 k 不仅与分配系数 K 相关，也受到相比的影响。

三、分离度

分离度（resolution，R）是相邻色谱峰的峰距离（Δt_{R}）与两峰的平均峰底宽（W_{av}）的比值（式 9-11），能真实反映组分在色谱柱上的分离情况，是总分离效能指标。相邻两组分保留时间之差反映了固定相对两组分的热力学性质的差别；色谱峰的宽度可反映色谱分离过程中动力学因素的影响和柱效的高低。

$$R=\frac{\Delta t_{\mathrm{R}}}{W_{\mathrm{av}}}=\frac{t_{\mathrm{R}_2}-t_{\mathrm{R}_1}}{(W_1+W_2)/2}=\frac{0.589\Delta t_{\mathrm{R}}}{W_{1/2\mathrm{av}}} \tag{9-11}$$

$W_{1/2\mathrm{av}}$ 为平均半峰宽，因为半峰宽 $W_{1/2}$ 比峰底宽 W 更容易测量，故多用半峰宽计算分离度。

R 的最小值可以是 0，即两个相邻色谱峰完全重合，两组分无法分离。相邻的色谱峰分离得越完全，分离度 R 越大。当 $R=0.8$ 时，相邻两个峰的分离程度可达 89%；当 $R=1$ 时，相邻两峰的分离程度为 98%；$R=1.5$ 时，相邻两个峰的分离程度可达 99.7%。因此，通常将 $R\geqslant 1.5$ 作为两个峰基线分离的标准。

第三节　色谱分析的基本理论

一、塔板理论

马丁（Martin）和辛格（Synge）在精馏塔的经验启发下，提出了塔板理论。精馏是分离挥发性物质的有效方法。精馏塔分为几部分，每一部分为一个塔板，在每个塔板中冷凝液体和蒸气相互达到平衡。塔板越多，平衡步骤越多，具有不同沸点的化合物的分离就越好。同样，在色谱分离过程中，假设色谱柱被分成若干等长的小段（称之为塔板）。每个塔板中，被测组分在流动相和固定相之间达到分配平衡。组分在色谱柱上的保留可以描述为理论上分配平衡的次数。平衡次数（理论塔板）越多，组分流出的色谱峰宽越窄，混合物组分更容易被分离。组分的保留值可影响其峰宽，越晚流出的色谱峰宽越宽。由于色谱柱的塔板数很多，组分的分配系数即使差异很小也可能得到很好的分离。

理论塔板数（theoretical plate number，n）可用于比较不同组分的谱带展宽，评价柱效。n 的数学定义式如下：

$$n=(t_{\mathrm{R}}/\sigma)^2 \tag{9-12}$$

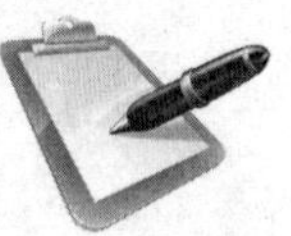

标准偏差 σ 可用来描述色谱峰的宽度。将色谱峰的峰底宽 W 和半峰宽 $W_{1/2}$ 与标准偏差 σ 的关系式 $W=4\sigma$ 和 $W_{1/2}=2.354\sigma$ 代入式（9-12），可得：

$$n=16(\frac{t_R}{W})^2 \text{ 或 } n=5.54(\frac{t_R}{W_{1/2}})^2 \tag{9-13}$$

保留时间和峰宽的测量单位可以是时间、长度或体积单位。计算时，应注意两者的单位必须相同。n 没有单位。n 越大，柱效越高，色谱系统产生的色谱峰越窄。如果色谱柱的柱长为 L，理论塔板数为 n，则理论塔板高度 H 是指固定相中被分离组分进行一次分配平衡所需要的色谱柱长度。理论塔板高度越小，峰宽越窄。

$$H = L/n \tag{9-14}$$

如果将公式中的保留时间 t_R 替换为调整保留时间 t_R'，可以计算出有效塔板数和有效塔板高度：

$$n_{有效}=5.54(\frac{t_R'}{W_{1/2}})^2=16(\frac{t_R'}{W})^2 \tag{9-15}$$

$$H_{有效}=\frac{L}{n_{有效}} \tag{9-16}$$

不同物质在流动相和固定相之间达到分配平衡的速率不同，因此不同物质具有不同的塔板高度和塔板数。用塔板高度或塔板数表示柱效时，必须说明对何种物质而言。另外，柱效越高，越有利于分离，但是它不能表示被分离组分的实际分离效果。因为两组分在该色谱柱上的分配系数如果无差异，无论 n 有多大，也无法分离。

例 9-1：某物质的保留时间为 400.0 s，半峰宽为 8.0 s，色谱柱长为 12.2 m，理论塔板数和理论塔板高度为多少？

解：$n=5.54(\frac{t_R}{W_{1/2}})^2=1.39\times10^4$；$H=\frac{L}{n}=0.88$（mm）

二、速率理论

Van Deemter 在研究气 - 液色谱时提出了速率理论。他借鉴了塔板理论中塔板高度（H）的概念，H 值越小，组分流出峰越窄。从动力学角度研究了在色谱分离过程中影响塔板高度的因素，提出色谱峰变宽是色谱柱中不规则的流动路径、溶质的扩散以及溶质在流动相和固定相之间缓慢的平衡速度三方面因素综合作用的结果（图 9-3）。Van Deemter 方程给出了上述三种谱带展宽机制对塔板高度的影响：

$$H = A + B/u + Cu \tag{9-17}$$

式（9-17）中，参数 A、B/u、Cu 分别表示涡流扩散项、分子扩散项和传质阻力项，与色谱柱规格、固定相、流动相和温度有关。u 为流动相的流速，通常以 ml/min 或 cm/s 为单位。

1．涡流扩散项（eddy diffusion，*A*）　如图 9-3 所示，当色谱柱中填充了固定相颗粒时，会产生多种移动路径。有些溶质分子可能会以最直接的直线路径流出色谱柱，而某些组分分子则可能随着流动相随机撞到固定相颗粒而改变运动方向，甚至可能产生紊乱的涡流，移动的路

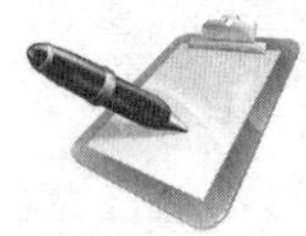

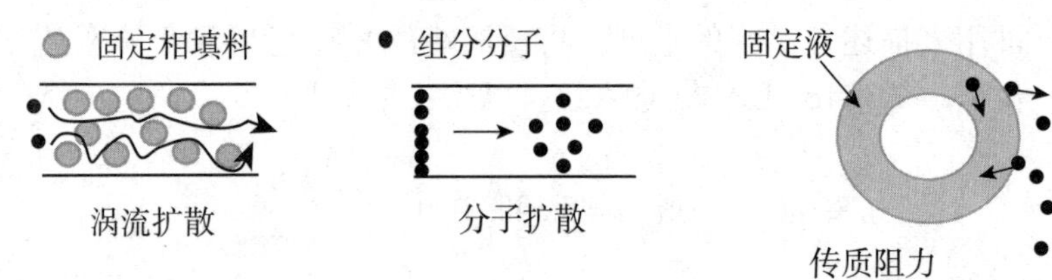

图 9-3 峰展宽机制的示意图

径更为曲折。因此，同时进入色谱柱的组分分子，其流出色谱柱的时间可能不同，从而导致谱峰的展宽。涡流扩散不受流动相性质和流速的影响，但是色谱柱填充的均匀程度和载体颗粒的大小、均匀性和形状对涡流扩散有较大的影响。

$$A = 2\lambda d_p \tag{9-18}$$

式中，λ 为固定相填充不规则因子，d_p 是色谱柱中固定相颗粒的平均直径。对于空心毛细管柱（内表面附着固定相的毛细管），涡流扩散项为零。

2．分子扩散项（molecular diffusion，*B/u*） 进样时试样中被测组分集中在色谱柱前端很短小的空间，组分随流动相向前移动的过程中，由于存在浓度差，组分分子从中心沿色谱柱方向，向前、后扩散，导致组分分子不能同时到达检测器，产生色谱峰的展宽，又称为“纵向扩散”，如图 9-3 所示。分子扩散系数 B 受以下因素影响：

$$B = 2\gamma D_m \tag{9-19}$$

式中，γ 为路径弯曲因子。由于固定相填充颗粒使组分分子在色谱柱内的扩散路径弯曲而引起的对扩散的阻碍作用。对于填充柱，γ 为 0.5 ～ 0.7。对于空心毛细管柱，$\gamma \approx 1$。

D_m 为组分在流动相中的扩散系数（diffusion coefficient），单位为 cm^2/s。对于组分来说，D_m 取决于流动相分子大小、流动相类型、环境温度、柱压等因素。组分在气体中的扩散系数是液体中的 10^5 倍。因此，液相色谱中，分子扩散项引起的塔板高度的增加是很小的。而在气相色谱中，分子扩散项的影响很大，由此引起的谱峰展宽很明显。气相色谱中的扩散系数 D_g 与载气分子量的平方根成反比。

色谱分析过程中，流动相的流速较大时，组分在色谱柱中停留的时间相对较短，扩散时间也较短。因此流速越快，H 越小，色谱峰形越尖锐。气相色谱中，为减小分子扩散的影响，应采用较高的载气流速，较低的柱温，分子量较大的气体为载气。

3．传质阻力项（mass transfer resistance，*Cu*） 被分离组分在两相间溶解、扩散、转移的过程称为传质过程，影响传质过程进行的阻力即为传质阻力。传质阻力使组分不能迅速在固定相和流动相间达到动态分配平衡。色谱柱中，组分随流动相流过固定相时，如果不能足够快地在两相间达到平衡，则固定相中的溶质往往会落后于流动相中的溶质。由此产生的色谱峰展宽取决于两相间的传质的有限速率，当流速增加时，组分更难瞬间达到动态分配平衡，色谱峰展宽会更加严重。

在气 - 液色谱中，传质阻力系数 C 包括流动相传质阻力系数 C_m 和固定相传质阻力系数 C_s：

$$C = C_m + C_s \tag{9-20}$$

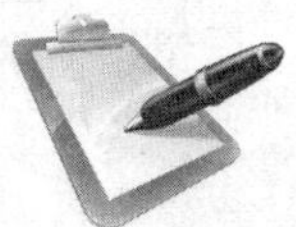

流动相为气体时，流动相传质阻力（C_g）是由于组分在气相和液相界面进行浓度分配时速率较慢，一些分子还未进入固定相就随载气前行，从而产生色谱峰展宽。从气相进入液相界面所需时间越长，则传质阻力越大，峰展宽越严重。对于填充柱：

$$C_g = \frac{0.01k^2}{(1+k)^2} \cdot \frac{d_p^2}{D_g} \tag{9-21}$$

式中，k 为分配比，d_p 为填充固定相颗粒的平均直径，D_g 为组分在气体流动相中的扩散系数，与载气分子量和温度有关。采用小粒径固定相和小分子量的载气（如 H_2）可减少 C_g，减小色谱谱峰展宽。提高柱温可提高扩散系数 D_g，但是分配比 k 会减小。

固定相传质阻力（C_l）是由于溶质分子渗入固定相内层的深度不同，再扩散回表面进行质量交换时所受到的阻力，由此产生色谱峰展宽。两相间传质的速率随温度的增加而增加。

$$C_l = \frac{2}{3} \cdot \frac{k}{(1+k)^2} \cdot \frac{d_f^2}{D_l} \tag{9-22}$$

式中，d_f 为固定液的厚度，D_l 为组分在固定液中的扩散系数。采用比表面积较大的载体可使固定液涂布得更薄。提高柱温可使 D_l 增大，但是 k 降低，因此柱温并不是越高越好。使用低黏度的固定液可增大 D_l。

综上所述，速率理论揭示了色谱柱的种类（毛细管柱或填充柱）、色谱柱填充均匀程度、填料粒径大小、固定相载体的性质、载气种类和流速、固定液液膜厚度及柱温等多种因素对柱效的影响，Van Deemter 方程是选择色谱分离操作条件的依据。有些影响因素的作用是互相制约的，例如载气流速的影响。图 9-4 为塔板高度与载气线速度的关系图，纵向扩散导致的色谱峰展宽与流速成反比，而物质传质的有限速率导致的色谱峰展宽与流速成正比，如此就存在一个最佳流速，此时理论塔板高度最小，色谱峰展宽最小，分离达到最优化。

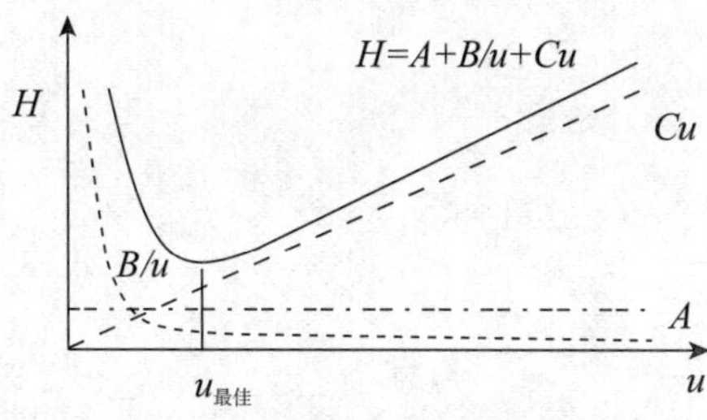

图 9-4　载气线速度与塔板高度的关系

三、柱外谱带展宽

Van Deemter 方程描述了溶质在通过色谱柱时各种因素对色谱峰展宽的影响。色谱柱外的连接管路太长或色谱柱前后的进样器与检测器死体积太大时，色谱峰在色谱柱外也会发生展宽。另外，进样量大、进样速度慢等进样技术问题也可能导致开始时的色谱峰宽增加，造成色谱峰展宽。

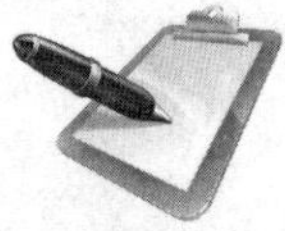

思考题与习题

第 9 章 思考题与习题解析

1．是什么影响了保留值？

2．已知理论塔板数为 1.39×10^4，在 600 s 流出的化合物的峰宽是多少？

3．如果色谱柱的理论塔板数很大，两个难分离的组分是否就一定能完全分离？为什么？

4．如果相对保留值 r_{21} 大于 1.5，两个组分是否能完全分离？为什么？

5．色谱法按流动相和固定相的不同如何分类？

（许珺辉）

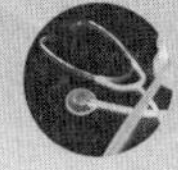

第十章 气相色谱法

气相色谱法是以气体（载气）为流动相，利用色谱柱实现混合物分离的分析技术。现已发展成为一种高度成熟且广泛应用的分析方法。

第一节 概 述

气相色谱法，作为一种分离分析技术，其创立和发展在分析化学史上具有里程碑式的意义。英国科学家 Archer Martin 和 Richard Synge 等在 1941 年创立了液 - 液分配色谱法。1950 年，Martin 和 Anthony James 使用硅藻土助滤剂为载体，硅油为固定相，气体为流动相，实现了对脂肪酸的精细分离。1952 年，他们又成功地研究了在惰性载体表面上涂渍一层均匀的有机化合物液膜，并以此作为固定相，气体作为流动相，创立了气相色谱法中应用极为广泛的气 - 液色谱法。气 - 固色谱法的出现可以追溯到第一次世界大战之前，选择性吸附被用于分离防毒面具中的气体和蒸气。真正开创现代气 - 固色谱法的科学家是 Innsbruck 大学的 Dr. Erika Cremer、Fritz Prior 和 Roland Müller，他们在 1945—1950 年间研发了一系列载气装置、进样装置、分离柱和热导池检测器，应用于乙炔、乙烯等混合物的测定。1953 年，捷克科学家 Jaroslav Janák 进一步发展了气 - 固色谱法，使气体分析有了新突破。科学家们的卓越贡献使得气相色谱法正式登上化学分析的舞台。

美国学者 Marcel Galoy 于 1956—1958 年发明了高分离效能的毛细管色谱柱，标志着全新的毛细管气相色谱法的诞生，此后气相色谱法的应用得到飞速发展。1979 年，Raymond Dandeneau 和 Ernest Zerenner 提出的弹性石英毛细管色谱柱以及随后研发的多种优良的毛细管色谱固定相和毛细管壁处理工艺，更是对毛细管柱色谱法的蓬勃发展起到十分重要的作用。

1954 年，我国科学工作者开展了气相色谱的研究工作，中国科学院大连化学物理研究所先后做出了我国气 - 固色谱法、气 - 液色谱法填充柱和毛细管柱的首张色谱图。此后，科学家们发明了各种气相色谱检测器，色谱技术更加完善。

20 世纪 70 年代后期，气相色谱的发展趋于成熟。经过几十年的飞速发展，联用技术以及多维气相色谱等技术的出现，极大拓展了气相色谱法的应用。气相色谱法及其联用技术在石油化工、环境科学、食品工业、药物和临床分析、预防医学等领域应用广泛，已成为不可或缺的现代仪器分离分析方法。

一、气相色谱法的分类

1. 根据固定相的物态分类 可分为气 - 固色谱法（gas-solid chromatography，GSC）和气 - 液色谱法（gas-liquid chromatography，GLC）。GSC 以固体吸附剂作为固定相，主要用于分离永久性气体和低沸点化合物；GLC 的固定相为液体（又称固定液），多以涂渍在惰性载体表

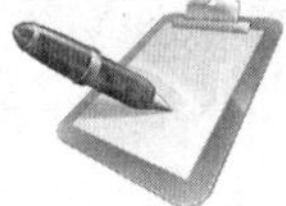

面或毛细管内壁上的高沸点有机物作为固定相。比较而言，GLC 的固定液种类多，选择性好，比 GSC 应用更为广泛。

2．根据分离原理分类 利用组分在流动相和固定相之间的分离原理不同可分为吸附色谱法和分配色谱法。吸附色谱法是利用吸附剂对组分的吸附性能不同实现分离，例如烃类气体的分析，可采用分子筛作为吸附剂。气 - 固色谱法属于吸附色谱法。分配色谱法是以组分在固定相和流动相之间分配的溶解度差异为原理进行分离，气 - 液色谱法属于分配色谱法。

3．根据色谱柱内径大小和长度不同分类 可分为填充柱色谱法和毛细管柱色谱法。填充柱内径为 2 ～ 4 mm，长度为 1 ～ 10 m；毛细管柱内径为 0.25 ～ 0.53 mm，长度一般为 25 ～ 100 m。填充柱色谱法是气相色谱法发展的基础，毛细管柱色谱法的分离效能更高，分析速度更快。

为提高组分的分离效能和选择性，已发展出程序升温气相色谱法、裂解气相色谱法、顶空气相色谱法、多维气相色谱法等多种色谱方法。其中，程序升温气相色谱法适用于沸程范围较宽的试样的分析。

二、气相色谱法的特点

气相色谱法具有分离效能高、选择性好、灵敏度高、分析速度快、操作相对简单、应用范围广等特点。适用于沸点低、易挥发、对热稳定的有机物和部分无机物的分析，但不适用于高沸点、难挥发、热稳定性差的物质的分析。

气相色谱法采用高性能的毛细管色谱柱，一次进样即可实现数百种有机物的有效分离；使用高灵敏度的检测器，可以检出 10^{-13} ～ 10^{-11} g 的物质；分析快速，通常在几分钟到几十分钟内即可完成试样的分析；应用范围广，除可应用于分析气体试样外，也可分析易挥发或可转化为易挥发物的液体或固体试样。一般来说，沸点低于 500 ℃且热稳定性好的物质，原则上都可采用气相色谱法进行分析。气相色谱法所能分析的有机物，约占全部有机物的 15%～ 20%。近年来裂解色谱法、全二维气相色谱法以及气相色谱 - 质谱联用等方法的应用，有效扩展了其适用范围。

第二节　气相色谱仪

自从 1954 年推出第一台商品气相色谱仪以来，气相色谱仪已发展成为应用最广的分离分析工具之一。气相色谱仪的种类和型号很多，性能各异，但其测定原理、仪器结构组成基本相同。

一、仪器结构

气相色谱仪一般由气路系统、进样系统、分离系统、检测系统和数据采集及处理系统五部分组成。

1．气路系统 气相色谱仪的气路系统是一个载气连续运行的密闭管路系统，其作用是提供流量稳定的高纯气体（载气或辅助气），包括气源（气体钢瓶或气体发生器）、气体净化装置、气体流量控制和测量装置等。气源分载气和辅助气两种。载气携带气化后的样品经色谱柱分离到达检测器，辅助气则提供检测器燃烧或吹扫用气体（依检测器需要可用氢气、空气）。净化器的主要作用是去除气体中水分、氧气或烃类物质，以保证分析结果的稳定性，延长色谱柱寿命和减少检测器噪声。从气源出来的气体需经减压阀、稳压阀、稳流阀、调流阀等阀件系统控制，以保证压力和流量的稳定性。

2．进样系统 气相色谱仪的进样系统是把试样引入色谱柱的装置，包括进样器、气化室

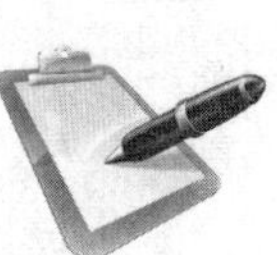

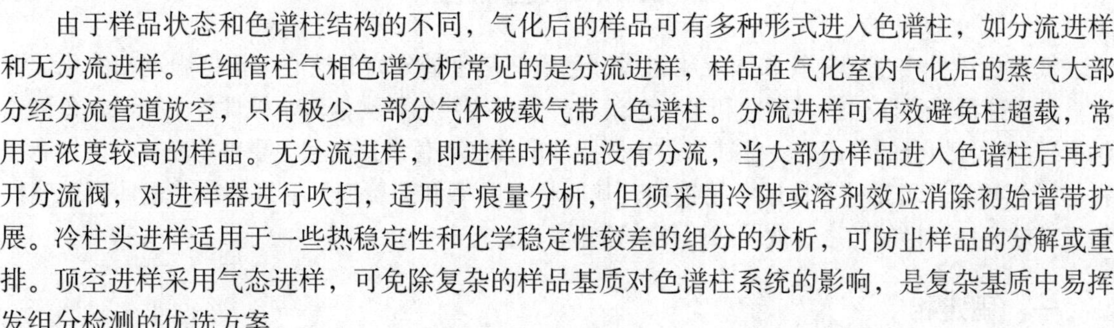

和控温装置等。为保证样品在气化室快速气化，需要控制气化室温度（一般在 200 ~ 220 ℃）。进样器的升温方式可采用恒温或程序升温两种模式。

由于样品状态和色谱柱结构的不同，气化后的样品可有多种形式进入色谱柱，如分流进样和无分流进样。毛细管柱气相色谱分析常见的是分流进样，样品在气化室内气化后的蒸气大部分经分流管道放空，只有极少一部分气体被载气带入色谱柱。分流进样可有效避免柱超载，常用于浓度较高的样品。无分流进样，即进样时样品没有分流，当大部分样品进入色谱柱后再打开分流阀，对进样器进行吹扫，适用于痕量分析，但须采用冷阱或溶剂效应消除初始谱带扩展。冷柱头进样适用于一些热稳定性和化学稳定性较差的组分的分析，可防止样品的分解或重排。顶空进样采用气态进样，可免除复杂的样品基质对色谱柱系统的影响，是复杂基质中易挥发组分检测的优选方案。

3．分离系统　分离系统是气相色谱仪的核心部件，包括色谱柱、柱箱和控温装置。样品分离在色谱柱内完成，色谱柱安装在配有控温装置的柱箱内。气相色谱柱有多种类型，可分为填充柱和毛细管柱（又称为开管柱）。色谱柱的选择对气相色谱分离的影响至关重要，不仅要考虑到被测组分的性质、实验条件（如柱温、载气流量等），还要与检测器的性能匹配。

4．检测系统　检测系统包括检测器和控温装置。检测器被喻为色谱仪的“眼睛”，其作用是把进入检测器的各组分随时间及浓度或质量的变化，转化成可测量的电信号，实现样品组分的检测。气相色谱仪有多种检测器可供选择，一台气相色谱仪可配备一个或多个检测器。

5．数据采集及处理系统　数据采集及处理系统包括数据采集装置和色谱工作站等，其作用是采集并处理检测系统输出的信号，提供试样的定性和定量结果。

二、分析流程

图 10-1 所示为气相色谱仪分析流程示意图。载气（常用 N_2，由高压钢瓶供给）经减压、净化、调节和控制流量后进入色谱柱。待基线稳定后，即可进样。样品经气化室气化后被载气带入色谱柱内分离。分离后的组分依次流出色谱柱，经检测器将各组分的浓度或质量随时间的变化转变成电信号（电压或电流），经放大器放大后，由记录仪或计算机记录，生成电信号 - 时间曲线即色谱图。根据色谱图上的保留时间和色谱峰的峰高（峰面积），可对样品中的被测组分进行定性和定量分析。

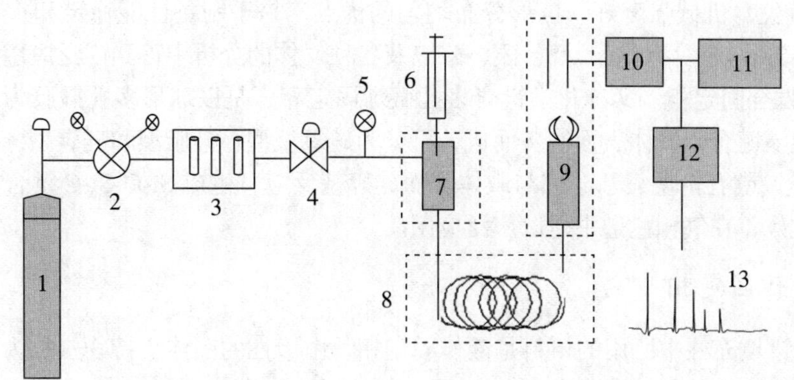

1．载气钢瓶；2．减压阀；3．净化器；4．稳压阀；5．压力表；6．注射器；7．气化室；8．色谱柱；9．检测器；10．静电计；11．信号放大器；12．数模转换器；13．数据记录系统

图 10-1　气相色谱仪分析流程示意图

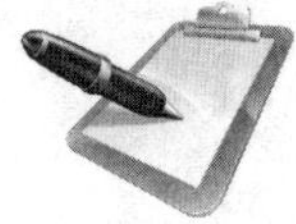

第三节 色谱柱

气相色谱柱由色谱柱管和固定相组成。色谱柱是色谱分离的核心。根据固定相的化学性能，色谱柱可分为非极性、极性和手性色谱柱等。固定液的种类繁多，极性各不相同。色谱柱对于样品中各组分的分离能力往往取决于固定液的性能。色谱柱类型主要有填充柱、微填充柱和毛细管柱等。填充柱多使用不锈钢柱，其形状有U型和螺旋型。毛细管柱普遍使用玻璃柱和石英玻璃柱，目前几乎已被熔融石英玻璃柱取代。

一、固定相

在影响色谱分离的各种因素中，固定相的选择非常重要。气相色谱固定相有固体固定相和液体固定相两大类。

（一）固体固定相

气-固色谱填充柱常采用固体物质作固定相，主要用于永久性气体（如H_2、O_2、N_2、CO、CO_2）和气态烃类物质的分析。通常要求固体固定相对被测组分的吸附容量大、选择性强，有良好的热稳定性和一定的机械强度。固体固定相包括无机吸附剂、高分子多孔微球和化学键合固定相。

1．无机吸附剂 主要包括强极性的硅胶、中等极性的氧化铝、非极性的碳素和有特殊吸附作用的分子筛。这些吸附剂大多数能在高温下使用，吸附容量大，热稳定性好，但活性受含水量和活化条件的影响很大，使用前常需活化处理。例如，硅胶是一种氢键型的强极性固体吸附剂，其化学组成为$SiO_2 \cdot nH_2O$。市售色谱专用硅胶，可在200℃活化处理2 h后使用。无机吸附剂种类较少，限制了其在气固色谱分析中的应用。

2．高分子多孔微球 是一种多孔型芳香族聚合物，多数是以苯乙烯为单体与交联剂二乙烯苯交联共聚的小球，既可作为吸附剂在气固色谱中直接使用，也可作为载体涂渍固定液后用于分离。常用的共聚物有Tenax GC（聚2,6-二苯基对乙醚）、苯乙烯的共聚物如Amberlite XAD-2。因其吸附活性低，对非极性和极性物质通常都能获得对称的色谱峰，尤其是对含羟基的化合物具有相对低的亲和力，故特别适合有机物中痕量水的快速测定。高分子多孔微球具有高温时不易流失，机械强度好，球形分布均匀的优点，易于制备性能稳定和重现性好的填充柱，在烷烃、芳香烃、卤代烃、醇、酮、醛以及各种气体的分析中得到广泛应用。

3．化学键合固定相 又称化学键合多孔微球固定相，是以球形多孔硅胶为基质，利用化学反应把固定液键合于载体表面制备而成，可分为硅氧烷型、硅脂型和硅碳型。硅氧烷型键合相以有机氯硅烷或有机烷氧基硅烷与载体表面硅醇基反应，生成Si-O-Si-C键合相，其突出特点是热稳定性好，在气相色谱中得以广泛应用。

（二）液体固定相

气-液色谱填充柱中所用的填料是液体固定相，由惰性的固体支持物（称为载体）和其表面上涂渍的高沸点有机物液膜（称为固定液）两部分组成。

1．载体 又称作担体，其作用是提供一个具有较大表面积的惰性表面，使固定液能在其表面形成一层薄而均匀的液膜。

（1）对载体的要求：载体表面应是化学惰性的，即无吸附性、无催化性，且热稳定性好；载体比表面积要大，孔径分布均匀；机械强度好，不易破碎。

（2）载体种类：气相色谱的载体主要分为无机载体和有机聚合物载体两大类。无机载体

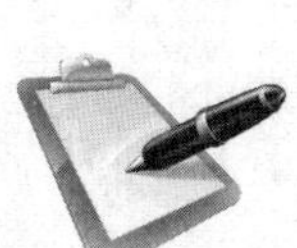

主要包括硅藻土型和玻璃微球载体。有机载体主要包括含氟塑料载体和各种聚合物载体，其特点是吸附性小、耐腐蚀性强，适用于强极性物质和腐蚀性气体的分析。

（3）载体预处理：载体使用前必须经过处理（如酸洗法、碱洗法、硅烷化和釉化等）以除去表面硅醇基或其他吸附活性中心。载体表面若存在硅醇基团（-Si-OH），可与水、醇、胺等极性化合物形成氢键，造成组分色谱峰拖尾。

（4）载体的选择：根据被测组分、固定液的性质和涂渍量来选择载体。

2．固定液　是气液色谱柱的关键组成部分，种类繁多，应用广泛。与固体吸附剂相比，固定液为高沸点的有机液体，更易于获得对称的色谱峰。

（1）对固定液的基本要求：①操作温度下应呈液态，黏度小，凝固点低。物质分子在黏度高的固定液中传质慢，柱效低。这决定了固定液的最低使用温度。②蒸气压低，热稳定性好，这样可减少固定液的流失，延长色谱柱的使用寿命。这两者决定了固定液的最高使用温度。③化学惰性高，湿润性好，稳定性好。化学惰性高是指固定液不与组分、载体、载气发生不可逆化学反应；湿润性好可使固定液均匀涂布在载体表面或毛细管内壁，形成结构稳定的薄膜；稳定性好指在高温下不分解。④有适当的溶解性。被分离的各组分必须在固定液中有一定的溶解度，否则因分配系数太小，达不到分离的目的。⑤选择性好，即各组分的分配系数应有较大差别，如此才有可能对沸点相同或性质相近的组分进行分离。固定液的选择性取决于被分析组分与固定液两者分子之间的相互作用。这种作用力有静电力、诱导力、色散力和氢键作用力四种形式。

（2）固定液分类：可用作固定液的化合物有数千种，常用固定液有烃类、聚硅氧烷类、醇类、醚类、酯类、腈和腈醚类等。新型手性固定液主要有手性氨基酸衍生物、冠醚和环糊精衍生物等。固定液常按照极性或化学类型分类。

1）按极性分类：可分为非极性、中等极性、强极性和氢键型四种类型。气相色谱中的极性是指含有不同官能团的固定液与被测物质的官能团和亚甲基之间相互作用的程度。1959 年，Rohrschneider 提出用相对极性（relative polarity，P）描述和区别固定液的分离特性，P 值越大说明极性越强。他规定非极性固定液角鲨烷的相对极性 P 为 0，强极性固定液 β,β'- 氧二丙腈的相对极性 P 为 100，其他固定液的相对极性在 1 ~ 100 之间，每 20 单位为一级，分别标记为“+1”“+ 2”“+3”“+4”和“+5”级。P 为 0 用“0”表示。0 和 +1 级为非极性固定液，+2 级为弱极性固定液，+3 级为中等极性固定液，+4 和 +5 级为强极性固定液。常用固定液的相对极性见表 10-1。

表10-1　常用固定液的相对极性

固定液	相对极性	级别	固定液	相对极性	级别
角鲨烷	0	0	XE-60	52	+3
阿皮松	7 ~ 8	+1	新戊二醇丁二酸聚酯	58	+3
SE-30，OV-1	13	+1	PEG-20M	68	+3
DC-550	20	+2	己二酸聚乙二醇酯	72	+4
己二酸二辛酯	21	+2	己二酸二乙二醇酯	80	+4
邻苯二甲酸二壬酯类	25	+2	双甘油	89	+5
聚苯醚类 OS-124	45	+3	TCEP	98	+5
磷酸二甲酚酯	46	+3	β,β'- 氧二丙腈	100	+5

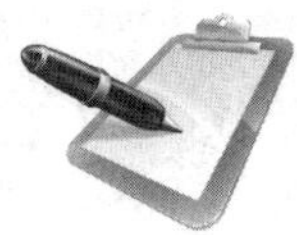

2）按化学类型分类：根据固定液的化学结构，把具有相同官能团的固定液编成一组，便于按组分与固定液结构相似（“相似相溶”）原则选择固定液，见表 10-2。

表10-2　按化学结构分类的固定液

固定液类型	极性	固定液举例	分离对象
烃类	非极性	角鲨烷、液状石蜡	非极性化合物
硅氧烷类	弱极性到强极性	甲基聚硅氧烷、苯基聚硅氧烷、氟丙基聚硅氧烷、氰丙基聚硅氧烷	不同极性化合物
醇和醚类	强极性	聚乙二醇	强极性化合物
酯类和聚酯类	中强极性	邻苯二甲酸二壬酯、聚二乙二醇丁二酸酯	中等极性化合物
腈和腈醚	强极性	氧二丙腈、苯乙腈	极性化合物
有机皂土	强极性		芳香异构体

常用的固定液有：100%甲基聚硅氧烷、5%苯基的甲基聚硅氧烷、5%氟丙基的甲基聚硅氧烷、聚乙二醇（平均分子量 2 万）和聚二乙二醇丁二酸酯等。

此外，新型高选择性固定液主要有过渡金属混合物、液晶、手性化合物及有机盐类等。这类固定液在毛细管气相色谱中应用广泛。过渡金属混合物固定液主要用于分离顺反异构体，被称为“超选择性”的填料。液晶作为气相色谱固定液特别适用于分离几何异构体和位置异构体的混合物，选择性高。手性色谱固定液主要用于手性对映体的拆分。

（3）选择原则：根据被测组分的极性和结构选择固定液，“相似相溶”是选择固定液的一般原则。

1）分离非极性或弱极性物质：一般选用非极性或弱极性固定液。样品中各组分与固定液分子间的作用力主要是色散力。分离时，样品中各组分按沸点高低顺序出峰，低沸点组分先出峰，高沸点组分后出峰。相同沸点的非极性和极性组分，极性组分先出峰。

2）分离中等极性物质：应选用中等极性的固定液。组分与固定液分子间的作用力主要为诱导力和色散力。分离时，各组分基本是按沸点顺序出峰。但对于相同沸点的极性和非极性物质，由于诱导力起主要作用，使极性组分与固定液的作用力增强，因此，非极性组分先出峰。

3）分离极性物质：应选用极性固定液。组分与固定液分子间的作用力主要是静电力，分子极性大，组分与固定液的作用力也大。分离时，各组分按极性强弱顺序出峰，极性小的组分先出峰，极性大的组分后出峰。

4）分离非极性和极性混合物：一般选择极性固定液。沸点接近时，非极性组分先出峰，极性组分后出峰。

5）分离能形成氢键的物质：一般选择氢键型或极性固定液。组分与固定液分子间的作用力主要是氢键作用力。分离时，各组分主要是按照形成氢键能力的大小顺序出峰，不易与固定液分子形成氢键的组分先出峰，易与固定液分子形成氢键的组分后出峰。

6）分离复杂的难分离样品：可选用两种或两种以上性质不同的固定液，按适合比例混合，以改善分离效果，减少分析时间。

7）分离酸性或碱性样品：可选用带有酸性或碱性基团的高分子多孔微球。组分一般按分子量大小的顺序分离。此外，可选用极性强的固定液，加入少量的酸性或碱性添加剂，以减小色谱峰的拖尾。

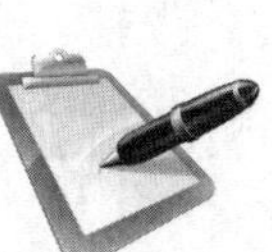

二、色谱柱类型

（一）填充柱

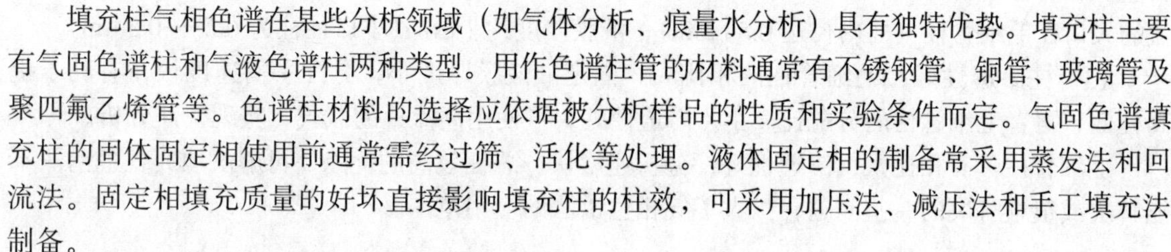

填充柱气相色谱在某些分析领域（如气体分析、痕量水分析）具有独特优势。填充柱主要有气固色谱柱和气液色谱柱两种类型。用作色谱柱管的材料通常有不锈钢管、铜管、玻璃管及聚四氟乙烯管等。色谱柱材料的选择应依据被分析样品的性质和实验条件而定。气固色谱填充柱的固体固定相使用前通常需经过筛、活化等处理。液体固定相的制备常采用蒸发法和回流法。固定相填充质量的好坏直接影响填充柱的柱效，可采用加压法、减压法和手工填充法制备。

新制备的填充柱在使用前须经过老化处理，以除去柱内残留的溶剂、低分子量固定液和低沸点杂质，使固定液在载体表面涂渍得更加均匀牢固。

（二）毛细管柱

由于填充柱内填充的填料颗粒不均匀，路径多，致使涡流扩散严重、渗透性差、柱效低。1957 年，Golay 基于色谱动力学理论，在细长、中空的毛细管柱内壁涂上固定液用于色谱分离，称为开管柱（open tubular column），习惯上称作毛细管柱（capillary column）。应用毛细管作分离柱的气相色谱法称为毛细管气相色谱法，其分离效率比填充柱高得多，是一种高效、快速、灵敏的分离分析方法。毛细管柱色谱的出现是气相色谱发展的重要里程碑。

早期毛细管柱曾用玻璃制作，但极易断，给实际应用带来困难。直至 1979 年提出用熔融硅作为柱材料，实现了毛细管柱发展的重大突破。目前，这种惰性好、柔性且易于操作的弹性石英毛细管柱几乎全部取代了其他色谱柱。

1．毛细管柱的类型

（1）开管柱：按涂渍方法不同，开管柱可分为以下几种类型：①经典涂壁开管柱（wall coated open tubular column，WCOT），WCOT 是将固定液直接涂在玻璃或石英毛细管内壁上，常采用硅烷化法处理玻璃表面以降低吸附性。②多孔层开管柱（porous layer open tubular column，PLOT），PLOT 柱内壁上仅涂有一层多孔固定相（如分子筛、氧化铝等），不涂固定液，实际上是毛细管气固色谱柱。其特点是柱流失小，柱容量大，但柱效比 WCOT 柱低。③载体涂渍开管柱（support coated open tubular column，SCOT），是在毛细管内壁上先涂一层载体，载体上再涂固定液，构成了分配型的多孔层毛细管柱。其优点是可涂渍各类固定液，最大允许进样量大，柱效较高，柱寿命较长，是目前应用最广的新型壁处理毛细管柱。④交联（cross-lined）开管柱，固定液在高温下交联到处理后的毛细管内壁上。其特点是柱效高、热稳定性高、耐溶剂性能好，是目前发展迅速的一种毛细管柱。⑤键合（bonded）型开管柱，将固定液以化学键合的方式引入到处理后的毛细管管壁或预先涂渍的硅胶上。其优点是热稳定性很好。

此外，可容许更大样品量（类似于填充柱）的大口径开管柱（megabore columnn，i.d. 0.53 mm）也得到了发展，尽管柱效低一些，但仍大大高于填充柱。

（2）填充柱：可分为填充毛细管柱和微型填充柱。填充毛细管柱（内径一般为 0.25 ～ 0.5 mm）是将载体、吸附剂等松散地装在玻璃管中，高温下拉制成毛细管。微型填充柱又称为细径填充柱，是在拉制好的毛细管（直径小于 1 mm）内填入涂有固定液的细颗粒填料（30 ～ 50 μm）制备而成。该柱柱效较高，载气线速度对柱效影响较小，适用于快速分析。因柱阻力较大，柱长受限（一般为 1 ～ 1.5 m），制备较困难，应用受限。

2．毛细管柱的特点

（1）总柱效高：单位柱长的毛细管柱和填充柱的柱效为同一数量级。由于毛细管柱可采

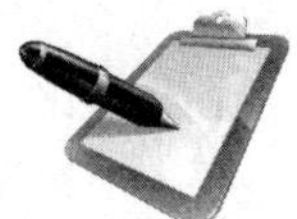

用长色谱柱，柱管中空，不存在涡流扩散项（$A = 0$），因而毛细管柱的总柱效高。

（2）柱容量小：进样量取决于柱内固定液含量，毛细管柱进样量小（对单个组分而言，约 0.5 μg 即达极限），需采用分流技术并使用高灵敏度的检测器。这对痕量分析来说极为不利。且宽沸程的样品在分流后会失真，这是毛细管柱最大的不足。近年来多采用柱容量较大、不需分流的大口径毛细管柱（柱内径达 0.53 mm），液膜厚度约 1 μm（小口径柱为 0.2 ~ 0.3 μm）。

（3）柱渗透性好：毛细管柱的相比大，固定液液膜厚度小，分配平衡速度快，有利于提高柱效；再者毛细管柱的分配比 k 小，渗透性好，可使用高流速的载气，实现快速分析。

毛细管柱具有相比大、渗透性好、分析速度快、总柱效高的优点，可解决填充柱色谱法不能解决或很难解决的一些问题，扩大了气相色谱法的应用范围。

第四节　检测器

色谱柱和检测器是气相色谱仪的两个关键部件。色谱柱是气相色谱仪分离的核心，检测器则被喻为气相色谱分析的“眼睛”。

现有的气相色谱检测器约 50 余种，广泛应用的检测器主要有火焰离子化检测器（flame ionization detector，FID）、电子捕获检测器（electron capture detector，ECD）、火焰光度检测器（flame photometric detector，FPD）、氮磷检测器（nitrogen phosphorus detector，NPD）又称热离子检测器（thermionic detector，TID）、热导检测器（thermal conductivity detector，TCD）和质谱检测器（mass spectrometric detector，MSD）等。随着联用技术的快速发展，气相色谱与质谱或串联质谱联用，显著提高了气相色谱定性分析的能力。

一、检测器的分类

1．按检测器的响应特性分类　可分为浓度型检测器（concentration sensitive detector）和质量型检测器（mass sensitive detector）。浓度型检测器测量的是通过检测器时载气中组分浓度瞬间的变化，检测信号与组分的浓度成正比，如 ECD 和 TCD。质量型检测器测量的是载气中某组分进入检测器的速度变化，即检测信号与单位时间内进入检测器组分的质量成正比，如 FID、FPD 和 TID。

2．按检测器的适用范围分类　可分为通用型和选择型检测器。通用型检测器在任何分析条件下，对所有永久性气体和挥发性的物质都有响应，典型的是 TCD。选择型检测器只对某几类化合物有响应，而对其他物质不敏感，如 FID，适于碳氢化合物的测定；FPD 只对含硫、磷的物质有高灵敏度。

二、常用检测器

（一）火焰离子化检测器

火焰离子化检测器（FID）是典型的质量型检测器，对能在火焰中燃烧电离的有机化合物都有响应，可以直接进行定量分析，是气相色谱仪中应用最广泛的一种检测器。其特点是：灵敏度高，比 TCD 高约 10^3 倍；检出限可低至 10^{-12} g/s；线性范围宽，可达 10^7；结构简单，死体积一般小于 1 μl，响应时间仅为 1 ms；其主要缺点是不宜检测在氢火焰中不电离或电离很少的化合物，如永久性气体、水、二氧化碳等物质。

1．结构和工作原理　FID 是通用型电离检测器，其结构如图 10-2 所示。其主要部件是离子室，由不锈钢制成，包括气体入口、出口、火焰喷嘴、极化极、收集极和点火线圈等部件。

FID 中，载气（氮气）携带被测组分和燃气（氢气）从喷嘴进入检测器，助燃气（空气）

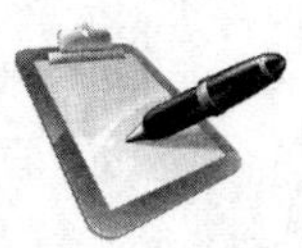

从空气入口导入。当仅有载气进入检测器时，载气中的有机杂质和流失的固定液在氢火焰（2100 ℃）中发生化学电离，生成少量的正、负离子和电子，在电场作用下形成信号极小的微电流，称为基流。进样后，被测组分在高温火焰中电离，产生比基流高几个数量级的离子，在收集极和极化极的高压外电场的定向作用下，形成的离子流（电流）信号经放大后被检测，由色谱工作站记录测得的色谱图。

一般认为 FID 的离子化机制为化学电离。有机物燃烧产生自由基，自由基与 O_2 作用产生正离子，再与水作用生成 CHO^+、H_3O^+ 等离子。该离子流的大小与单位时间进入检测器的组分的质量成正比，所以 FID 是质量型检测器。

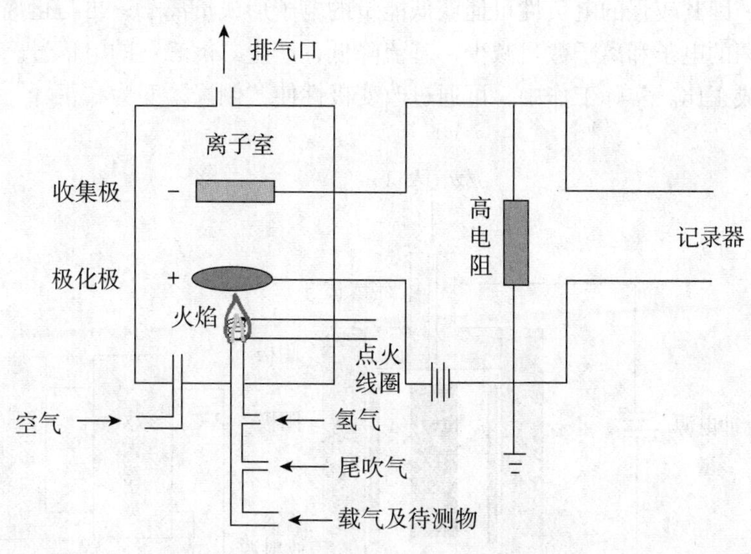

图 10-2　火焰离子化检测器结构示意图

2．操作条件的选择　FID 的操作参数主要包括载气种类和流速、氢气和空气的流速、检测室的温度等。

（1）气体种类、流速和纯度

1）载气：氮气（N_2）、氩气（Ar）、氦气（He）均可作为 FID 的载气。因 N_2 价格较 Ar 低，通常用 N_2 作载气。增大载气流速会降低 FID 检出限，所以载气以低流速为佳。常量分析时，载气、氢气和空气纯度在 99.9%以上即可；痕量分析时，气体纯度要达到 99.999%以上，否则会造成 FID 的噪声和基线漂移，影响定量分析。

2）氮气与氢气比：实验表明氮气稀释的氢火焰的灵敏度高于纯氢焰。痕量分析时，调节氮气与氢气的流速比为 1 ~ 1.5，响应值最大；分析常量组分可增大氢气流速，使氮气与氢气比降至 0.43 ~ 0.72。

3）空气流速：空气是氢火焰的助燃气，可提供火焰化学反应和电离反应必要的氧，并带走 CO_2、H_2O 等燃烧产物。通常空气流速约为氢气流速的 10 倍（300 ~ 500 ml/min）。氢气、氮气、空气流速比以 1：（1 ~ 1.5）：10 较为理想。

（2）温度：温度升高会同时增大响应值和噪声。检测器的温度通常设定得比柱温稍高一些，以保证样品在 FID 内不冷凝。为避免氢气燃烧产生的水蒸气在离子室内冷凝，引起噪声骤增，要求 FID 停机时温度必须在 100℃以上，这也是 FID 使用时必须严格执行的操作。

FID 长期使用会使喷嘴堵塞，从而引起火焰不稳、基线不准等故障，实际操作过程中应经常清洗喷嘴。

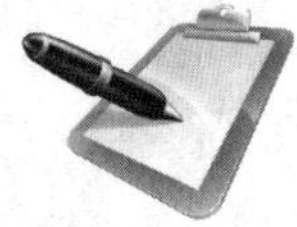

（二）电子捕获检测器

电子捕获检测器（ECD）是高选择性、高灵敏度的离子化检测器，对电负性强的物质特别敏感，检出限可达 10^{-14} g/ml。适用于含较强电负性（如卤素）基团的物质，如有机氯农药、多溴联苯类环境污染物等的痕量检测，应用仅次于 TCD 和 FID。

1．结构和工作原理 ECD 结构如图 10-3 所示，其主体是电离室，一般采用圆筒状同轴电极结构，室内壁装有 β 射线放射源，常用的放射源是 ^{63}Ni，放射源是 ECD 的关键。

当仅有载气（N_2）进入检测器时，放射源产生的 β 射线使载气电离产生的正离子及低能量电子，在外电场作用下向两电极定向流动，形成约 10^{-8} A 的离子流（基流）。当电负性物质进入离子室时，因其较强的电负性可捕获低能量的电子形成负离子，再与正离子复合生成中性分子，使电极间的电子和离子数目减少，基流降低，产生“倒峰”的电信号。电信号大小与被测物质的浓度成正比。实际工作中，可通过改变极性使“倒峰”变为“正峰”。

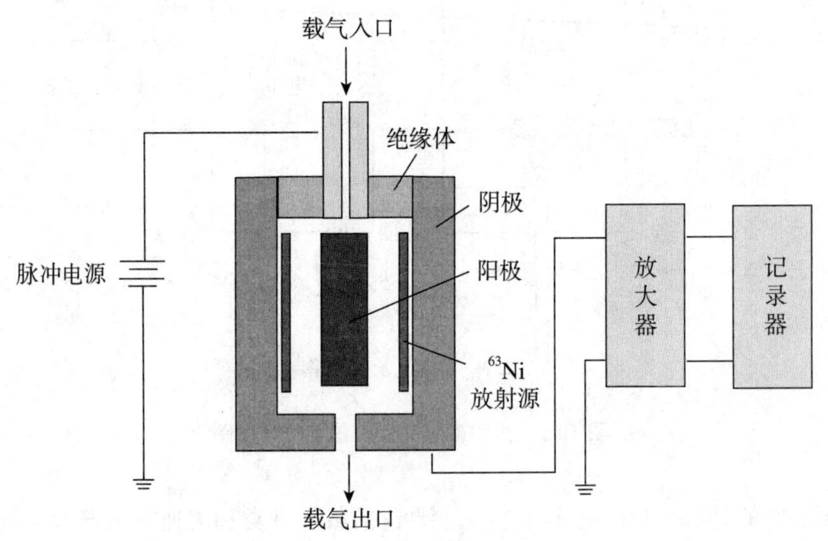

图 10-3 电子捕获检测器结构示意图

2．操作条件的选择

（1）载气：一般采用 N_2 作载气，载气及尾吹气的纯度要求大于 99.999%。基流随载气流速的增加而增大。N_2 在 100 ml/min 左右，基流趋向稳定。流速增加也会降低检测器灵敏度。为了兼顾柱分离效果和基流稳定，可在色谱柱与检测器间引入尾吹气 N_2，使检测器内 N_2 达到最佳流速。ECD 是浓度型检测器，需在柱效、基流和灵敏度三者之间兼顾选择最佳流速。

（2）温度：ECD 应在放射源允许的最高使用温度以下操作，同时需注意放射源的半衰期。^{3}H 作放射源，检测器温度不能高于 190 ℃（半衰期为 12.5 年）；^{63}Ni 作放射源，检测器最高使用温度为 350 ℃（半衰期为 85 年）。

（3）极化电压：极化电压对基流和响应值都有影响。基流等于饱和基流值的 85%时的极化电压为最佳极化电压。直流供电时，极化电压为 20 ~ 40 V；脉冲供电时，极化电压为 30 ~ 50 V。

（4）固定液：应选择流失少、电负性小的固定液，以防止其流失后污染放射源。

^{63}Ni 是放射源，必须严格执行放射源使用、存放相关管理条例。尾气必须排放到室外，严禁检测器超温，拆卸、清洗检测器应由专业人员进行。

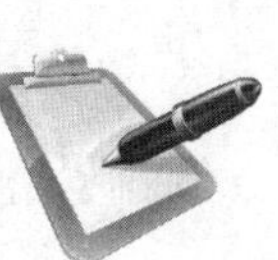

（三）火焰光度检测器

火焰光度检测器（FPD）检测器是一种对含 S、P 化合物具有高选择性和高灵敏度的检测器，因此也称硫磷检测器，适于分析含硫、磷的农药及含微量硫、磷的有机物。

1．结构和工作原理　FPD 主要由喷嘴、滤光片和光电倍增管等组成，结构如图 10-4 所示。载气携带含 S 或 P 的有机物先与空气（或纯氧）混合，其后由检测器下部进入喷嘴（供给过量的燃气（氢气），点燃后有机物在富氢火焰中燃烧，可测定含 S、P 化合物的特征发射光谱。硫化物进入火焰可形成激发态的 S_2^* 分子，发射波长为 350 ～ 450 nm 的光，最大强度对应的波长为 394 nm，即特征波长；磷化物进入火焰可形成激发态的 HPO^* 分子，发射波长为 480 ～ 580 nm 的光，最大强度对应的波长为 526 nm。特征波长的光经滤光片（S 用 394 nm 滤光片，P 用 526 nm 滤光片）滤光，由光电倍增管进行光电转换后产生相应的光电流，再经放大器放大后由记录系统记录，生成相应的色谱图。

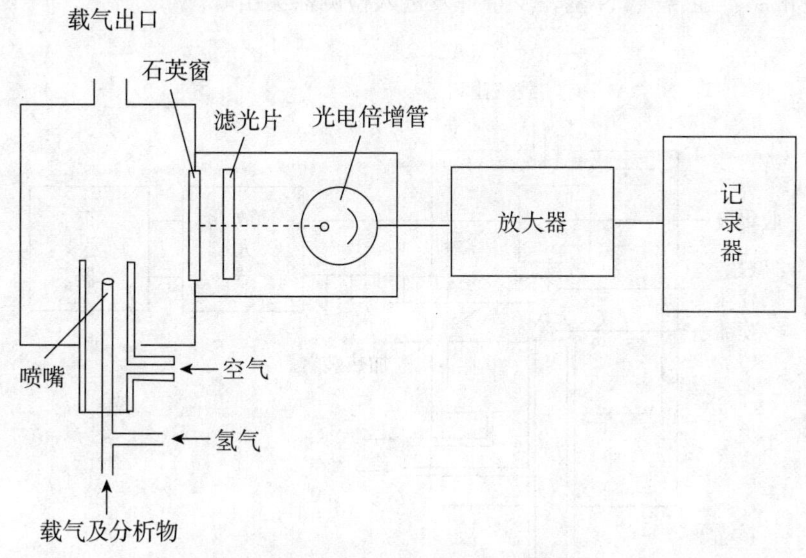

图 10-4　火焰光度检测器结构示意图

通用型的 FPD 属单火焰型，易产生猝灭效应甚至灭火。脉冲式 FPD 在灵敏度和燃烧气消耗等方面都优于传统 FPD，对含 S、P、N 化合物具有很高的灵敏度和选择性，扩大了检测元素的范围，可用于有机金属化合物或其他杂原子化合物的痕量检测。

2．操作条件的选择

（1）气体流速：O_2 和 H_2 的流速比是影响 FPD 响应值的关键参数，在 O_2、H_2 流速比为 1：（2 ～ 5）的富氢火焰中燃烧可获得较高灵敏度。

（2）温度：检测器温度对 S、P 响应值的影响不同，S 的响应值随检测器温度升高而减小，P 的响应值基本上不随检测器温度的改变而改变。

检测含 S 和 P 的化合物时，应选用不同滤光片和火焰温度来消除彼此干扰。在一定浓度范围内，组分浓度对 P 的响应呈线性，检出限为 0.9 pg/s，线性范围大于 10^6；而对 S 的响应是非线性的，检出限为 20 pg/s，线性范围大于 10^5。

（四）氮磷检测器

氮磷检测器（NPD）是一种对含 N、P 的化合物具有高选择性和高灵敏度的检测器，适用于痕量含 N 和 P 的有机物分析。与 FID 对 N、P 检测的灵敏度相比，NPD 分别是 FID 的 50 倍

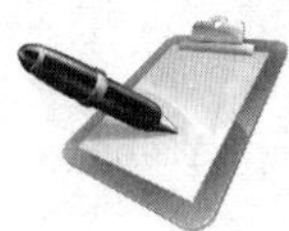

（对 N）和 500 倍（对 P）。

1．结构和工作原理 NPD 是在 FID 的基础上改进而成，结构与 FID 类似，如图 10-5 所示。NPD 在火焰喷嘴与收集极之间加一热电离源（又称铷珠）。热电离源通常采用硅酸铷或硅酸铯等制成的玻璃或陶瓷珠。

NPD 的工作原理一般认为：热电离源铷珠被加热后，铷盐挥发的铷原子处于热激发状态。无样品时，气化的铷原子与火焰中的各种基团反应生成 Rb^+，被负极的铷珠吸引返回表面，中和后又再次挥发。火焰中产生的各种基团获得电子成为负离子，负离子与电子被收集极吸引和收集，形成本底基流。当含 N、P 化合物进入电离源的冷焰区，可生成稳定的电负性基团，从气化的铷原子获得电子生成 Rb^+ 和负离子，负离子向收集极迁移形成电流。

2．操作条件的选择

（1）H_2 和空气流速：H_2，5 ～ 20 ml/min；空气，100 ～ 200 ml/min。实验室应通风良好。

（2）温度：铷珠有一定寿命，电加热温度不宜太高，一般应控制在 700 ～ 900 ℃。

（3）固定液：不能含—CN 基，少量挥发进入检测器会出峰。

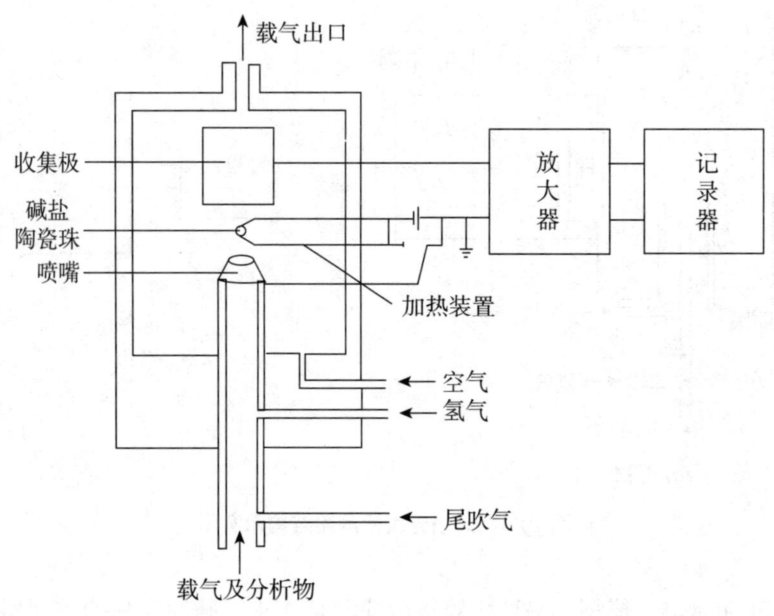

图 10-5 氮磷检测器结构示意图

（五）热导检测器

热导检测器（TCD）是根据不同物质具有不同的热导系数的原理制成，利用被测组分与载气的热导率的不同来检测被测组分浓度的变化。TCD 结构简单，性能稳定，且不破坏试样，几乎对所有物质均有响应，通用性好。因其灵敏度较低，在预防医学和卫生检验领域应用较少。

三、检测器的性能指标

理想的气相色谱检测器应满足噪声小、灵敏度高、检出限低、线性范围宽、响应迅速和稳定性好等特点。通用型检测器要求适用范围广，选择型检测器要求选择性好。

1．基线噪声和漂移 只有载气通过检测器时，由检测器本身和色谱操作条件波动等因素引起的基线在短时间内产生的信号称为基线噪声（baseline noise）或噪声（noise，*N*）。测量时，可取基线段信号波动的平均值。基线在一段时间内产生的偏离，称为基线漂移或漂移

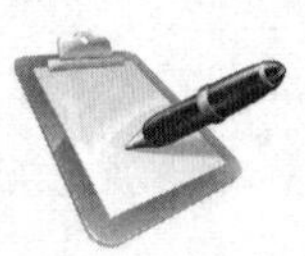

(shift)。这两个参数可衡量检测器的稳定性，噪声大表明检测器的稳定性差。

2．灵敏度　单位物质量通过检测器时产生的信号大小称为检测器对该物质的灵敏度(sensitivity，S)。以响应信号 R 对进样量 Q 作图（图 10-6），可得到一条通过原点的直线，直线的斜率即为检测器的灵敏度。灵敏度可表示为信号 R 对进入检测器的组分量 Q 的变化率。

$$S=\frac{\Delta R}{\Delta Q} \tag{10-1}$$

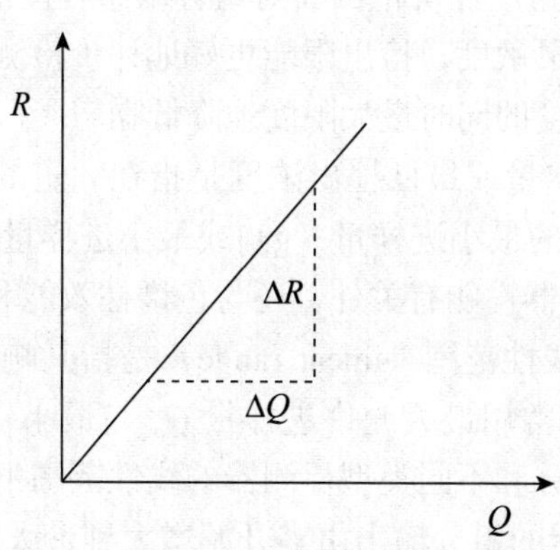

图 10-6　检测器的响应信号和进样量的关系

检测器的灵敏度与被测组分的性质、检测器类型和操作条件有关。灵敏度的单位依检测器的类型和试样的物态不同而异。

（1）浓度型检测器灵敏度 S_c：是指 1 ml 载气携带 1 mg 或 1 ml 被测组分通过检测器所产生响应信号的毫伏数，单位为 mV · ml/mg 或 mV · ml/ml。

（2）质量型检测器灵敏度 S_m：是指每秒钟有 1 g 的被测组分随载气携带进入检测器所产生响应信号的毫伏数，单位为 mV · s/g。

由于灵敏度没有反映检测器噪声的大小，而信号和噪声可同时被放大器放大，灵敏度增加的同时噪声也相应增大，因此，仅用灵敏度不能全面评价检测器的性能。

3．检出限　作为检测器的重要性能指标，检出限（D）是指检测器恰能产生 3 倍噪声（N）信号时，单位时间内进入检测器的组分的量或进入检测器的单位体积载气中所含组分的量，如图 10-7 所示。对于浓度型检测器，检出限的单位为 mg/ml 或 ml/ml，对质量型检测器则为 g/s。

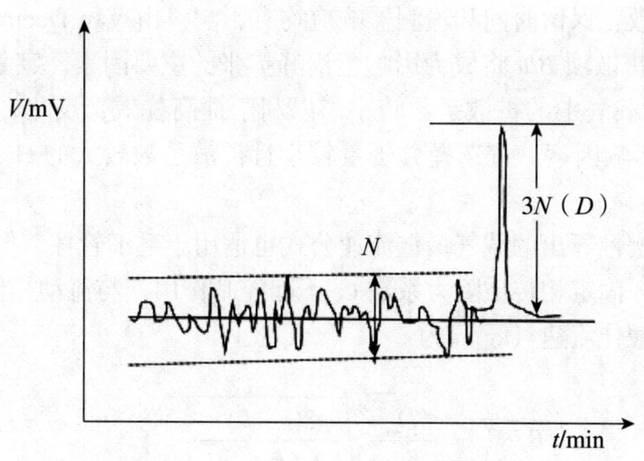

图 10-7　检测器的噪声和检出限

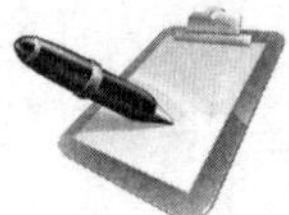

检出限表示检测器所能检出的最小组分量，主要受灵敏度和噪声影响。检出限越低，表明检测器越敏感。

灵敏度、噪声和检出限三者之间的关系为：

$$D = \frac{3N}{S} \tag{10-2}$$

灵敏度和检出限是从不同角度评价检测器对组分敏感程度的指标。前者越大、后者越小，表明检测器的性能越好。相比灵敏度，检出限能更好地评价检测器的性能。若要降低检测器的检出限，必须在提高仪器灵敏度的同时最大限度地降低噪声。

4．最小检出量 最小检出量或最低检出浓度是指在一定的实验条件下，仪器恰能产生 3 倍噪声信号时，进入色谱系统的最小进样量（g）或最小进样量对应的组分浓度（mg/ml），以 Q_0 表示。最小检出量除与检测器性能有关外，还与色谱柱效能和操作条件有关。

5．线性范围 检测器的线性范围（linear range）是指其响应信号与被测组分浓度（或质量）之间呈线性关系的范围，常用最大允许进样量 Q_m 与最小检出量 Q_0 的比值来表示。比值越大，线性范围越宽。不同组分和不同类型检测器的线性范围不同。

6．响应时间 进入检测器的组分输出由零开始增大到最大值时所需时间的 63%称为检测器的响应时间（response time）。响应时间越短，表明检测器性能越好。响应时间是柱后谱带扩张的主要因素。

第五节　色谱条件的选择

为实现被测组分高灵敏度的快速有效分离，除需要选择合适的色谱柱和检测器外，选择合适的色谱条件也非常重要。选择原则以 Van Deemter 方程为依据，分离度为指标，在较短时间内使被测组分完全分离为目的。

对于填充柱气相色谱法，需要选择的色谱操作条件主要包括载气及其流速、色谱柱的类型及规格、温度和进样量等。对于毛细管柱气相色谱法，需要选择的色谱操作条件主要有载气线速度、液膜厚度、柱温和进样量等。

一、载气及其流速的选择

常见的载气有 N_2、He、Ar 等惰性气体。选择时，主要可从对色谱峰展宽、柱压降和检测器灵敏度的影响三个方面来考虑。TCD 常用 He 或 H_2 作载气，FID、ECD 和 FPD 常用 N_2 作载气。载气流速对柱效、保留时间和检测器响应均有影响。由 Van Deemter 方程可知，当流速（u）值较小时，分子扩散项 B/u 将成为影响色谱峰扩张的主要因素，宜采用分子量较大的 N_2、Ar 作为载气，组分在载气中的扩散系数较小，以利于提高柱效；反之，当 u 值较大时，传质阻力项 Cu 是主要的影响因素，宜选择分子量较小且扩散系数较大的 H_2、He 作为载气，以改善气相传质提高柱效。

由填充柱气相色谱推导出的载气最佳流速公式也适用于毛细管柱，但对毛细管柱而言，固定液液膜薄，相比大，固定相传质阻力系数 C_s 不起控制作用，与流动相传质阻力系数 C_m 相比可忽略，从而可得到最佳流速（u_{opt}）为：

$$u_{opt}=\sqrt{B/C_m}=\frac{4D_m}{r}\cdot\sqrt{\frac{3(1+k)^2}{1+6k+11k^2}} \tag{10-3}$$

式（10-3）中，B 为分子扩散项，γ 为路径弯曲因子，D_m 为组分在流动相中的扩散系数，k 为分配比。

u_{opt} 计算值很小，实际操作中流速要高于此值。在高载气流速下，毛细管柱效下降不多，比填充柱更适用于快速分析。

二、色谱柱的选择

色谱柱的选择主要包括对固定相类型和色谱柱规格（如柱长、柱内径、液膜厚度等）的选择。增加色谱柱长有利于分离，但色谱柱过长会延长保留时间，使谱峰变宽，柱阻力增大，不利于分离。因此，在满足一定分离度的条件下，应尽可能选用较短的色谱柱。增加柱内径可增加分离的样品量，但纵向扩散路径的增加会降低柱效。柱内径应与定性、定量分析所需的样品量相适应，尽可能采用小内径柱管。此外，使用色谱柱要注意色谱柱的极性，柱温不能超过其最高使用温度。

对于毛细管柱色谱，$A=0$，C_s 项可忽略，与最佳流速对应的最小塔板高度 H_{min} 为：

$$H_{min}=2\sqrt{BC_m}=r\cdot\sqrt{\frac{1+6k+11k^2}{3(1+k)^2}} \tag{10-4}$$

从式（10-4）可见，H_{min} 与柱半径 r 成正比。当 k 值一定时，r 越大，塔板高度越高，柱效越低。理论上，柱内径越小越好，但毛细管柱内径一般大于 0.25 mm。柱内径过小，柱渗透性差，固定液涂渍量低，柱容量小。因此，选择柱内径时需考虑柱效、分析速度和柱容量等多个因素的影响。

固定液液膜厚度（d_f）是毛细管柱重要的柱参数，选择 d_f 时应兼顾柱效、柱容量和柱的稳定性。速率方程表明固定相传质阻力系数 C_s 与 d_f^2 成正比，适当降低 d_f 可有效提高柱效。

三、温度的选择

温度直接影响色谱柱的分离、检测器的灵敏度和稳定性。

（一）柱温

柱温通过影响分配系数（K）、分配比（k）、组分在流动相和固定相中的扩散系数等，影响分离效能和分析时间。

柱温应控制在固定液的最高使用温度（超过该温度固定液易流失，柱寿命缩短）和最低使用温度（低于此温度固定液以固体形式存在）范围之内。通常在保证最难分离的物质对尽可能良好分离的前提下，兼顾保留时间适宜、峰形良好，宜选取较低的柱温。

升高柱温可提高气相和液相的传质速率。一方面，有助于降低塔板高度、提高柱效、缩短分析时间；另一方面，柱温升高使分子扩散增加，选择性变差，分离度降低，低沸点组分色谱峰易产生重叠。降低柱温可使色谱柱的选择性增大，改善相邻组分的分离效果，但分析时间延长。因此，在实际分析中应注意控制柱温及升温速率。

柱温的控制方式分为恒温和程序升温两种。恒温是指色谱分析在某一恒定温度下进行，适于被测组分少、沸程窄（混合物中高沸点组分与低沸点组分的沸点之差称为沸程）的样品，柱温一般选择在组分平均沸点附近。程序升温指在一个分析周期内柱温随时间由低温向高温作线性或非线性变化，使沸点不同的组分分别在其最佳柱温下出峰，以达到用最短时间获得最佳分离的目的。其优点是能缩短分析周期，改善峰形，提高检测灵敏度，但有时会引起基线漂移。可结合样品类型、组分性质及分离度，设置程序升温模式的参数（如初始温度、升温速率、保持时间、终末温度）。对于样品组成复杂、沸程宽的多组分混合物采用程序升温，可使混合物

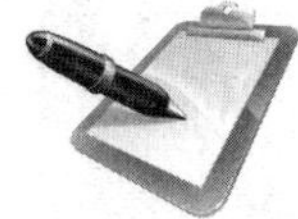

中低沸点和高沸点的组分都能获得良好分离。

（二）气化室温度

可依据被测试样的挥发性、沸点范围和稳定性等因素设置气化室的温度。气化温度一般较柱温高 30 ～ 70 ℃，一般选在组分的沸点或稍高于沸点，以保证试样瞬间完全气化。对于热稳定性较差的试样，气化温度不能过高以防止其分解。

（三）检测器温度

检测器的温度通常设置在高于柱温 30 ～ 50 ℃或等于气化室温度，以免组分和水蒸气在检测器中冷凝，污染检测器，降低灵敏度。FID 的温度一般高于 100 ℃，以防水蒸气冷凝。ECD 的温度对基流和峰高的影响大，须严格控制温度。

四、进样条件的选择

进样量与固定液总量和检测器灵敏度有关，进样量大小对柱效、色谱峰高和峰面积均有影响。进样量过大，超过最大允许进样量（色谱柱塔板数下降 10%时的进样量），会造成色谱柱超载，引起柱效降低、峰形扩张和保留时间改变，甚至会出现畸形峰；进样量过小，低浓度组分可能受检测器灵敏度限制而无法检出。因此，在检测器灵敏度允许时，减少进样量有利于实现良好分离。

一般情况下，色谱柱越长、内径越大、固定液配比越高，组分的 K 值越大，允许的进样量越大。对于填充柱，气体试样适宜的进样量为 0.1 ～ 10 ml，液体试样为 0.1 ～ 5 μl。此外，进样速度要快，以保证试样瞬间气化进入色谱柱，防止色谱峰扩张影响分离效果。

气相色谱仪多配有分流和不分流进样系统。气化室体积一般为 0.5 ～ 2 ml，毛细管柱的载气流量为 0.5 ～ 2 ml/min，载气将样品全部携带到色谱柱中需要 0.25 ～ 4 min，这样会导致严重的峰展宽，影响分离效果。毛细管柱的柱容量低，通常只能进样数纳升的样品，用微量注射器无法准确进样。分流进样器就是为毛细管柱气相色谱进样而专门设计的。

第六节　定性分析与定量分析

一、定性分析

气相色谱定性分析的目的是确定每个色谱峰代表的组分，主要依据色谱峰的保留时间或相对保留值，比较相同工作条件下被测组分与已知纯物质保留时间的一致性进行定性。对于已知组分，可采用已知物对照法、峰增高法、相对保留值法和文献保留值对照法等定性；对于未知组分，仅用气相色谱法定性存在一定困难，可采用气相色谱与光谱或质谱的联用技术进行定性。

1．与已知纯物质对照定性

（1）直接比较法：在相同操作条件下，可通过直接比较被测组分和纯物质的保留时间进行定性。事实上，不同组分可能具有相近或相同的保留时间，因而仅用保留时间这一参数难以准确定性。若样品组分复杂，可在未知物中加入已知量的某纯物质，通过未知物峰高的改变来确定是否含有某组分，即峰增高法。

（2）利用相对保留值（r_{is}）定性：保持柱温和固定液不变，载气流速等即使有变化，也不会影响相对保留值。因此，利用相对保留值定性比用保留时间定性更为可靠。

（3）双柱、多柱定性：使用两根或多根极性不同的色谱柱分别测定未知物与纯物质的保

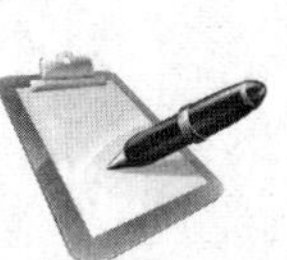

留时间，比较不同色谱柱中二者的保留时间是否一致，以此作为定性依据，可提高定性分析结果的可靠性。

2．联用技术定性　气相色谱法定性分析主要依据保留值，给定性分析结果的准确可靠带来挑战。气相色谱与质谱、光谱、核磁共振等仪器联用，既可利用色谱的高效分离能力，又可利用质谱和光谱的高鉴别能力，为未知物的定性分析提供了新的技术手段，在复杂混合物的分离分析中应用广泛。

3．文献保留值对照定性　常用相对保留值或保留指数定性。由于保留指数仅与固定相的性质和柱温有关，不受其他操作条件的影响，因此，在没有纯物质的情况下，可以利用参考手册或文献上查到的保留值数据定性，即在和文献报道完全相同的操作条件下，测定被测组分的保留值，并与文献值进行比较未定性。

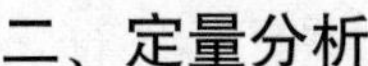

二、定量分析

气相色谱法定量分析的依据是检测器对被测组分产生的响应信号与组分的量成正比，通过测定色谱峰的峰高或峰面积来计算样品中各组分的含量。常用的定量方法有外标法（external standard method）、归一化法（normalization method）和内标法（internal standard method）。

（一）校正因子

由于同一检测器对含量相同的不同组分的响应信号不同，组分峰面积之比并不一定等于相应组分的含量之比。为准确定量，引入校正因子（correction factor）对峰面积或峰高进行校正。校正因子表示单位峰面积或峰高所代表的组分含量。校正因子可用绝对校正因子和相对校正因子来表示。

1．绝对校正因子　定量分析时常采用峰面积定量，绝对校正因子表示为：

$$f_i = \frac{m_i}{A_i} \tag{10-5}$$

式中，m_i 为被测组分质量，A_i 为组分的峰面积，f_i 为组分的绝对校正因子。由于色谱条件的波动和进样量的微小差异带来的偏差，很难准确测定 f_i，因而实际测量中通常不采用绝对校正因子，而采用相对校正因子进行校正。

2．相对校正因子　相对校正因子是指组分 i 与另一基准物质 s 的绝对校正因子之比，表示为：

$$f_{is} = \frac{f_i}{f_s} = \frac{m_i / A_i}{m_s / A_s} = \frac{m_i \cdot A_s}{m_s \cdot A_i} \tag{10-6}$$

式中，f_{is} 为相对校正因子；f_i 为物质 i 的绝对校正因子；f_s 为基准物质的绝对校正因子；m_i 为物质 i 的质量；A_i 为物质 i 的峰面积；m_s 为基准物质的质量；A_s 为基准物质的峰面积。不同检测器采用的基准物质不同，TCD 常用苯作基准物质，FID 用正庚烷作基准物质。

相对校正因子简称校正因子，是无量纲量，数值大小与所用的计量单位有关，可用相对质量校正因子和相对摩尔校正因子表示，前者更为常用。校正因子与试样、基准物质性质和检测器的灵敏度有关，而与柱温、载气流速和固定相性质无关。在一定条件下数值相对恒定，可查阅文献或化学手册得到。

准确称取一定量的被测组分的纯物质（m_i）和基准物质（m_s），混匀后进样，测其峰面积 A_i 和 A_s，即可求得相对校正因子。

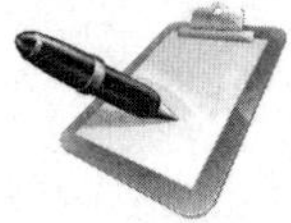

（二）定量方法

1．外标法 包括标准曲线法和直接对比法。标准曲线法是以被测组分的纯品作为对照物质，配制一系列不同浓度的标准溶液，分别测定不同浓度标准溶液的峰面积（或峰高），绘制峰面积（或峰高）对浓度的标准曲线，计算线性回归方程。样品溶液与标准溶液在完全相同的色谱条件下测定，由标准曲线查出或由回归方程计算被测组分的浓度。直接对比法是配制一个与被测组分浓度接近的标准溶液，二者在相同色谱条件下分析，通过直接比较相应的峰面积（或峰高）计算被测组分含量。外标法较为简便，不需要校正因子，但进样量要求十分准确，操作条件也需严格控制。

2．归一化法 当样品中所有组分全部流出色谱柱，并在色谱图上都出现色谱峰，就可以通过各组分的校正因子和峰面积计算各组分的含量：

$$X_i\%=\frac{A_i f_i}{A_1 f_1+A_2 f_2+\cdots+A_n f_n}\times 100 \tag{10-7}$$

归一化法的定量结果与进样量无关、受操作条件变化的影响较小。但要求所有组分在一个分析周期内都能流出色谱柱，且在检测器都有响应信号。归一化法不适用于微量杂质的测定。

3．内标法 指在试样中加入能与所有组分完全分离的已知量的纯物质作为内标物，进样分析后，根据被测组分和内标物的质量以及在色谱图上相应的峰面积和校对因子，求出被测组分含量（X_i）的方法。计算公式如下：

$$X_i\%=\frac{A_i f_i}{A_s f_s}\times\frac{m_s}{m}\times 100 \tag{10-8}$$

式中，m 和 m_s 分别为试样和内标物的质量；A_i 和 A_s 分别为组分 i 和内标物的峰面积；f_i 和 f_s 分别为组分 i 和内标物的校正因子。

内标物的选择是内标法定量分析的关键。内标物的色谱峰位置应在各组分之间或与之相近；稳定性好，且不与样品发生化学反应；在样品中应有很好的溶解性且浓度适当。

进样量的变化、色谱条件的微小变化对内标法定量结果的影响不大。但选择合适的内标物比较困难，而且需要准确称量试样和内标物的质量。在样品中加入内标物，对分离度的要求比原样品高，且操作较复杂。

第七节　进展与应用

一、进展

气相色谱法作为复杂混合物分析强有力的分离工具，特别适用于挥发性化合物的分析，但也存在着色谱峰共流出和定性能力不足的局限性。近年来色谱新技术及与质谱联用技术发展迅速。作为一种新型色谱分离技术，全二维气相色谱（comprehensive two-dimensional gas chromatography，GC×GC）是把分离机制不同、相互独立的两根色谱柱串联，在两色谱柱之间装有一个调制器组合而成。它能较好地解决复杂样品的分离和定性问题，与传统的一维气相色谱法相比，具有峰容量大、分辨率和灵敏度高等优势，越来越广泛地应用于烟草、中草药、食品、石油化工和环境科学等领域中复杂混合物体系的分析。气相色谱串联质谱技术结合了色谱的分离能力和质谱优异的定性能力，极大增强了气相色谱的技术能力，已成为上述领域中必不可少的重要技术手段。

二、应用

气相色谱法在公共卫生和预防医学领域的应用十分广泛，是预防医学研究中重要的分离分析手段之一，广泛应用于食品安全分析、环境分析和工作场所中有毒有害物质的检测研究中。

（一）酒中风味物质的检测

酒中风味成分种类繁多，成分复杂且含量较低，风味物质的含量是酒类品质管控关键指标之一。白酒中可检出约 2400 种挥发性风味物质，如酸、酯、醇、醛、酮类化合物，以及芳香族化合物、吡嗪类化合物、萜烯类化合物、呋喃化合物、含氮化合物和含硫化合物。定性和定量分析这些理化性质各异的风味成分具有较高的难度。毛细管气相色谱法已广泛应用于酒中风味组分的分离检测，为其质量控制提供了重要的技术手段（图 10-8）。

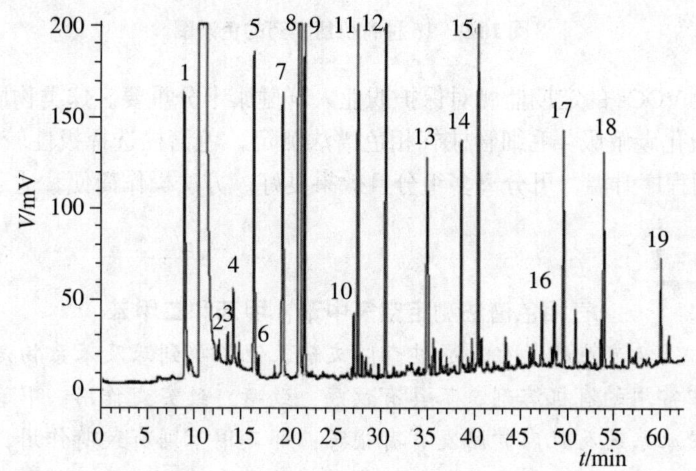

1．乙酸乙酯　2．乙酸异丁酯　3．丁酸乙酯　4．正丙醇　5．异丁醇　6．乙酸异戊酯　7．4- 甲基 -2- 戊醇　8．异戊醇　9．己酸乙酯　10．乳酸乙酯　11．正己醇　12．辛酸乙酯　13．里哪醇　14．癸酸乙酯　15．丁二酸二乙酯　16．己酸　17．β- 苯乙醇　18. 辛酸　19．癸酸

图 10-8　酒中风味组分的色谱图

（二）有机氯农药残留分析

有机氯农药曾是我国 20 世纪 80 年代以前广泛使用的杀虫剂。尽管这类农药已被禁用，但因其化学性质稳定，具有难降解、生物蓄积性和长距离迁移等特性，其在环境中持久存在，至今仍然可在空气、水体、土壤和人体生物样品中检出。作为一类典型的持久性有机污染物，具有致癌、致畸和致突变效应。环境中残留的有机氯农药可通过食物链进入人体，对人体健康造成危害。气相色谱 - 电子捕获检测器为有机氯农药残留分析提供了准确高效的快速筛查和定量检测手段。QuEChERS 净化 / 气相色谱法测定蔬菜及水果中 16 种有机氯农药残留的色谱图如图 10-9 所示。

（三）工作场所中挥发性有机物的分析

挥发性有机溶剂（苯系物、酯类、酮类、烷烃类、烯类和腈类等）在轻纺、化工和制药企业等工作场所中使用广泛，且成分复杂。这些挥发性有机物（volatile organic chemicals，VOCs）通常具有一定的毒性，可通过呼吸道和皮肤进入人体，对工人造成职业危害。因此，

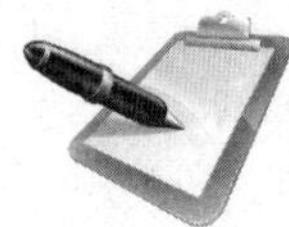

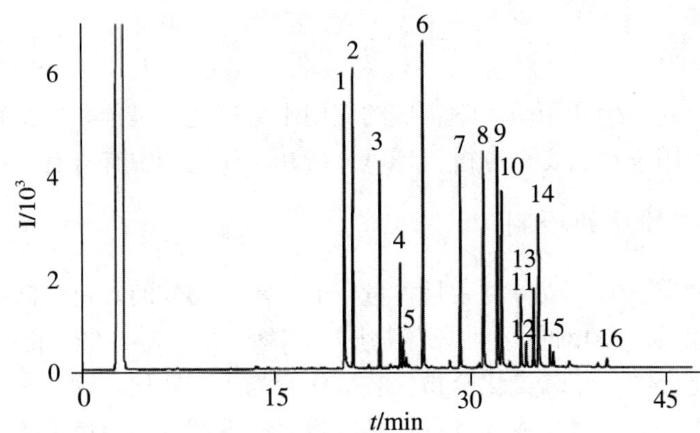

1．六氯苯 2．α- 六六六 3．γ- 六六六 4．β- 六六六 5．七氯 6．艾氏剂 7．环氧七氯 8．α- 硫丹 9．p,p'- 滴滴伊 10．狄氏剂 11．异狄氏剂 12．o,p'- 滴滴涕 13．p,p'- 滴滴滴 14．β- 硫丹 15．p,p'- 滴滴涕 16．甲氧滴滴涕

图 10-9 16 种有机氯农药的色谱图

对工作场所空气中 VOCs 的定期监测对保护职业人群健康十分重要。这类物质的检测常结合活性炭管采样，二硫化碳解吸 - 毛细管柱气相色谱法测定，色谱柱选择极性较强的 DB-FFAP 毛细管柱，柱温采用程序升温，可分离多组分且效果良好。方法操作简便，适于基层单位应用。

案例分析 10-1

第 10 章 案例分析及思考题、习题解析

气相色谱法测定空气中苯、甲苯和二甲苯

小张是预防医学专业的学生，通过查阅文献，他了解到苯及苯系物是基本的化工原料和工业生产中常用的有机溶剂。苯具有致癌、致畸、致突变作用；甲苯具有致突变和致畸作用，对泌尿系统及肌肉骨骼发育有损害；邻二甲苯则有致畸作用，影响肌肉及骨骼的发育，其毒性作用主要表现为血小板和白细胞减少、髓细胞性贫血及白血病，出现神经衰弱症候群、四肢麻木和痛觉减退等症状，长期接触还可出现皮肤黏膜出血倾向。职业场所对生产车间空气中苯、甲苯和二甲苯的含量进行监测和控制，对于评价工作场所环境质量和保护职业人群健康有重要意义。苯及苯系物的测定方法主要有气相色谱法、气相色谱 - 质谱法等。

小张结合所学气相色谱法的理论知识和文献查阅结果，设计了测定空气中苯系物的实验方法。采用活性炭管收集空气中的苯、甲苯和二甲苯等挥发性有机物，用二硫化碳溶液解吸后，利用气相色谱 - 火焰离子化检测器测定，外标法定量。通过预实验小张发现，仪器参数如分流比（A）、程序升温方式（B）、色谱柱（C）及进样量（D）等 4 个仪器条件可能影响苯及苯系物的分离效果。

最终实验条件为：HP-119091Z-413 毛细管柱（30 m × 0.32 mm，0.25 μm）；50∶1 分流比进样；柱温 50℃，保持 3 min，再以 5℃ /min 的升温速度升至 80℃；进样量 1.0 μl。

问题：

1．GC 测定，如何选择合适的色谱柱？

2．如何选择合适的检测器？

思考题与习题

1．简述气相色谱法的工作原理。

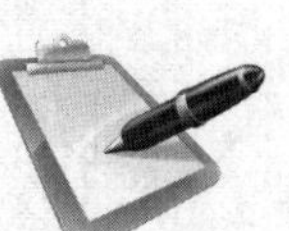

2．简述气相色谱法分离条件的选择。

3．说明气相色谱仪的主要结构组成及各结构作用。

4．为什么要对色谱柱进行老化?

5．简述毛细管色谱柱的特点。

（邹春华）

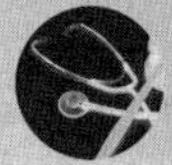

第十一章　高效液相色谱法

气相色谱法多用于热稳定而且易挥发的物质的分析。对于一些高沸点的物质，通常需要先通过适当的化学方法将被测物质衍生为易挥发的物质后，方可采用气相色谱法进行分析。对于高沸点、热稳定性差的有机物，可采用高效液相色谱法（high performance liquid chromatography，HPLC）予以分析。高效液相色谱法采用高效的小粒径柱填充颗粒，液体流动相在高压输液泵的作用下通过色谱柱进入高灵敏度的检测器，是在经典液相色谱法的基础上，引入气相色谱法的理论和技术发展起来的分离分析方法。

第一节　概　述

一、高效液相色谱法的分类

高效液相色谱法根据分离机制的不同，可分为液 - 固吸附色谱法（liquid-solid adsorption chromatography，LSC）、液 - 液分配色谱法（liquid-liquid partition chromatography，LLC）、离子交换色谱法（ion exchange chromatography，IEC）、尺寸排阻色谱法（size exclusion chromatography，SEC）和亲和色谱法（affinity chromatography，AC）等。根据固定相和流动相的相对极性又可分为正相色谱法（normal phase chromatography）和反相色谱法（reverse-phase chromatography）。正相色谱的固定相极性较大，流动相的极性相对较小，洗脱强度随流动相极性的增加而增加。反相色谱是一种更为常用的高效液相色谱方法，固定相的极性较弱，而流动相的极性较强，通常对极性弱的组分有较大保留，流动相的极性越弱，洗脱强度就越强。正相色谱中，由于极性固定相对极性组分的吸附易产生拖尾现象，反相色谱对洗脱液中的极性杂质相对不敏感。

二、高效液相色谱法的特点

高效液相色谱所用固定相的颗粒细且填充规则，直径为 3 ～ 10 μm，孔隙浅，分离效能高。分析型 HPLC 色谱柱每米的理论塔板数可达 10^5，高于气相色谱。固定相使用细颗粒的缺点是流动相的流动阻力增大。为克服阻力，使流动相迅速通过色谱柱，高效液相色谱法中采用高压泵输送流动相。输出压力大约为 7 ～ 40 MPa 时，流动相的流速为 0.5 ～ 5 ml/min。较经典液相色谱法，分析时间可大大缩短。

高效液相色谱法中，液体样品或溶于适当溶剂中的固体样品经由液体流动相携带，进入色谱柱。与气相色谱法的区别在于，高效液相色谱法中，可通过选择适当的流动相，改善被测组分的分离度。混合组分的分离不仅取决于组分与固定相之间的相互作用，还取决于组分与流动相之间的相互作用。组分、流动相和固定相的性质均可影响组分的分离效果。高效液相色谱法不仅可以分析不同类型的有机化合物，也可对性质相似的同分异构体甚至旋光异构体进

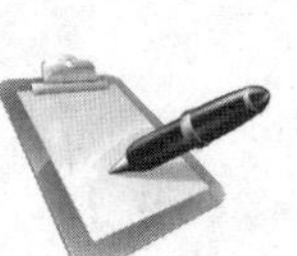

行分析。

高效液相色谱法中配置的检测器灵敏度较高，如荧光检测器的最小检出量可达 10^{-12} g。而且样品量仅需数微升即可进行分析。

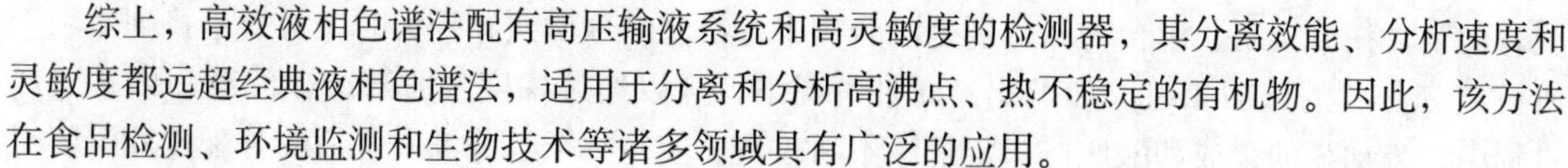

综上，高效液相色谱法配有高压输液系统和高灵敏度的检测器，其分离效能、分析速度和灵敏度都远超经典液相色谱法，适用于分离和分析高沸点、热不稳定的有机物。因此，该方法在食品检测、环境监测和生物技术等诸多领域具有广泛的应用。

第二节　高效液相色谱仪

高效液相色谱仪的主要结构包括高压输液系统、进样系统、分离系统、检测系统和数据记录与处理系统。对于制备型仪器还有馏分收集器。高效液相色谱仪的结构如图 11-1 所示。

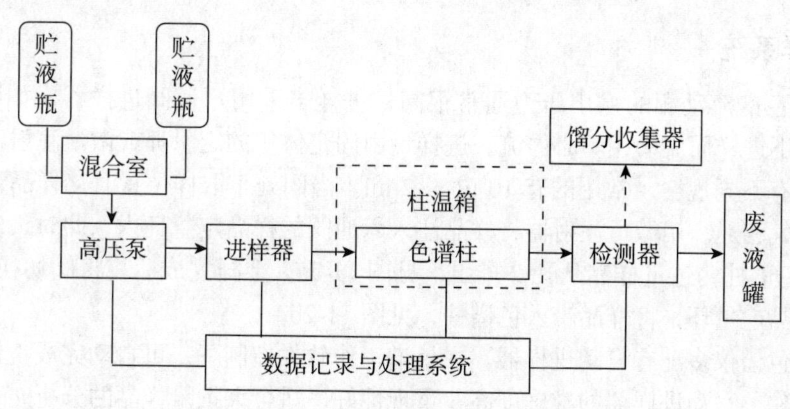

图 11-1　高效液相色谱仪结构示意图

一、高压输液系统

高压输液系统主要由贮液瓶、过滤器、高压泵和梯度洗脱装置等组成，核心部件是高压泵。

1．贮液瓶和过滤器　贮液瓶通常为 0.5 ～ 2 L 的大容量玻璃瓶，用以盛放流动相，可在较长时间内连续提供分析所需用量的流动相。过滤器一般采用孔径为 0.45 μm 或 0.2 μm 的多孔不锈钢过滤器或玻璃过滤器。使用过程中，贮液瓶应密封，防止流动相蒸发，引起其成分变化，同时可避免空气中的 O_2、CO_2 重新溶解在已脱气的流动相中。

流动相在使用之前必须进行脱气和过滤，以去除其中溶解的气体（如 O_2），并滤除灰尘等颗粒物。否则，流动相中溶解的气体会影响色谱柱的分离效能，如因压力降低在检测器中形成气泡，引起检测信号的波动。流动相中的颗粒物可能会导致高压泵密封垫磨损或堵塞高效液相色谱系统的管路或色谱柱。脱气可采用真空泵抽滤、超声波振荡脱气、在线真空脱气等方法。

2．高压泵　流动相在高压泵的作用下以恒定的流速和较高的输出压力通过色谱柱。对高压泵的要求是多方面的：①可在高压下连续工作，耐压 40 ～ 50 MPa；②流速连续可调，通常分析型高效液相色谱仪的流速范围在 0.1 ～ 10 ml/min，制备型可达 1 ～ 100 ml/min；③流速稳定，相对标准偏差应小于 0.5%；④体积小，便于更换溶剂和进行梯度洗脱；⑤耐压、耐腐蚀、密封性能好。

泵多用不锈钢制成，体积小，易于更换溶剂。常用的是恒流泵，即输出流量恒定。大多数高效液相色谱仪的泵为往复式柱塞泵，可输出每分钟几毫升的稳定流量。泵的往复运动在液体

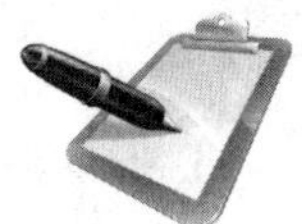

输出过程中会产生脉动，造成色谱信号的波动。为解决该问题，常采用双柱塞并联或串联泵，并在泵的输出端配置阻尼器。

3．等度洗脱和梯度洗脱 色谱分离过程中，流动相的组成和配比始终不变，称为等度洗脱。但是，在分析复杂混合物，特别是混合物中各组分的性质差异较大时，常很难找到适用于所有组分分离的流动相组成和配比。此种情况下，可以通过梯度洗脱解决该问题，即在分离过程中，流动相的组成和配比按一定程序不断改变，使每一个组分都有合适的分配比和保留时间，以获得好的选择性和较短的分析时间，使得对混合组分的洗脱能力得以增强，并可改善检测器的灵敏度。但有可能引起基线漂移。

梯度洗脱装置有两种：低压梯度洗脱和高压梯度洗脱。低压梯度洗脱装置是将两种或多种洗脱溶剂通过比例阀输入混合室内，混合后通过高压泵输入到色谱柱中。高压梯度洗脱装置至少需配置两台高压泵，通过控制每台泵输出不同的溶剂的流速，可改变流动相的组成和配比，各溶剂按一定比例被泵入到混合室中，混合后进入色谱柱。

二、进样系统

高效液相色谱流动相的输出压力通常很高，进样多采用六通阀进样器，如图 11-2 所示，可直接在高压下进样而流动相不必停流。进样量由固定体积的定量环或微量注射器控制，重复性好。定量环有不同规格，常用的有 10 μl ~ 2 ml。当阀处于取样位置时，样品定量环与流动相隔离，与大气相通。用微量注射器将样品注入六通阀的样品定量环内，此时，流动相直接经 5-6 通道进入色谱柱，过量样品从孔 2 排出，见图 11-2a。上样完成后，将阀切换到进样位置。流动相流经样品定量环，将样品带入色谱柱，见图 11-2b。

高效液相色谱仪多配有自动进样器，在色谱工作软件控制下，可自动完成洗针、吸液、进样、复位等操作。自动进样器的准确度高，重现性好，适合大批量样品的分析。

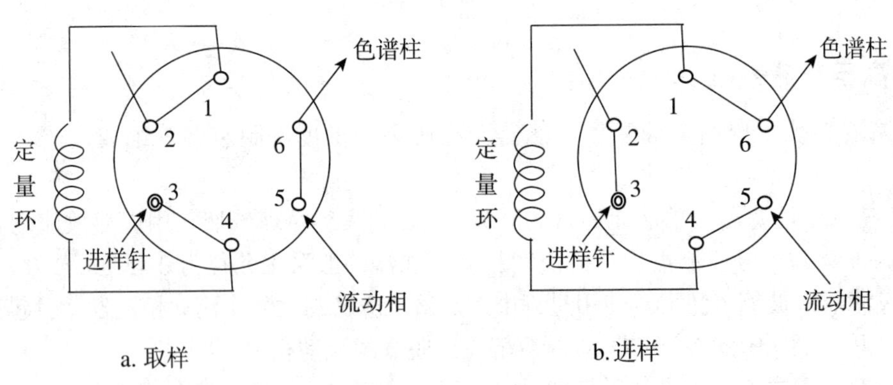

图 11-2 六通阀进样器

三、分离系统

高效液相色谱分析中，通常使用两个串联的色谱柱：一个是分析柱，用来分离各组分；另一个是置于分析柱前的保护柱，用于防止分析柱被污染。

1．分析柱 常规的高效液相色谱柱是直形不锈钢柱，内径 2.1 ~ 4.6 mm，长度 10 ~ 30 cm。柱内填充 5 ~ 10 μm 粒径的固定相填料。随着液相色谱技术的发展，填料粒径由 5 μm 向 3 μm 以下发展，色谱柱的直径更小，长度更短，分析速度更快。流动相用量少，样品被稀释程度小，在检测器上能产生较强的信号，灵敏度高。峰形变窄，尖锐的峰形更有利于分离。

2．保护柱 分析过程中，如果溶质与固定相发生不可逆的结合，则有效的固定相将减少，柱效降低。另外，一些不溶性微粒随样品注入色谱柱后会堵塞色谱柱。为延长分析柱的使用寿命，通常在分析柱前安装保护柱。保护柱通常填充与分析柱相同的填料，但比分析柱短得多，价格较低。当柱效降低或柱压有增加趋势时，可更换保护柱。

3．色谱柱的正确使用 为保持色谱柱的良好状态，在使用填料粒径≤ 10 μm 的色谱柱时，必须注意以下几点：①进入色谱柱的流动相及样品必须经过严格纯化和过滤；②避免震动、机械撞击或压力和温度的急剧变化；③选择使用适宜的流动相，以避免固定相被破坏，如当流动相的 pH 值大于 8 时，载体硅胶将溶解；④反相色谱中，应避免缓冲盐溶液与有机溶剂的直接更替导致盐的析出；⑤色谱柱不使用时，需密封贮存于惰性溶剂中。硅胶柱、正相键合相色谱柱可封存于 2,2,4- 三甲基戊烷中，反相色谱柱可用纯甲醇或纯乙腈保存；⑥避免反向冲柱。

4．柱温控制 高效液相色谱分析中，柱温通常是室温。精确控制柱温可提高分析结果的重现性。高效液相色谱仪的柱温箱具有使色谱柱恒温的功能，可实现从室温到 80℃ 的精确控制。凝胶渗透色谱仪的柱温可从室温到 150℃ 精确控制。

四、检测系统

高效液相色谱仪可配置多种检测器，以连续检测色谱柱后流出物的含量变化。

按检测对象可分为总体性能检测器和溶质性能检测器两类。总体性能检测器是指响应值取决于流出物（包括溶质和流动相）的某些物理性质的总的变化，如示差折光检测器、电导检测器等。此类检测器的应用范围广，但是流动相本身有响应，灵敏度低，不适用于痕量分析，也不能用于梯度洗脱。溶质性能检测器是指响应值取决于流动相中溶质的物理或化学特性的检测器，如紫外 - 可见检测器、荧光检测器等。这类检测器灵敏度高，可用于梯度洗脱。

按照适用性可分为通用型检测器和选择型检测器两类。通用型检测器对所有物质都有响应，如示差折光检测器、质谱检测器等。选择型检测器对不同组分的响应差别很大，只能选择性地检测某些物质，如紫外 - 可见检测器、荧光检测器、电导检测器等。

1．紫外 - 可见检测器（ultraviolet-visible detector，UVD） 用于检测对紫外和可见光有吸收的物质，是应用最多的高效液相色谱检测器，具有灵敏度高、噪声低、重现性好、线性范围宽等特点，检出限可达 1.0 ～ 10 ng/ml。

常用的紫外 - 可见检测器有固定波长型、可调波长型和二极管阵列检测器（diode-array detector，DAD）。固定波长型紫外 - 可见检测器常以低压汞灯为光源，检测波长为 254 nm 或 280 nm。可调波长型紫外 - 可见检测器以氘灯和钨灯（190 ～ 900 nm）为光源，配有光栅单色器，使用时可选择被测物质的最大吸收波长。二极管阵列检测器是将来自光源的所有复合光都照射到流通池，被测组分对入射光选择性地吸收，其透过光通过光栅分光，照射到光电二极管阵列上，可同时检测所有波长的紫外 - 可见吸收情况，给出吸光度 - 波长 - 时间三维谱图。方便选择各组分的最佳测定波长，同时判别色谱峰的纯度及组分的分离情况，利用组分的色谱保留值和吸收曲线可进行定性分析。

紫外 - 可见检测器的样品池是体积很小的流通池，图 11-3 所示为 Z 型结构的紫外流通池示意图。为减少峰展宽，一般孔径为 1.0 mm，体积为 1 ～ 10 μl，光程长 0.2 ～ 1 cm。

紫外 - 可见检测器适用于梯度洗脱，对流动相的流速及组成的变化不敏感。其局限性在于只能检测对紫外 - 可见光有吸收的物质或通过衍生化反应可生成对紫外 - 可见光有吸收的物质。某些溶剂可吸收紫外光，因此应选择对被测组分的检测波长无吸收的溶剂作为流动相。

2．荧光检测器（fluorescent detector，FD） 其选择性优于紫外 - 可见检测器，仅对能发出荧光的物质有响应。灵敏度比紫外 - 可见检测器高 2 ～ 3 个数量级，适合痕量组分和复杂样品基质的分析。检测器的结构和原理与荧光分光光度计相同，常以氙弧灯为光源。可用于梯度

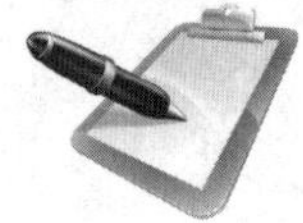

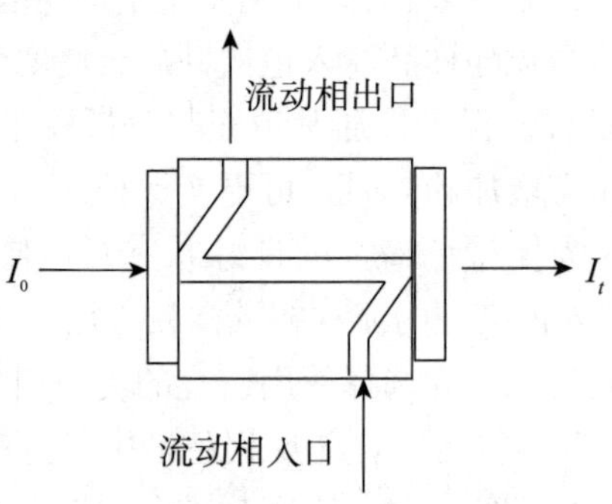

图 11-3　Z 型的紫外流通池示意图

洗脱。

3．电化学检测器（electrochemical detector，ED） 是基于组分的电化学性质进行检测，如安培检测器、伏安检测器、库仑检测器、电导检测器等。常用的为安培检测器和电导检测器。

（1）安培检测器（ampere detector，AD）：利用组分的氧化还原反应产生的电流进行检测，一定实验条件下，该电流大小与被测物质的浓度成正比。安培检测器对生化样品组分的选择性好，灵敏度高，应用广泛。例如，可用于测定肾上腺素和去甲肾上腺素。但对流动相的流速及温度敏感，不能用于梯度洗脱。

（2）电导检测器（conductivity detector，CD）：可用于检测阳离子或阴离子。用两个电极测定色谱柱后流出物中离子型溶质的电导率。样品组分的浓度越高，电离产生的离子浓度越高，电导率的变化越大。电导检测器只能测定离子或在流动相条件下可电离的化合物，是选择性检测器。具有死体积小、灵敏度高、线性范围宽的特点。对温度敏感，实验过程中需要严格控制温度。

4．其他检测器 利用每种物质具有不同的折射率来定量的示差折光检测器（differential refractive index detector，RID），通过测定样品池和参比池中流动相的折射率的差值，可测定与差值成正比的被测组分的浓度。示差折光检测器属于通用型检测器，对所有组分都有响应，但灵敏度低于紫外 - 可见检测器。常用来测定糖类、脂肪烷烃等无紫外吸收、无荧光、无电化学活性的物质。示差折光检测器对温度敏感，不适用于梯度洗脱。另一种通用型检测器是质谱检测器（mass spectrometric detector，MSD），利用电磁学原理，采用多种离子化技术，将物质分子转化为气态离子，按照质荷比（*m*/*z*）大小进行分离，对有机化合物和无机物都可以分析，应用范围广。灵敏度高，可对痕量组分定量，又可提供未知化合物的定性信息。但质谱与高效液相色谱的连接相比于与气相色谱的连接，技术上困难得多。因为液体流动相在质谱中大量气化，使质谱要求的高真空条件很难实现。随着质谱的发展，高效液相色谱与质谱的联用已日益广泛。

五、数据记录与处理系统

现代的高效液相色谱仪使用计算机和色谱工作站记录和分析数据。高效液相色谱仪的重要参数，如溶剂的比例、梯度洗脱程序、流速、柱温和检测器的参数等都可通过色谱工作站进行设置。计算机控制可提高仪器的准确度、精密度和分析速度。此外，计算机可以给出色谱图、各组分的峰高、峰面积、保留时间、峰宽、理论塔板数等参数，还可对标准曲线进行回归，计算样品中组分的含量。随着计算机技术的发展，色谱工作站的功能也在日益完善。

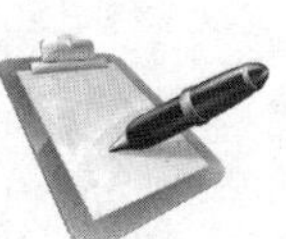

第三节　固定相与流动相

一、液 - 液分配色谱

液 - 液分配色谱法是高效液相色谱法中最常用的色谱方法，利用固定液对组分的溶解度（分配系数）的不同进行分离。

（一）固定相

液 - 液分配色谱中，固定相包括两部分：固定液和载体。通常以 3 ～ 10 μm 的多孔硅胶微球为载体，表面覆盖一层固定液膜。在早期的液相色谱中，用物理涂敷的方法使固定液吸附在载体表面。分析过程中，固定液常因溶解于流动相而造成流失。为避免这种情况的发生，现在常使用化学键合固定相，即将具有各种官能团的有机分子通过化学反应，共价键合在载体表面，形成牢固的单分子薄层。使用化学键合固定相的液相色谱又称为化学键合相色谱法，简称键合相色谱法。制备键合固定相的载体通常为硅胶微粒，以硅烷化键合反应最为常见，其表面的硅羟基（≡ Si-OH）可与有机氯硅烷发生硅烷化反应。

$$\equiv \text{Si-OH} + \text{Si}(CH_3)_2RCl \longrightarrow \equiv \text{Si-O-Si}(CH_3)_2R + HCl$$

R 是烷基或含有氨基、氰基、醚基等官能团的烷基。该硅烷化反应最多可覆盖载体表面 50%的硅羟基。为防止未反应的硅羟基与组分发生反应而产生拖尾峰，硅胶常用三甲基氯硅烷 [$(CH_3)_3SiCl$] 进行封尾处理。

硅胶表面化学键合的有机硅烷烃 R 的取代基团的性质决定了固定相的性质。如果 R 是极性基团，如氰基（$—C_2H_4CN$）或氨基（$—C_3H_6NH_2$），可构成极性键合固定相，所填装的氰基柱和氨基柱是最常用的极性色谱柱，可用于分析极性较强的化合物。由于固定相是极性的，流动相则为非极性或弱极性，因此为正相键合相色谱。

液 - 液分配色谱中最常用的是反相键合相色谱，即固定相的极性弱于流动相的极性，对弱极性组分有较强保留。硅胶表面化学键合的是非极性的 C_{18}（正构十八烷基）、C_8（正构辛基）或苯基等。烷基链越长，对非极性和极性较弱的化合物的保留作用越强。反相色谱常用的流动相是缓冲盐水溶液或极性流动相。由于硅胶在碱性环境中易水解，缓冲盐溶液作流动相时，pH 值必须小于 8.5。

化学键合固定相的固定液不易流失，传质快，柱效高，色谱柱性能稳定，寿命长。可适应各种极性的流动相，适于梯度洗脱，应用范围广。

（二）流动相

液 - 液分配色谱中，组分洗脱的顺序由固定相和流动相的极性决定。正相色谱中，极性固定相对弱极性组分的保留时间较短，先从色谱柱中流出。正相色谱适合分离极性和强极性的组分。可通过选择流动相调节组分的保留时间，极性较弱的流动相可延长组分的保留时间，增大流动相极性，洗脱能力增强。反相色谱中，固定相的极性较弱，组分的极性越强，保留时间越短，组分的流出顺序与正相色谱相反。反相色谱适合分离非极性和弱极性的组分。增加流动相的极性，可延长弱极性组分的保留时间。

Snyder 提出的极性指数可用于流动相的选择。表 11-1 列出了一些常用溶剂的极性指数 P'。P' 的数值越大，溶剂极性越强。

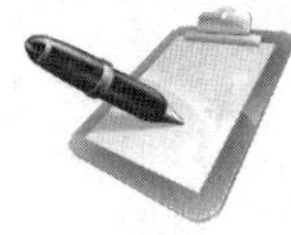

表11-1　溶剂的极性指数P'

溶剂	极性指数P'	溶剂	极性指数P'
水	10.2	异丙醇	3.9
二甲亚砜	7.2	二氯甲烷	3.1
乙腈	5.8	乙醚	2.8
甲醇	5.1	苯	2.7
乙酸乙酯	4.4	正己烷	0.1
四氢呋喃	4.0		

通过改变溶剂的种类和不同溶剂的配比可配制不同极性的流动相，进而可改变组分的分配比。分配比在液相色谱中是衡量选择的流动相是否有适合的洗脱能力的重要参数。

反相色谱中，流动相的主体通常为水或无机盐缓冲液，在水相中加入一定比例的有机溶剂，如甲醇、乙腈、四氢呋喃作为极性改性剂，可调节流动相的洗脱能力。增加甲醇、乙腈等溶剂的比例，减小水的比例，可增强流动相的洗脱能力。同时，流动相的pH值可影响弱酸、弱碱的解离。流动相的pH值升高，弱酸的保留时间缩短，弱碱的保留时间延长。正相色谱中，则多以非极性或弱极性有机溶剂为流动相主体，同时，可加入乙醚、二氯甲烷、三氯甲烷等改性剂调节流动相的洗脱强度。

若两种组分的色谱峰严重重叠，仅仅通过改性剂的加入来调节流动相的极性，可能仍然无法有效改善组分的分离情况，可尝试更换溶剂种类。在反相色谱中，可改变与水相混合的有机溶剂的种类，例如，常用的调节流动相极性的溶剂甲醇，可替换为乙腈、四氢呋喃等。

二、液-固吸附色谱

（一）固定相

液-固吸附色谱是以吸附剂为固定相，利用固定相对各组分吸附能力的不同而使之分离。吸附剂可分为非极性和极性两种。非极性吸附剂有活性炭、高聚物微球等。高聚物微球主要是由苯乙烯和二乙烯基苯以高交联度制备的全多孔单分散微球。

常用的极性固定相是2.5～10 μm的全多孔微粒型（microporous particles）硅胶。这种固定相对溶剂的渗透性好，比表面积大，吸附活性强。此外，还有表面多孔微粒型（superficially porous particles）硅胶填料，在1.7～5 μm直径的熔融硅胶颗粒表面有0.25～0.5 μm厚的多孔硅胶层。比全多孔微粒型硅胶的孔隙浅，传质快，柱效更高。

除了硅胶外，其他的极性吸附剂还有氧化铝、氧化镁、二氧化钛等。硅胶和硅酸镁为酸性吸附剂，氧化铝、氧化镁、二氧化钛为碱性吸附剂。如果用酸性吸附剂分离碱性物质或用碱性吸附剂分离有机酸，可能造成色谱峰严重拖尾。

（二）流动相

由于液-固吸附色谱法常用的硅胶固定相是极性的，因此流动相通常是非极性或弱极性的溶剂，如正己烷、异辛烯和二氯甲烷。极性较大的组分可以选用极性较强的流动相，极性较小的组分可以选择极性较弱的流动相。各种化合物在硅胶柱上的保留时间按以下顺序递增：饱和烃＜烯烃＜芳烃≈有机卤化烃＜硫化物＜醚＜硝基化合物＜腈＜酯≈醛≈酮＜醇≈胺＜酰胺＜羧酸＜磺酸。如用非极性吸附剂（如活性炭）为固定相，则洗脱顺序相反。

实际工作中，可根据组分的极性选择相应极性的溶剂作为流动相，原则是极性强的组分选

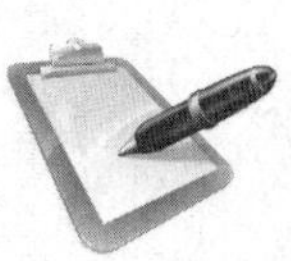

用极性大的流动相，极性弱的组分选用极性小的流动相。合适的流动相最终需要通过实验予以确定。对于常用的硅胶固定相，如果组分的分配比过小，流出太快，可改用弱极性的溶剂作为流动相；若组分流出太慢，可使用强极性的溶剂作为流动相。

对大多数样品，液 - 固吸附色谱的分离效果不如液 - 液分配色谱。液 - 固吸附色谱适用于分离难溶于水而且不易用分配色谱分离的极性物质。

三、离子交换色谱

（一）原理

离子交换色谱的固定相是离子交换剂。当流动相通过离子交换柱时，组分离子与交换剂上可交换的平衡离子进行可逆交换。交换平衡可表示为：

阳离子交换：$R^-Y^+ + X^+ \rightleftharpoons R^-X^+ + Y^+$

阴离子交换：$R^+Y^- + X^- \rightleftharpoons R^+X^- + Y^-$

式中，Y 为可游离的平衡离子；X 为试样的组分离子，两者竞争固定相离子交换基团 R。组分离子对固定相离子基团的亲和力强，则保留时间长；反之，保留时间短。

（二）固定相

离子交换剂由基质和官能团两部分组成。基质有一定刚性，作为官能团的载体，对分离无明显作用。基质可分为有机聚合物基质和无机基质两大类。有机聚合物基质，如苯乙烯 - 二乙烯苯共聚微球（合成树脂）应用较广，在很宽的 pH 值范围（0 ~ 14）内性质稳定，可用强碱或强酸作流动相。无机基质（如全多孔微粒型硅胶）共价键合各种离子交换基团，可形成键合相离子交换剂。官能团是可解离的无机基团，在固定相表面形成带电荷的离子交换位点。与基质的结合有共价键结合、离子键结合、吸附和氢键作用等。按官能团的性质不同，离子交换剂可分为四类：强酸型阳离子交换剂、弱酸型阳离子交换剂、强碱型阴离子交换剂和弱碱型阴离子交换剂。表 11-2 列出了一些常用的离子交换剂。

表11-2　常用的离子交换剂

类型	官能团种类	官能团
强酸型阳离子交换剂	磺酸型	$—SO_3^-$ $—CH_2CH_2SO_3^-$
弱酸型阳离子交换剂	羧酸型	$—COO^-$ $—CH_2COO^-$
强碱型阴离子交换剂	季铵型	$—CH_2N(CH_3)_3^+$ $—CH_2CH_2N(CH_2CH_3)_3^+$
弱碱型阴离子交换剂	氨基型	$—NH_3^+$ $—CH_2CH_2NH(CH_2CH_3)_2^+$

离子交换树脂固定相的选择性取决于树脂上是强离子交换位点还是弱离子交换位点，以及树脂的交联度。阳离子交换树脂对离子的亲和力大小的顺序为：$Al^{3+} > Ba^{2+} > Pb^{2+} > Ca^{2+} > Ni^{2+} > Cd^{2+} > Cu^{2+} > Co^{2+} > Zn^{2+} > Mg^{2+} > Ag^+ > K^+ > NH_4^+ > Na^+ > H^+ > Li^+$。可见，电荷数较多的离子比电荷数少的离子与阳离子交换树脂结合得更为紧密。电荷数相同时，水合离子半径小的或易极化的离子与固定相结合得更紧密。对阴离子交换剂，一般顺序是：$SO_4^{2-} >$

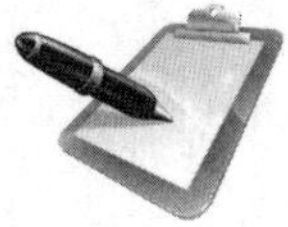

$I^- > HSO_4^- > NO_3^- > Br^- > NO_2^- > Cl^- > HCO_3^- > CH_3COO^- > OH^- > F^-$。同样，电荷数高的及水合离子半径小的与固定相结合得更为紧密。

（三）流动相

离子交换色谱的流动相一般是缓冲溶液，pH 值和缓冲液离子种类及浓度决定了溶质的保留时间。有时还可加入适量甲醇、乙腈等有机溶剂，提高选择性并改善样品溶解度。例如，用离子交换色谱分离阳离子时用稀盐酸作流动相，逐渐增加盐酸浓度，可缩短强保留的阳离子的洗脱速度，因为较高的氢离子浓度可以争夺更多的离子交换位点。而对于有机酸或有机碱，改变流动相的 pH 值可控制酸碱的解离程度，增大 pH 值可减小有机碱的解离度而增加有机酸的解离度，解离度增大，则样品中的组分离子与固定相离子基团的作用增大。流动相离子强度的变化对保留值的影响比 pH 值更显著。增加流动相中盐离子的浓度，会增强它们对 R^+ 或 R^- 的竞争能力，降低组分离子的保留值。

离子交换色谱可测定溶液中能够电离的物质，主要应用于水分析和生物化学分析中。如测定无机阴、阳离子以及氨基酸、蛋白质、核酸等生物大分子。

四、尺寸排阻色谱

尺寸排阻色谱又称为凝胶色谱（gel chromatography），可分为凝胶过滤和凝胶渗透。凝胶是一种经过交联而有立体网状结构的多聚体，具有一定尺寸的孔径。组分分离基于溶质进入多孔性柱填料的能力不同。小分子物质可完全渗透进入凝胶内部的孔穴，洗脱时间较长。

（一）固定相

以多孔玻璃、多孔硅胶、聚苯乙烯凝胶、葡聚糖凝胶和琼脂凝胶等多孔性物质作填料，粒径为 5 ~ 10 μm。按物理性质可分为硬质、半硬质和软质凝胶三种。多孔玻璃和多孔硅胶属于硬质凝胶，化学性质稳定，耐高温、高压，可在高流速的各种流动相下使用。但是有羟基等表面活性中心，柱效不高。可通过表面硅烷化处理，消除该干扰。聚苯乙烯凝胶属于半硬质凝胶，使用的压力不能过高，流速不能过快。适用于非极性有机溶剂，不能用于极性有机溶剂，如乙醇、丙酮等。葡聚糖凝胶和琼脂凝胶属于软质凝胶，不能用于高压，适合用水作流动相。

（二）流动相

尺寸排阻色谱的流动相只是溶解、携带组分通过多孔性固定相，不影响分离的选择性。分离水溶性物质可用水或缓冲盐溶液作为流动相，称为凝胶过滤。测定非水溶性物质常使用非极性溶剂，如四氢呋喃、二氯甲烷、甲苯等，称为凝胶渗透。

尺寸排阻色谱主要用于分析高分子类化合物，如蛋白质、多糖等生物大分子或聚合物。

五、亲和色谱

亲和色谱是利用生物分子与固定相上配体的特异性相互作用来进行分离的色谱法，如酶与底物的结合、抗原抗体的结合等。这种特异性亲和作用是可逆的，利用亲和作用能力的差别可实现具有生物活性的生物分子的分离。

（一）固定相

固定相多以葡聚糖、琼脂糖、合成树脂、硅胶等作为载体。亲和配体通常是与目标分子具有亲和能力的生物特效分子（酶、核苷酸）、定位金属离子（Cu- 亚氨基二乙酸）等，可分为

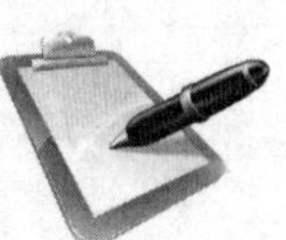

高特异性配体和一般特异性配体。高特异性配体只能与有相似特性的分子结合，如抗原与抗体结合。一般特异性配体可以和一类相关分子结合，如酶与过渡金属离子结合。配体分子量较小时，为避免空间位阻作用，在载体与配体之间需要键合不同极性的间隔臂。

（二）流动相

流动相多为具有不同 pH 值的缓冲溶液，通常模拟配体在自然条件下的 pH 值、离子强度和极性，以利于目标分子与配体的强结合。可以通过改变 pH 值、离子强度和极性加速目标分子的洗脱。

亲和色谱主要用来分析有生物活性的氨基酸、蛋白质、核苷、核酸、酶等生物分子。可以从混合物中纯化或分离某生物分子，也可以用来去除混合物中某生物分子。

第四节　色谱峰扩展的影响因素

高效液相色谱法的分离机制与气相色谱法是一致的。气相色谱法的基本理论（如塔板理论、速率理论等）和基本概念（如保留值、分离度等）也适用于高效液相色谱法。但是，二者的流动相的性质不同，且流动相的性质对被测组分分子的扩散和传质的影响较大。

一、高效液相色谱中的速率理论

Van Deemter 方程式为：

$$H = A + B/u + Cu \tag{11-1}$$

（一）涡流扩散项

对于涡流扩散项 A，高效液相色谱与气相色谱相同，表达式为：

$$A = 2\lambda d_{\mathrm{p}} \tag{11-2}$$

式中，d_{p} 为填料的平均粒径，λ 为填充不规则因子。高效液相色谱中使用的固定相颗粒比气相色谱更细，且填充得更加均匀，因此，在高效液相色谱中，涡流扩散很小，对柱效的影响很小。

（二）纵向扩散项

纵向扩散项 B/u 是指由于组分分子在色谱柱轴向上存在浓度梯度，引起扩散而产生的色谱峰扩展。它的大小与组分在流动相中的扩散系数 D_{m} 成正比，与流动相的线速度 u 成反比。

$$B/u = 2\gamma D_{\mathrm{m}}/u \tag{11-3}$$

式中，γ 为弯曲因子。高效液相色谱中，流动相是液体，其黏度远大于气体，分析柱的柱温多为室温，组分分子在流动相中的扩散系数比气相色谱中小 4 ~ 5 个数量级。其次，高效液相色谱中流动相的流速较大，线速度大于 0.5 cm/s。因此纵向扩散对柱效的影响实际上可以忽略不计。

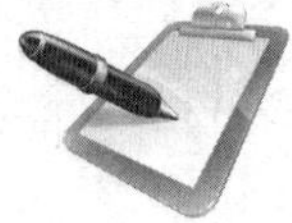

（三）传质阻力项

传质阻力项 Cu 包括流动相传质阻力和固定相传质阻力。流动相传质阻力又可分为两部分：一是流动的流动相传质阻力 H_m，二是静滞的流动相传质阻力 H_{sm}。

1．流动的流动相传质阻力 H_m 流动相在色谱柱中流动时，靠近固定相颗粒表面的溶剂和溶于溶剂中的样品流速较慢，流体中心的流速较快，从而使组分的色谱峰展宽。而展宽程度与填料的平均粒径（d_p）的平方成正比，与流动相线速度（u）成正比，与组分在流动相中的扩散系数 D_m 成反比：

$$H_m = \frac{C_m d_p^2}{D_m} u \tag{11-4}$$

式中，C_m 为常数，与柱内径、形状、填料性质有关。柱长较短、内径较粗、填料均匀、填充紧密时 C_m 数值较小。

2．静滞的流动相传质阻力 H_{sm} 色谱柱中有一定数量的难以流动的流动相，该流动相处于多孔的固定相深孔中。组分进入固定相深孔中的静态流动相后，在孔中的扩散路径不同，返回到流动的流动相所需时间不同引起的色谱峰展宽，用 H_{sm} 表示：

$$H_{sm} = \frac{C_{sm} d_p^2}{D_m} u \tag{11-5}$$

式中，C_{sm} 为常数，与固定相的孔隙结构、分配比和静态流动相所占流动相的体积分数有关。固定相中的微孔越小越深，传质阻力越大。为提高柱效，可减小填料粒径，增大孔径，减小流动相的黏度，使传质加快。

3．固定相传质阻力 H_s 样品分子进入厚涂层固定相后也可发生与静滞流动相传质相似的过程。也就是说，由于渗入固定液的深度不同，返回到流动相所需时间不同而造成色谱峰展宽。其中，固定液膜厚度 d_f 可影响传质阻力的大小：

$$H_s = \frac{C_s d_f^2}{D_s} u \tag{11-6}$$

式中，D_s 为组分在固定液中的扩散系数，C_s 为常数，由固定相颗粒和孔结构决定。在液-液分配色谱中，由于使用了化学键合固定相，固定液只是载体表面的一单分子层，因此 H_s 对色谱峰展宽的影响不大。

综上所述，高效液相色谱中，流动相的传质阻力是主要的影响因素。因此，高效液相色谱中，Van Deemter 方程可简化为：

$$H = A + Cu \tag{11-7}$$

与气相色谱的 H-u 曲线相比，高效液相色谱的 H-u 曲线的最低点更低，说明高效液相色谱的柱效相对更高。另外，高效液相色谱的 H-u 曲线具有较平坦的斜率，表明采用高的流动相线速度时，柱效没有明显的损失，有利于实现快速分析。

二、柱外效应

上述讨论仅限于色谱柱内引起的色谱峰展宽的因素，但在色谱柱外也存在引起色谱峰展宽的各种因素，包括柱前和柱后两方面的因素。柱前因素主要包括进样器的死体积、进样方式与

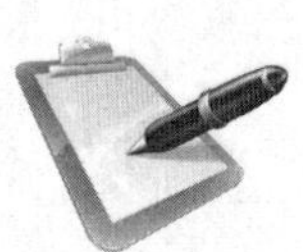

技术、进样时液体的扰动等。目前，高效液相色谱中多采用六通阀进样，将样品直接注射到柱头的中心部位，可减少组分在柱前的扩散，提高柱效。柱后因素主要由检测器流通池及连接管的死体积引起。采用小体积检测器流通池，各部件连接使用“零死体积接头”，尽可能缩短色谱系统的连接管路等方法可降低柱外效应的影响。

色谱柱的柱效越高，或者柱长度、柱内径尺寸越小，柱外效应越明显。常规高效液相色谱仪的检测器流通池的体积为 5 ~ 10 μl，由检测器引起的谱峰展宽不明显。若使用固定相粒径小于 2 μm 的高效色谱柱，或使用细径柱、毛细管柱时，检测器流通池体积必须小于或等于 2 μl，柱外的谱峰展宽影响才较小。

第五节　色谱条件的选择

采用高效液相色谱法进行分析，首先应选择色谱分离类型及适合的色谱柱和流动相。其次，综合考虑影响涡流扩散项 A 和流动的流动相传质阻力 H_m 及静滞的流动相传质阻力 H_{sm} 的各项因素，如固定相粒径、色谱柱长、内径和填充状况等，从以下几个方面来选择适宜的色谱条件。

一、色谱柱与柱温的选择

高效液相色谱有多种类型的色谱柱，可根据被测组分的理化性质（分子量、极性、溶解度、解离度等）选择适合的色谱柱类型。被测物质的分子量若大于 2000，可选择尺寸排阻色谱法；若分子量为 200 ~ 2000，可根据是否溶于水及是否可解离，选择液 - 固吸附、液 - 液分配或离子交换色谱法。水溶性的被测组分可采用液 - 液分配色谱法或离子交换色谱法；脂溶性的被测组分或非极性混合物可采用液 - 固吸附色谱法。一般情况下，可用吸附色谱法分离异构体，分配色谱法分离同系物。

高效液相色谱法中，柱温多采用室温。与气相色谱法相比，柱温对高效液相色谱法的影响相对较小。适当提高柱温可增加 D_m，同时可增加溶质的溶解度，但是会降低分离度。实验过程中，可使用柱温箱控制柱温，以提高测定结果的重现性。

二、固定相的选择

为减少传质阻力，可选择粒径小、填充均匀的球形固定相装填色谱柱，以减少涡流扩散。粒径越小，柱效越高，色谱峰展宽越小。伴随着高效液相色谱法的发展，载体材料发展的总趋势是颗粒体积越来越小。但是对粒径更小（约 2 μm）的填料，需要使用微径柱，输液泵的性能、进样体积、检测器流通池体积和系统的死体积等必须与之匹配，如有必要，色谱条件也需作适当的调整。

三、流动相的选择

可选择小分子溶剂作流动相，以降低流动相的黏度，增加组分的扩散系数 D_m。若混合物中被测组分的分配比相差较大，可考虑梯度洗脱。

根据 H-u 曲线可知，随着流动相流速 u 的增加，塔板高度 H 增加，柱效降低。因此，适当降低流速，可提高柱效。实际工作中，为缩短分析时间，可适当提高流速，以达到快速分离的目的。一般情况下，流速可控制在 1 ml/min。

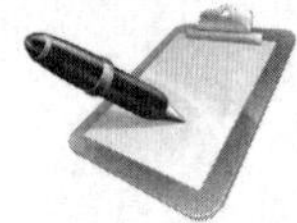

第六节　进展与应用

一、进展

随着对各种复杂样品分析的要求越来越高，高效液相色谱法也随之不断发展和更新技术。超高效液相色谱法（ultra performance liquid chromatography，UPLC）的出现有效提高了色谱分析的分离度、灵敏度和分析速度，成为分离分析方法的新热点。超高效液相色谱法采用超高压输液系统、小颗粒填料色谱柱和高速检测器，提供的柱压可高达 100 ~ 150 MPa。与常规高效液相色谱法相比，超高效液相色谱法有如下特点：

1．高分离度　分离度与柱效的平方根成正比，根据速率理论，填料粒径越小，色谱柱塔板高度 H 越小，色谱柱柱效越高。因此，填料粒径小于 2 μm 的新型固定相比大颗粒（5 ~ 10 μm）固定相的色谱柱的柱效高，可显著改善分离度。

2．高灵敏度　超高效液相色谱法使用小颗粒技术提高了柱效，可改善色谱峰宽和峰高。而且超高效液相色谱法配置的检测器也是高灵敏度的检测器。

3．分析速度快　超高效液相色谱法的柱效较高，可使用较短的分析柱、提高流速来提高分析速度。

4．降低有机溶剂的使用量　超高效液相色谱法可以使用短柱、细柱等小型色谱柱，且分析速度快，因此有机溶剂的使用量大大减少。

目前，超高效液相色谱法在食品安全、环境监测、药物开发、代谢组学等领域应用广泛。

此外，二维高效液相色谱法在分析组成复杂的样品时显示了超强的分离能力。二维高效液相色谱法即试样经过第一根色谱柱分离后，通过高压切换阀将某个色谱峰（混合组分峰）的一部分或全部转入第二根极性或分离原理完全不同的色谱柱进行进一步分离，大大提高了色谱系统的选择性和分离能力。在一次色谱分析过程中获得双重分析信息，分离效果好还可节省分析时间。

再有，液相色谱 - 质谱、液相色谱 - 核磁共振波谱、液相色谱 - 原子荧光光谱等多种联用技术，在解决新的分析课题中发挥了重要的作用。

二、应用

高效液相色谱法具有高效、高速、高灵敏度的特点，而且不受样品挥发性和热稳定性的限制，在环境科学、食品分析、生物化学、药物化学、高分子化学、临床医学等诸多领域都有广泛应用。

1．食品分析中高效液相色谱法的应用　原料乳与乳制品中三聚氰胺的检测方法，我国的标准方法的第一方法为高效液相色谱法，定量限为 2 mg/kg。引用标准：GB/T 22388-2008。原理：试样用三氯乙酸 - 乙腈提取，经阳离子交换固相萃取小柱净化，高效液相色谱法测定。

色谱条件为：

色谱柱：C_{18} 柱，250 mm × 4.6 mm（内径），5 μm。流动相：离子对试剂缓冲液 - 乙腈（90 ∶ 10，体积比）。流速 1.0 ml/min，柱温 40℃，波长 240 nm，进样量：20 μl。

流动相中的缓冲液为 2.10 g 柠檬酸和 2.16 g 辛烷磺酸钠，加入 980 ml 溶解，调解 pH 值为 3.0 后，定容至 1 L。

定性分析：依据三聚氰胺标准物质的保留时间进行定性。定量分析：外标法。

2．环境分析中高效液相色谱法的应用　水中烷基酚类化合物和双酚 A 的测定（HJ 1192—2021）：地表水、地下水、生活污水和工业废水中的烷基酚类化合物和双酚 A 在酸性条

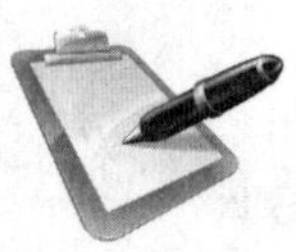

件下，以 3 ～ 5 ml/min 的流速通过活化后的固相萃取柱（250 mg/6 ml，填料为苯乙烯和二乙烯苯共聚物），经富集和净化后，用甲醇和二氯甲烷洗脱，浓缩后，采用高效液相色谱法 - 荧光检测器测定。色谱条件为

色谱柱：C_{18} 柱，250 mm × 4.6 mm，5 μm。流动相 A：乙腈，流动相 B：实验用水；柱温：40℃；进样体积：30 μl；流速：1.0 ml/min；荧光检测器：激发波长，227 nm；发射波长，315 nm。梯度洗脱程序：0 min，50% A；15 min，60% A；35 min，84% A；40 min，90% A；41 min，50% A。

案例分析 11-1

高效液相色谱法分析水中 16 种多环芳烃

小林是预防专业的学生，查阅文献时对多环芳烃很感兴趣。多环芳烃（polycyclic aromatic hydrocarbons，PAHs）是含有两个或两个以上苯环的芳烃，主要来自各种矿物燃烧（自然火灾、火山、煤和石油燃烧等）。木材、纸及其他碳氢化合物的不完全燃烧，食物高温烹饪过程也可以产生 PAHs。这是一类具有遗传毒性、致突变、致癌的化合物，被认定为影响人类健康的主要有机污染物。PAHs 对人体的呼吸系统、循环系统、神经系统有损伤，对肝、肾等也会造成损害。

第 11 章　案例分析及思考题、习题解析

在老师的指导下，小林采集了某食堂附近的生活污水，对水中 16 种 PAHs 进行了测定，包括萘、苊、二氢苊、芴、菲、蒽、荧蒽、芘、苯并 [a] 蒽、䓛、苯并（b）荧蒽、苯并（k）荧蒽、苯并（a）芘、茚并（1,2,3-c,d）芘、二苯并（a,h）蒽、苯并（g,h,i）苝。采用液 - 液萃取的方法，在 1 L 水样中加入一定量的十氟联苯和氯化钠，用 50 ml 正己烷萃取两遍，萃取液浓缩至 1 ml，硅胶柱净化，用二氯甲烷和正己烷 1 : 1 混合溶剂洗脱，洗脱液浓缩后，转换溶剂为乙腈，再用高效液相色谱法分离，用荧光或紫外检测器检测。

色谱条件：

色谱柱：填料为 5 μm C_{18}，柱长 25 cm，内径 4.6 mm 反相色谱柱。

梯度洗脱程序：65% 乙腈 + 35% 水，保持 27 ～ 41 min，乙腈的体积分数以 2.5% /min 的速度增至 100%。流动相流量为 1.2 ml/min。

检测器：紫外检测波长为 254 nm、220 nm 和 295 nm。荧光检测波长：激发波长 λ_{ex} 280 nm，发射波长 λ_{em} 340 nm，20 min 后，λ_{ex} 300 nm，λ_{em} 400 nm、430 nm 和 500 nm。

问题：

1．为什么在萃取前加入十氟联苯？

2．用高效液相色谱分离之前为何需要转换溶剂为乙腈，如何转换？

3．什么是梯度洗脱？有何优点？

思考题与习题

1．什么是正相色谱？什么是反相色谱？各自适合分离什么组分？

2．高效液相色谱中影响色谱峰展宽的因素与气相色谱有何差别？

3．简述下列溶剂可应用在哪些液相色谱法中。

A．乙腈　　B．己烷　　C．异丙醇

4．高效液相色谱法中，下列哪一项可提高柱效？

A．采用灵敏度更高的检测器　　B．提高柱温

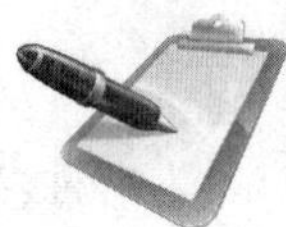

C．降低流速　　D．改进固定相的表面结构

5．高效液相色谱法中，下列哪个检测器适合梯度洗脱？

A．电导检测器　　B．荧光检测器

C．示差折光检测器　　D．电子捕获检测器

6．高效液相色谱法的分离效能比经典液相色谱法高，主要原因是

A．固定液种类多　　B．操作自动化

C．采用高效固定相　　D．采用高灵敏检测器

（许珺辉）

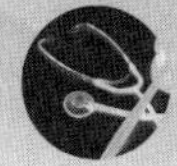

第十二章 离子色谱法

离子色谱法（ion chromatography，IC）是以离子交换剂（ion exchanger）为固定相，依据不同离子与固定相和淋洗液（eluent）竞争交换力的差异进行分离的色谱分析技术，主要用于分离分析阴离子和阳离子。该方法是 1975 年 H. Small 等人在经典的离子交换色谱法的基础上建立的，解决了长期困扰分析化学界的阴离子分析难题。

离子色谱法的优点是：①前处理方法简单，只需将试样稀释、过滤即可，并可同时测定多种离子；②选择性好；③灵敏度较高；④分离柱的柱容量高、稳定性好。目前，该方法已广泛应用于医药卫生、工农业产品质量检测、环境保护等领域中无机阴阳离子、有机酸碱、氨基酸、酚类和糖类等组分的分离分析。

第一节 基本原理

一、固定相

（一）离子交换剂的种类

离子色谱的固定相是经过特殊处理的离子交换剂。离子交换剂大多以交联有机聚合物为骨架，在其链上连接离子交换功能团。功能团上与骨架相连的带电荷基团为不可交换的离子团，另一部分可解离的离子称为可交换离子。

现在广泛使用的离子交换剂骨架多由苯乙烯 - 二乙烯基苯共聚物制成，该共聚物与浓硫酸反应即可制得带有磺酸基团的强酸型阳离子交换剂。经氯甲基化反应后在其苯环上接上氯甲基，再与三甲胺反应连接上季铵基团，即可得到强碱型阴离子交换剂。此外，还有弱酸、弱碱和螯合型离子交换剂。另外，还有一类没有连接功能团的离子交换剂称为多孔树脂。

（二）离子交换剂的性能指标

离子交换剂的性能指标常用交联度、交换容量和粒度来表示。

1．交联度 离子交换剂中交联剂的含量称为交联度。交联剂的作用是将交换剂中的长碳链连接形成立体网状结构，交联度影响交换的选择性。交联度大，则网状结构紧密，孔隙小，大离子难进入，交换速度慢，但选择性好，适用于分离分子量较小的离子；交联度小，则孔隙大，交换速度快，选择性差，适用于分子量较大的离子的分离。交联度通常用质量分数表示，例如：标有“×10”的树脂，表示交联剂占合成树脂原料总质量分数为 10%。一般离子色谱用交换剂的交联度在 8%～16%的范围内。

2．交换容量 指离子交换剂能交换的离子的量，以每克干交换剂能交换离子的毫摩尔数

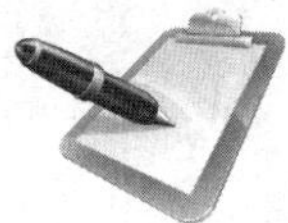

表示，单位为 mmo1/g。交换容量反映了离子交换剂进行交换反应的能力，取决于交换剂的结构、组成以及溶液的 pH 值等。一般交换剂的交换容量为 1 ~ 10 mmol/g。

3．粒度 粒度指离子交换剂颗粒的大小，用溶胀状态所能通过的筛孔数表示。离子色谱柱填料的粒度一般在 600 ~ 3000 目（粒径 5 ~ 25 μm）之间。

二、分离机制

（一）离子交换过程

1．阳离子交换过程 以阳离子交换剂作为固定相，功能基团一般为磺酸基（$-SO_3H$）或羧基（-COOH），以无机稀酸溶液或有机羧酸溶液作为淋洗液（离子色谱中的流动相），样品溶液中的阳离子与磺酸基上的 H^+ 进行交换。例如：水溶液中的 Na^+ 与阳离子交换剂接触时，Na^+ 进入树脂相，等物质的量的 H^+ 进入水相。反应式为：

$$R\text{-}SO_3^-H^+ + Na^+ \rightleftharpoons R\text{-}SO_3^-Na^+ + H^+$$

2．阴离子交换过程 以阴离子交换剂作固定相，功能基团通常是季铵基（$-NR_3Cl$），常用碳酸（氢）盐、有机羧酸盐溶液等作为淋洗液。淋洗液中的平衡阴离子先与交换剂功能基团上的可交换离子进行交换，并保持电荷平衡。进样后，样品中的阴离子与平衡阴离子竞争功能基团上的位置，当交换剂上的离子交换位置被样品中的阴离子置换时，样品中的阴离子将在树脂上暂时停留。随着淋洗液的不断流动，被保留的样品中的阴离子又被淋洗液中的平衡离子置换，并从色谱柱上洗脱。样品中不同的离子与固定相的亲和力不同，由此引起离子在色谱柱中迁移速度的差异。例如：当 NaOH 溶液作为淋洗液通过阴离子交换柱时，交换剂上带正电荷的季铵基全部与 OH^- 结合；当含有阴离子 A^- 的样品进入分离柱后，反应式为：

$$R\text{-}N^+(CH_3)_3OH^- + A^- \rightleftharpoons R\text{-}N^+(CH_3)_3A^- + OH^-$$

（二）选择性系数

假设离子 A 和 B 在交换剂上进行交换，其交换过程可用下式表示：

$$R\text{-}A_s + B_m \rightleftharpoons R\text{-}B_s + A_m$$

交换方程的平衡常数为：

$$K_{AB} = \frac{[A]_m[B]_s}{[B]_m[A]_s} \qquad (12\text{-}1)$$

式中，s 和 m 分别代表固定相（交换剂）和流动相（淋洗液）；$[A]_s$、$[B]_s$ 分别代表离子 A、B 在交换剂中的浓度，用 mmol/g 表示；$[A]_m$、$[B]_m$ 分别代表离子 A、B 在淋洗液中的浓度，用 mmol/ml 表示。平衡常数 K_{AB} 称为树脂对离子 A 和 B 的选择性系数，反映了带电荷的溶质与离子交换剂之间相互作用的程度。当离子强度和树脂的填充状况一定时，K_{AB} 为常数。若 $K_{AB} = 1$，表示离子交换剂对离子 A 和 B 的亲和力相同；若 $K_{AB} \neq 1$，表示离子交换剂对离子 A、B 的亲和力不同，即具有选择性。

离子浓度相同的情况下，离子价态越高，与交换剂的亲和力越大，保留时间越长。例如：阳离子交换柱上，不同价态阳离子的保留时间的递增顺序为：$Na^+ < Ca^{2+} < Fe^{3+} < Th^{4+}$；$SO_4^{2-}$ 在阴离子交换柱上的保留时间大于 NO_3^-。

价态相同的离子，半径越大，越容易极化，与交换剂的亲和力越大，保留时间越长。例

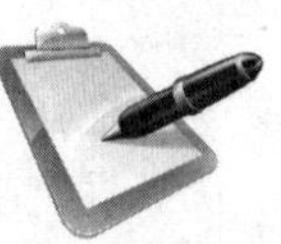

如：碱金属在磺酸型阳离子交换柱上的保留时间的递增顺序为：$Li^+ < Na^+ < K^+ < Rb^+ < Cs^+$；卤素离子在阴离子交换柱上的保留时间的递增顺序为：$F^- < Cl^- < Br^- < I^-$。

第二节　离子色谱仪

离子色谱仪的基本结构与高效液相色谱仪相似，由输液、进样、分离、检测和数据处理系统组成，如图 12-1 所示。离子色谱仪的常规检测器是电导检测器，为降低流动相的背景电导，在分离柱和检测器之间必须加上抑制器。

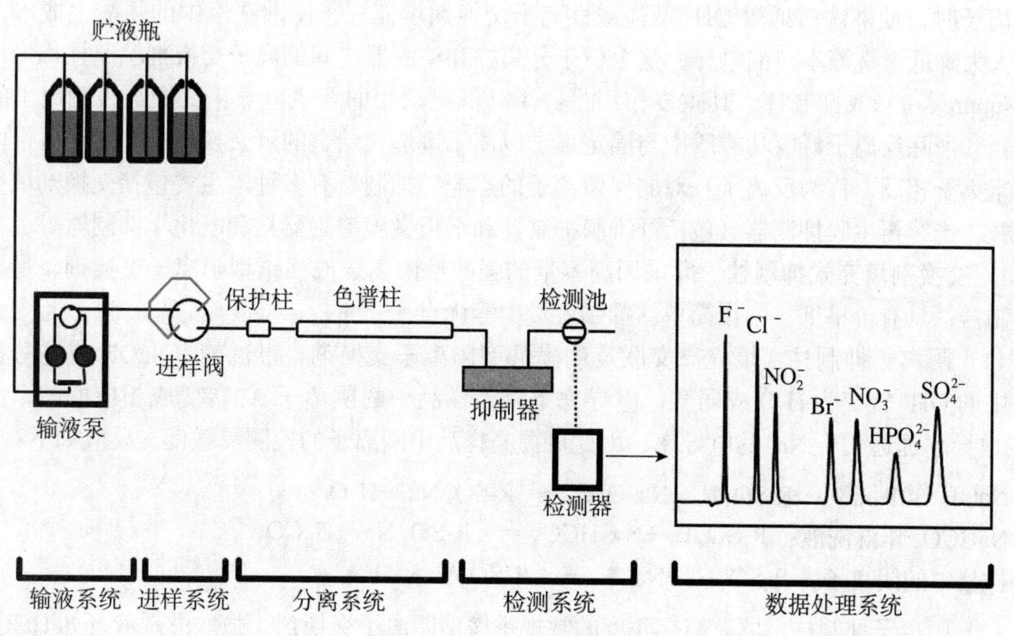

图 12-1　离子色谱流程图

一、输液系统

离子色谱仪的输液系统包括贮液瓶和输液泵。贮液瓶用于存放淋洗液和再生液（再生液可使失效的离子交换剂恢复离子交换能力）。液体使用前必须脱气；输液泵为双柱塞式往复平流泵。由于离子色谱使用的淋洗液是碱性或酸性溶液，要求贮液瓶、输液泵、色谱柱、管道、阀门及接头等不仅要耐高压，而且要耐酸碱腐蚀，因此这些部件通常采用聚四氟乙烯材料制成。

淋洗液也可通过淋洗液发生器产生，并通过控制发生器电流达到梯度洗脱的目的。

二、进样系统

离子色谱的进样方式主要分为手动、气动和自动进样方式，进样量一般为 50 μl。手动进样采用六通阀，其工作原理与高效液相色谱仪相同；气动进样采用一定氦气或氮气气压作动力，通过两路四通加载定量管后，进行取样和进样；自动进样器是在色谱工作站控制下，自动进行取样、进样、清洗等一系列操作。

三、分离系统

常规离子色谱柱内径为 2 ～ 4 mm，长度为 20 ～ 25 cm，由耐腐蚀、耐高压的惰性材料制成。根据分离方式的不同，可通过改变离子交换剂的交联度、粒度和功能团等来改变固定相的

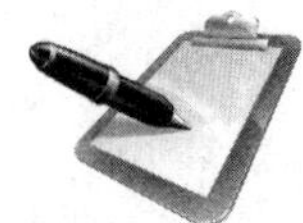

选择性。离子色谱柱一般在室温下使用。在离子色谱柱之前，一般接有保护柱。

四、检测系统

（一）抑制器

离子色谱仪的常规检测器是电导检测器。电导检测器对淋洗液有很高的检测信号，所以常难以识别样品中被测离子产生的相对微弱的信号。20 世纪 70 年代 Small 等提出：以弱酸的碱金属盐作为淋洗液分离阴离子时，使淋洗液通过一个置于分离柱和检测器之间的 H^+ 型强酸性阳离子交换剂填充柱，使淋洗液中的弱酸盐生成弱酸；以无机酸（硝酸或盐酸）作为淋洗液分离阳离子时，使淋洗液通过 OH^- 型强碱性离子交换剂填充柱，使淋洗液中的强酸生成水，如此可大大降低淋洗液本身的电导。这个位于分离柱和检测器之间的离子交换剂填充柱称为抑制器（suppressor）或抑制柱。其主要作用是：①降低流动相的背景电导；②增加被测离子的电导值；③消除反离子峰（功能团中与固定离子以离子键形式结合的可交换离子，由于所带电荷与固定离子相反，称为反离子）对弱保留离子的影响。抑制器有多种，主要包括交换剂填充式抑制柱、连续再生膜抑制器（包括纤维膜抑制器和平板微膜抑制器）和电化学抑制器等。

1．交换剂填充式抑制柱 即采用高容量的强酸型阳离子或强碱型阴离子交换剂，是第一代抑制器，具有价格低、制作简单、抑制容量中等优点。

（1）阴离子抑制柱：填充高交联度的磺酸型阳离子交换剂，淋洗液（NaOH 或弱酸盐溶液）中的 OH^- 转变为 H_2O 或弱酸，电导率下降。样品中的阴离子 A^- 转变成相应的酸，由于 H^+ 的电导率远远大于 Na^+ 的电导率，因此可提高样品中阴离子的检测灵敏度。反应如下：

NaOH 作淋洗液：$R\text{-}SO_3^-H^+ + Na^+OH^- \rightleftharpoons R\text{-}SO_3^-Na^+ + H_2O$

$NaHCO_3$ 作淋洗液：$R\text{-}SO_3^-H^+ + Na^+HCO_3^- \rightleftharpoons R\text{-}SO_3^-Na^+ + H_2CO_3$

样品中的阴离子：$R\text{-}SO_3^-H^+ + Na^+A^- \rightleftharpoons R\text{-}SO_3^-Na^+ + H^+A^-$

（2）阳离子抑制柱：填充高交联度的常规季铵型阴离子交换剂，强酸淋洗液（如 HCl）中的 H^+ 转变成 H_2O，电导率下降。样品中的阳离子转变为相应的碱，由于 OH^- 的电导率大于 Cl^- 电导率，因此可提高样品中阳离子的检测灵敏度。反应如下：

HCl 作淋洗液：$R\text{-}N^+(CH_3)_3OH^- + H^+Cl^- \rightleftharpoons R\text{-}N^+(CH_3)_3Cl^- + H_2O$

样品中的阳离子：$R\text{-}N^+(CH_3)_3OH^- + M^+Cl^- \rightleftharpoons R\text{-}N^+(CH_3)_3Cl^- + M^+OH^-$

交换剂填充式抑制器的主要缺点是：不能长时间连续工作，树脂上的 H^+ 和 OH^- 消耗后，需要停机并用酸或碱进行再生；高容量离子交换剂填充的抑制柱虽然具有较长的使用寿命，但死体积增大会使分离度降低；存在对弱酸阴离子的 Donnan 排斥现象，重现性差。

2．纤维膜抑制器 纤维膜抑制器是第二代抑制器，通过管状离子交换纤维膜进行工作，一个离子交换纤维膜和抑制器的壳体将抑制器分成内室和外室，内室为抑制室。内室的淋洗液和外室的再生液逆向流动，结构见图 12-2。

（1）阴离子纤维膜抑制器：纤维膜上含有磺酸阳离子交换基团。纤维膜类似半透膜，只允许阳离子通过，不允许阴离子通过。当淋洗液（NaOH 或 $NaHCO_3$）通过时，Na^+ 被吸引到膜的磺酸基上；同时，来自再生液（H_2SO_4）的 H^+ 也被吸引到膜的表面，与淋洗液中的 OH^- 或 HCO_3^- 生成 H_2O 或 H_2CO_3。H^+ 的消耗使管外再生液中的 H^+ 不断向内室的淋洗液中扩散。为保持离子平衡，Na^+ 会不断由内室流入到外室的再生液中。通过抑制反应，高电导的 NaOH 或 $NaHCO_3$ 可转变为低电导的 H_2O 或 H_2CO_3。

（2）阳离子纤维膜抑制器：结构和原理与阴离子纤维膜抑制器相同。纤维管含有进行阴离子交换的季铵基，内室淋洗液为盐酸，外室再生液为 $Ba(OH)_2$。通过抑制反应，高电导的

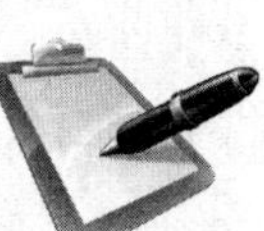

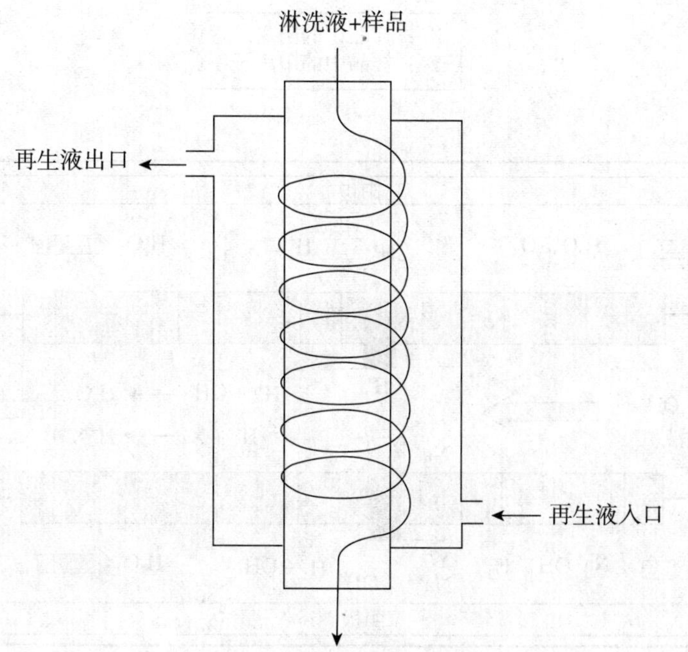

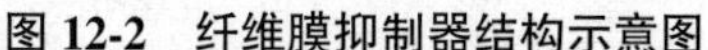
图 12-2　纤维膜抑制器结构示意图

盐酸可转变成低电导的 H_2O。

纤维膜抑制器的优点：不需要停机再生，可连续工作；不存在填充抑制器的 Donnan 排斥现象。缺点：抑制效果受到不同离子的扩散速率差异的限制；纤维管内径细小，管壁薄，柱容量较低，机械强度较差，一般每半年左右需要更换离子交换膜；不适于梯度洗脱。

3．平板微膜抑制器　与纤维膜抑制器的原理相同，是第三代抑制器。平板微膜抑制器采用了高交换容量的离子交换膜，具有三明治结构，如图 12-3 所示。两片再生液通道和一片淋洗液网屏均为离子交换网屏，中间为薄的离子交换膜。淋洗液流过中间网屏，再生液流过上下两片网屏，淋洗液和再生液沿网屏长度方向逆向流动。

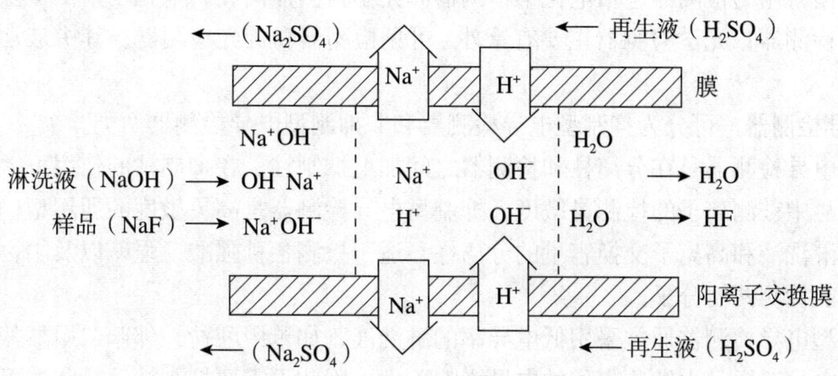

图 12-3　平板微膜抑制器的结构示意图

平板微膜抑制器的优点是可连续工作，结构紧凑，死体积小，具有较高的抑制容量，适用于梯度淋洗。但是需要化学试剂提供抑制反应所需的 H^+ 和 OH^-。

4．电解再生抑制器　即将电解和离子交换膜结合在一起，可自动再生和连续工作。下面以 NaOH 淋洗液为例，介绍阴离子电解再生抑制器的工作原理（图 12-4）。

直流电压施加于阴、阳两极之间。在阳极，水氧化产生 H^+ 和 O_2；在阴极，水还原为 OH^-

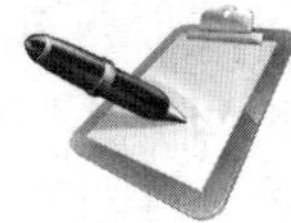

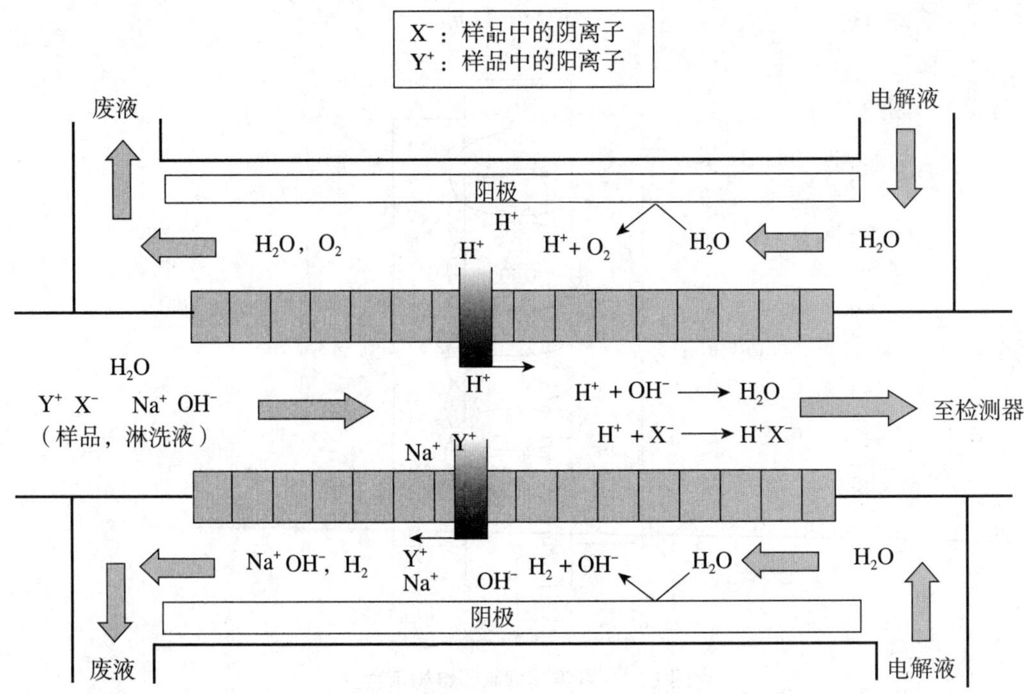

图 12-4　阴离子电解再生抑制器结构示意图

和 H_2。H^+ 穿过阳离子交换膜进入淋洗液，与 OH^- 结合生成水。在电场作用下，淋洗液中的 Na^+ 穿过交换膜，与阴极产生的 OH^- 结合生成 NaOH 直接进入废液。而阴离子即使在外加电场的作用下，也不能穿过阳离子交换膜。这样就达到了降低本底电导，提高被测离子电导的目的。阳离子电解再生抑制器的原理与此类似，所不同的是采用阴离子交换膜。

电解再生抑制器的优点是不需要化学再生液，通过电解水产生的 H^+ 和 OH^- 即可满足抑制反应的需要，使用方便；平衡速度快；背景噪声低。

（二）检测器

离子色谱常用的检测器包括电化学检测器和光学检测器两类。电化学检测器主要有电导检测器和安培检测器；光学检测器主要有紫外 - 可见检测器和荧光检测器。其中最常用的是电导检测器。

1．电导检测器　可分为抑制型电导检测器和非抑制型电导检测器两类。

抑制型电导检测器是在分离柱和检测器之间加上抑制柱。在抑制柱的作用下，降低背景电导，提高样品中被测离子的检测灵敏度。抑制型电导检测器是高灵敏度的通用型检测器，可用于高浓度的淋洗液和高离子交换容量的分离柱，适于检测各种强酸、强碱以及阴、阳离子和有机酸，但不能检测两性分子。

非抑制型电导检测器通常采用低电导率的淋洗液，如苯甲酸盐、邻苯二甲酸盐、柠檬酸盐等，其背景电导对样品中被测离子的电导影响不大，因此不需要抑制柱。检测器可直接与分离柱连接。由于非抑制型电导检测器对淋洗液的要求比较苛刻、检测灵敏度较低，因此目前较少应用。

2．安培检测器　主要用于能发生电化学反应的物质，是一种用于测量电活性被测物质在工作电极表面发生氧化或还原反应时所产生电流变化的检测器。由恒电位器和三种电极组成。三种电极分别是工作电极、Ag/AgCl 参比电极和对电极。在检测器的工作电极和参比电极的两端施加恒定电位，引起电活性物质在工作电极上被氧化或还原，得失的电子在电压的作用下产生电流而被检测。根据施加电位方式的不同，可分为直流安培检测器、脉冲安培检测器和积分

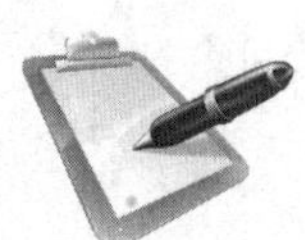

安培检测器。直流安培检测器的灵敏度很高，可以测定 μg/L 级的离子；脉冲安培检测器可用于含有醇、乙醛、胺和含硫基团组分的测定，其中金电极脉冲安培检测器可用于糖的分析；积分安培检测器可用于氨基酸的测定。

3．紫外 - 可见检测器　由于大多数无机离子没有紫外吸收或吸收很弱，所以离子色谱中紫外 - 可见检测器应用不多。其主要检测方法有直接紫外检测法、间接紫外检测法和衍生化紫外 - 可见检测法。直接紫外检测器特别适用于在高浓度 Cl^- 存在条件下，样品中痕量 NO_3^-、NO_2^-、Br^- 和 I^- 的测定，这是因为 Cl^- 没有紫外吸收，而上述阴离子有紫外吸收；间接紫外检测法采用具有紫外吸收的物质作为淋洗液，检测无紫外吸收的离子；衍生化紫外 - 可见检测法是采用柱前衍生或柱后衍生将无紫外吸收或吸收很弱的物质衍生为可用于紫外 - 可见检测的物质，常用于过渡金属离子的分析。

4．荧光检测器　灵敏度比紫外 - 可见检测器高 2 ～ 3 个数量级，但在离子色谱中除了双氧铀根阳离子（UO_2^{2+}）外，其他无机阴离子和阳离子均不发射荧光，因此，荧光检测器在离子色谱中的应用十分有限。近年来，随着离子色谱分离与荧光检测柱后衍生技术应用的日益增多，荧光检测器也越来越多地应用到药物分析、环境监测和农残检测等多个领域。

五、记录与处理系统

记录与处理系统主要包括色谱软件工作站、计算机、打印机等。通过工作站可设置分析条件，控制整个色谱系统的运行，记录色谱图，进行多图谱比较、绘制校准曲线、计算分析结果等。

第三节　离子色谱法的类型

依据色谱流程的不同，离子色谱法可分为抑制型离子色谱法（也称双柱离子色谱法）和非抑制型离子色谱法（也称单柱离子色谱法）两大类。按照分离机制的不同，抑制型离子色谱法又可分为高效离子交换色谱法（high performance ion exchange chromatography）、高效离子排斥色谱法（high performance ion exclusion chromatography）和离子对色谱法（ion pair chromatography，IPC）。离子对色谱法也称流动相离子色谱法（mobile phase ion chromatography，MPIC）。

一、高效离子交换色谱法

高效离子交换色谱法广泛应用于无机阴阳离子、多价阴离子、糖类、羧酸化合物、胺类化合物等的测定。

（一）分离机制

高效离子交换色谱法的分离机制主要是离子交换，被测离子与离子交换剂功能团上的可交换离子进行交换，不同离子交换能力不同，导致不同离子随淋洗液迁移速度不同而分离。

（二）固定相与淋洗液

阴离子交换分离柱的淋洗液是碱性溶液，柱填料主要是表面覆盖型薄壳阴离子交换剂。树脂的内核为苯乙烯 - 二乙烯基苯共聚物（PS-DVB），核外是一层磺化层，最外层是粒度均匀的单层季铵化乳胶颗粒，以离子键结合在磺化层上，见图 12-5。分离的选择性由季铵功能基团的类型结构、PS-DVB 的交联度和乳胶颗粒的性质等因素决定。

阳离子交换分离柱的淋洗液是酸性溶液，柱填料主要是表面薄壳型树脂，树脂核是惰性

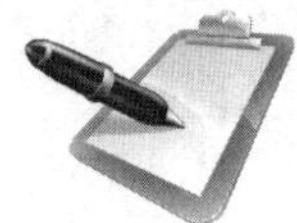

PS-DVB 共聚物，核的表面以共价键结合阳离子交换功能基，见图 12-6。

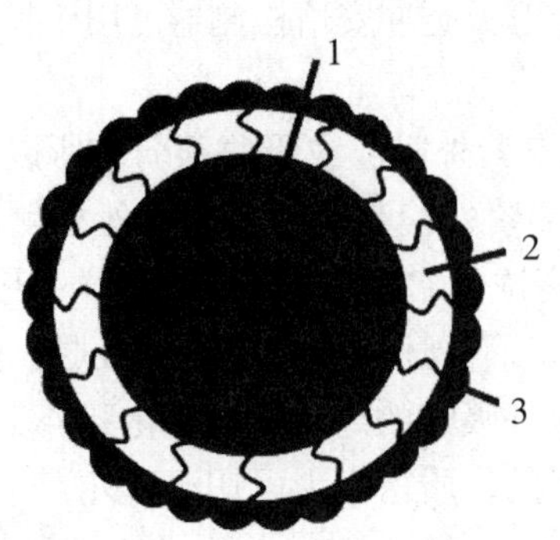

1．树脂基核　2．表面磺化层　3．阴离子胶乳层

图 12-5　表面覆盖型薄壳阴离子交换剂

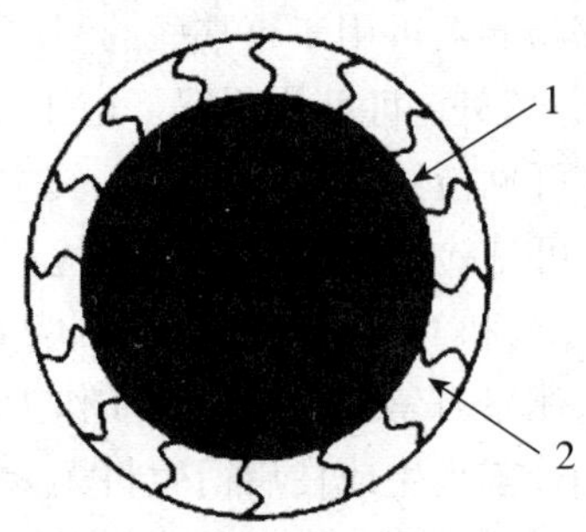

1．树脂基核　2．表面磺化层

图 12-6　表面薄壳阳离子交换剂

（三）抑制柱反应

分析阴离子时，抑制柱填充 H^+ 型强阳离子交换剂，将淋洗液（NaOH 或弱酸盐溶液）中电导率高的 OH^- 或弱酸根转变为 H_2O 或弱酸。

分析阳离子时，抑制柱填充 OH^- 型强阴离子交换剂，将淋洗液（无机酸）中电导率高的 H^+ 转变为 H_2O。

二、高效离子排斥色谱法

高效离子排斥色谱法主要用于有机酸（pK_a 值在 1.5 ～ 7）和无机弱酸的分离测定，也可用于氨基酸、醛、醇和糖类等的分析。

（一）分离机制

高效离子排斥色谱法是利用 Donnan 平衡（道南平衡）建立起来的一种离子色谱技术。Donnan 平衡是指 1911 年由 Donnan 提出的关于半透膜两侧电解质平衡浓度关系的理论：半透膜两侧的化学势应该相等，若膜的一侧具有正电荷或负电荷的非扩散性离子，产生的电位差阻止了电荷性质相同的离子从膜的另一侧扩散过来。高效离子排斥色谱的固定相是总体磺化的 H^+ 型阳离子交换剂，树脂表面键合了大量的磺酸基，这些磺酸基与水分子结合并在树脂表面形成一层水合壳层，水合壳层的水分子排列有序，形成类似 Donnan 膜的壳层，相当于一个半透膜，只允许未解离的分子接近或进入树脂内部。除此之外，离子排斥柱上还存在空间排阻和分配作用。例如，有机弱酸的解离常数小，在强酸性淋洗液中呈未解离的分子状态，可以通过 Donnan 膜，在固定相和流动相间进行分配，而其他以离子状态存在的组分被排斥，随淋洗液流出色谱柱。不同的未解离组分具有不同的分配系数，产生差速迁移而分离。

（二）固定相

HPIEC 采用高交换容量（3 ～ 5 mmol/g）的离子交换剂作为固定相。常用固定相是总体磺化的苯乙烯 - 二乙烯基苯 H^+ 型阳离子交换剂。交换剂的交联度决定有机弱酸扩散进入固定相的程度，交换剂的交联度大多为 8%。高交联度（12%）的交换剂适合分离弱解离的有机弱酸；低交联度（2%）适于分离强解离的酸。

（三）淋洗液

HPIEC 淋洗液的主要作用是通过改变溶液的 pH 值，控制有机酸的解离。分析有机酸时，常以 HCl、H_2SO_4 或 HNO_3 作为淋洗液。对于强保留的脂肪族一元羧酸和芳香羧酸，可在淋洗液中加入 1%～3%的有机溶剂，如乙腈、丙醇或乙醇；也可以用低电导率的苯甲酸作为淋洗液，改善羧酸的峰形。分析低电导的弱酸（如硼酸）时，可在淋洗液中加入少量“衍生剂”，使硼酸迅速与多元醇或 α- 羟基酸反应生成强酸性络合物，以酒石酸和甘露醇的混合液为淋洗液，提高对硼酸的检测灵敏度。若使用 Ag^+ 型阳离子交换剂作为抑制柱的填料，淋洗液只能用 HCl。若直接用紫外光谱法进行检测，最好用 H_2SO_4 作淋洗液。

（四）抑制柱反应

测定有机酸时常用可连续再生的阳离子纤维膜抑制器。阳离子纤维膜是磺化的聚乙烯衍生物，对季铵离子有高的通透性。淋洗液在管内流动，再生液在管外逆向流动。例如，以烷基磺酸（$RSO_3^-H^+$）作淋洗液时，再生液为氢氧化四丁基铵（TBA^+OH^-）。四丁基铵（TBA^+）通过交换膜进入淋洗液和有机酸中的 H^+ 交换，抑制反应如下：

$$RSO_3^-H^+ + TBA^+OH^- \rightleftharpoons RSO_3^-TBA^+ + H_2O$$

同时，淋洗液和有机酸的 H^+ 进入再生液，与 OH^- 中和生成水，除去了高电导率的 H^+。有机酸从弱解离的分子状态转变为与 TBA^+ 结合的弱酸盐，检测灵敏度得以大幅提高。

（五）影响因素

在相同的色谱条件下，有机酸的保留主要由其酸性的强弱决定，pK_a 越大，保留时间越长。有机酸的洗脱规则为：①同类羧酸的保留时间随碳链的增长而增加，如一元直链饱和羧酸的洗脱顺序为甲酸、乙酸、丙酸；②被取代的羧酸，若取代基使酸的酸性增强，则保留时间越短，取代基越多，保留时间越短；③一般二元酸在一元酸之前洗脱，如草酸在乙酸之前洗脱；④双链有机酸较对应的单链有机酸保留时间长，如丙烯酸较丙酸后流出；⑤芳香羧酸在树脂上保留较强，HPIEC 法对它们不灵敏。

三、离子对色谱法

离子对色谱法可用于分离多种大分子量的阴、阳离子，特别是带局部电荷的大分子（如表面活性剂）以及疏水性阴、阳离子的分离，如大分子的脂肪族羧酸、脂肪族和芳香族磺酸类化合物、季铵化合物、金属配合物等。

（一）分离机制

离子对色谱法又称流动相离子色谱法。其主要分离机制是吸附。固定相是高交联度、高比表面积的中性无离子交换功能的聚苯乙烯大孔树脂，或采用弱极性的 C_8 或 C_{18} 作为固定相。在流动相中加入离子对试剂（ion pair reagent），该试剂可电离出与被测离子电荷相反的离子，称为平衡离子。试样中被测离子 B^+ 与流动相中的平衡离子 X^- 形成电中性的离子对 BX，离子对色谱的分离取决于中性离子对在亲水性的流动相和疏水性的固定相（有机相）之间的分配平衡。用于阳离子分离的离子对试剂是烷基磺酸类，如乙烷磺酸钠；用于阴离子分离的离子对试剂是烷基铵类，如氢氧化四丁基铵。

（二）抑制柱反应

在 IPC 中，抑制柱的作用是消除淋洗液中的离子对试剂，将被测离子转变为对应的酸

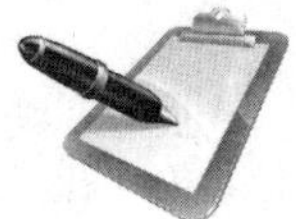

或碱。

在阴离子 IPC 中，采用 H^+ 型抑制柱，抑制反应为：①离子对试剂（$R_4N^+OH^-$）中的阳离子（R_4N^+）被除去，OH^- 与树脂上的 H^+ 中和生成水。②被测离子 A^- 转变为 HA。即

$$R_4N^+OH^- + R\text{-}H^+ \rightleftharpoons R\text{-}N^+R_4 + H_2O$$

$$R_4N^+A^- + R\text{-}H^+ \rightleftharpoons R\text{-}N^+R_4 + HA$$

由于 R_4N^+ 与阳离子交换膜有较强的亲和力，因此需在再生液中加入 H_2SO_4，以增加 R_4N^+ 和 H^+ 通过离子交换膜的驱动力。

在阳离子 IPC 中，采用 OH^- 型抑制柱，抑制反应为：①离子对试剂（$RSO_3^-H^+$）中的阴离子（RSO_3^-）被除去，H^+ 与树脂上的 OH^- 中和生成水。②被测离子 M^+ 转变为 MOH。即

$$RSO_3^-H^+ + R\text{-}OH^- \rightleftharpoons RSO_3^-\text{-}R + H_2O$$

$$RSO_3^-M^+ + R\text{-}OH^- \rightleftharpoons RSO_3^-\text{-}R + MOH$$

（三）影响因素

影响 IPC 保留值的主要因素有离子对试剂、有机改进剂和无机添加剂的类型和浓度、淋洗液的 pH 值。

1．离子对试剂 选择离子对试剂应遵循两个规则：①分离亲水性离子，应选择疏水性离子对试剂，如氢氧化四丁基铵；分离疏水性离子，应选择亲水性离子对试剂，如 NH_4OH。②选择相对分子质量较小的离子对试剂往往有利于分析。因为此时被测离子的结构和性质对离子对化合物的影响较大。

离子对试剂的浓度增加时，被分离化合物的保留值也增加。但固定相表面与离子对试剂间的静电斥力会限制柱容量的增加。另外，当使用电导检测器时，离子对试剂的浓度受抑制柱容量的限制。通常，分子量较大的离子对试剂的浓度应小于 5 mmol/L；分子量较小的离子对试剂的浓度可大于 5 mmol/L。

2．有机改进剂 在淋洗液中加入有机改进剂可以增加淋洗液的疏水性，从而改变离子对与固定相的亲合力，减少保留时间，改进分离度。有机改进剂的作用有两种方式：①与离子对试剂竞争固定相表面的吸附位置，降低色谱柱的有效容量。②降低流动相的极性，影响离子对化合物在疏水环境中的分配。

有机改进剂的最佳浓度取决于离子对试剂的疏水性。加入有机改进剂，对疏水性组分的色谱峰形有明显的改善，可缩短分离时间；但对于亲水性组分的影响不大。被测组分的疏水性越强，所需有机改进剂的浓度越高。常用的有机改进剂有乙腈、甲醇、异丙醇等，其中乙腈效果最好，因为它与水的混合物黏度低，而且与水的混合吸热反应使淋洗液不易产生气泡。

3．无机添加剂 实验证明，在淋洗液中加入无机添加剂（如 Na_2CO_3），可改善二价或多价态阴离子的分离效果，但其作用机制尚不清楚。

4．淋洗液的 pH 值 pH 值的改变可使多价离子的分离效果得到改善，还可避免在酸性或碱性介质中某些副反应的发生。

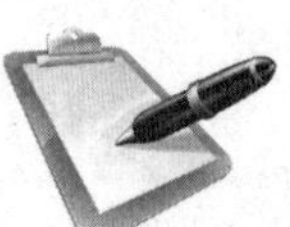

第四节　色谱条件的选择

一、固定相的选择

按物理结构的不同，离子色谱法所用离子交换剂可分为微孔型（或凝胶型）、大孔型和薄壳型三种。通常，交联度高的树脂对离子的选择性较强，大孔结构树脂的选择性小于微孔型树脂。这种选择性在稀溶液中较大，在浓溶液中较小。

微孔型离子交换剂可用于小分子化合物的分离。这种交换剂的孔径小、交换容量较大。对于一价阴离子的交换容量达每克干树脂 3.4 ~ 4 mmol；对于一价阳离子的交换容量可达每克干树脂 4.5 ~ 5.2 mmol。

大孔型离子交换剂（macroreticular ion exchanger）适用于大分子化合物的分离。在树脂骨架中有直径为数十纳米的大孔结构，交换容量范围较宽。

薄壳型离子交换剂在离子色谱法中应用最为广泛，可分为表面薄壳型离子交换剂和表面覆盖型离子交换剂两种。前者可用于分离阳离子，分离效能较高，但交换容量较小；后者可用于分离阴离子，平衡时间短，分离效能高，使用寿命长。

二、淋洗液及流速的选择

（一）常用淋洗液

在抑制型离子色谱法中，淋洗液应能从离子交换基团上置换出溶质离子。而且，通过抑制器时，淋洗液应能与抑制柱反应，反应产物为电导率极低的弱电解质或水。无机弱酸盐常用做淋洗液。NaOH、$NaHCO_3$、Na_2CO_3、$Na_2B_4O_7$ 和邻苯二甲酸盐等常用做阴离子分析的流动相；HCl、HNO_3 和苯二胺盐酸盐等常用做阳离子分析的流动相。表 12-1 和表 12-2 列出了几种常用的淋洗液。

表12-1　阴离子交换色谱中常用淋洗液

淋洗液	洗脱离子	抑制反应产物	淋洗离子强度
Na_2CO_3	HCO_3^-	$CO_2 + H_2O$	强
$NaHCO_3 + Na_2CO_3$	$HCO_3^- + CO_3^{2-}$	$CO_2 + H_2O$	中
$NaHCO_3$	HCO_3^-	$CO_2 + H_2O$	弱
NaOH	OH^-	H_2O	弱
$Na_2B_4O_7$	$B_4O_7^{2-}$	H_3BO_3	极弱

表12-2　阳离子交换色谱中常用淋洗液

抑制柱树脂类型	淋洗液	洗脱离子	抑制反应产物
OH^-	HCl	H^+	H_2O
OH^-	HNO_3	H^+	H_2O
OH^-	苯二胺盐酸盐	苯二胺 -H^+	H_2O

在非抑制型电导检测阴离子交换色谱中，柱流出物直接流入电导检测池进行检测。要使被测离子具有较高的检测灵敏度，要求流动相的背景电导很低。因此，通常选择游离羧酸（如烟酸、

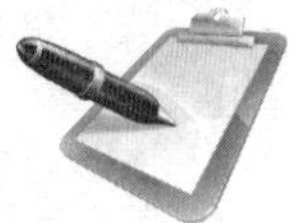

苯甲酸、柠檬酸、水杨酸等）和羧酸盐（苯甲酸钠、邻苯二甲酸氢钾）等弱电解质作为淋洗液。

（二）淋洗液的选择

离子交换色谱分离是基于被测离子与洗脱离子之间对树脂有效容量的竞争，因此被测离子和洗脱离子应具有相近的亲和力。淋洗液选择的一般原则为：

1．对于在 Cl^- 之前洗脱的弱保留组分，如 F^-、CN^-、S^{2-}、甲酸和乙酸等，一般用 p*K*a 大于 6 的弱酸盐，如 $NaHCO_3$、Na_2CO_3、$Na_2B_4O_7$ 和 NaOH 作为淋洗液。

2．对于多价阴离子，如 PO_4^{3-}、AsO_4^{3-} 和多聚磷酸盐等，可选择中等强度的弱碱，如 $NaHCO_3$-Na_2CO_3 作为淋洗液。

3．对于半径较大、疏水性强的高保留组分，如 I^-、SCN^-、$S_2O_3^{2-}$、苯甲酸和柠檬酸等，单纯使用中等强度的淋洗液往往难以获得良好的分离效果。可在淋洗液中加入适量的有机改进剂（如甲醇、乙腈和对氰酚）以占据树脂的疏水位置，减少被测离子与树脂间的吸附作用，缩短保留时间并改善峰形。

此外，选择淋洗液时，还应考虑淋洗液浓度和 pH 值对被测组分保留时间的影响。

增大淋洗液的浓度，可缩短溶质离子的洗脱时间。淋洗液浓度对保留时间的影响，主要取决于溶质和洗脱离子的电荷数。研究表明，改变淋洗液的浓度，对二价离子保留时间的影响大于一价离子。因此，离子色谱法中可通过改变淋洗液的浓度，改变对一价和二价离子的选择性，特别是 OH^- 作为淋洗液时。

在阴离子分离中，若淋洗液为弱酸或弱酸盐，淋洗液 pH 值的改变可影响酸的解离，从而影响淋洗液的洗脱能力。用弱碱性淋洗液分离阳离子时，情况类同。

同时，pH 值的改变还可影响多价态溶质离子的存在形式。在 HPIEC 中，淋洗液 pH 值的改变可影响有机弱酸的解离。pH 值增高，解离程度增大，保留时间缩短。

（三）淋洗液流速的选择

在离子色谱法中，淋洗液流速一般小于 1 ml/min。降低淋洗液的流速有利于提高柱效。在分离效果较好的前提下，适当增加流速，可缩短分析时间，提高工作效率。对于复杂组分的分离，宜采用梯度洗脱方式。

第五节　进展与应用

一、进展

（一）快速分析色谱柱的发展

近年来，小粒径固定相的发展大大提高了离子色谱分析的分离速度。固定相的粒径为 3.5 ~ 4 μm、柱长为 15 cm 的分析柱已经商品化。小内径色谱柱也是离子色谱研发的热点，微孔柱（内径 1 ~ 2 mm）和毛细管柱（内径＜ 0.4 mm）与常规分离柱相比具有更高的柱效，且溶剂的使用量更少，分析速度更快。

（二）联用技术的发展

近年来，与多种技术的联用大大提升了离子色谱检测的灵敏度。与 ICP-MS 联用时，检测灵敏度远远高于电导或紫外 - 可见检测器，IC-ICP-MS 可用于氯氧化物与氯离子的分离分析、多种含氮化合物（如硝酸、亚硝酸、氰酸盐、硫氰酸盐）的组成分析、金属离子的不同形态的分析等。与 HG-AFS 联用，可有效解决化合物的价态与形态分析问题，目前 IC-HG-AFS 广泛用于砷、硒、汞、铬等的价态与形态分析。

二、应用

离子色谱法在分析方面的优势主要体现在其对多种无机阴离子的同时测定，可测定的无机阴离子已达50余种。离子色谱法也可应用于金属阳离子、有机酸碱、糖类、氨基酸和肽类等化合物的分析。

第12章 案例分析及思考题、习题解析

案例分析12-1

食品中多聚磷酸盐的测定

多聚磷酸盐是一种重要的品质改良剂，在食品工业中主要用于保持食品的水分、调节pH值、乳化、缓冲、螯合金属离子等。在海产品的保存和运输过程中，加入一定量的多聚磷酸盐，可以保证水分不会缺失，但过多摄入多聚磷酸盐对人体有一定危害。

问题：

如何用离子色谱法对食品中多聚磷酸进行分析检测？

案例分析12-2

乳品中三价铬和六价铬的检测

“皮革奶”是指通过添加“皮革水解蛋白”提高牛奶含氮量，达到提高其蛋白质含量检测指标的牛奶。不法分子为了获取高额利润，将经过糅制、染色等人工加工处理过的皮革水解成蛋白质，皮革糅制、染色过程中添加的重铬酸钾和重铬酸钠等有毒物质致使牛奶有毒有害。如果长期食用含有“皮革水解蛋白”的食物，重金属铬离子会被人体吸收，积累于骨骼之中，长期积累会引起中毒，使人体关节疏松肿大，甚至造成儿童死亡。

问题：

如何用离子色谱法对牛奶中三价铬和六价铬进行分析检测？

思考题与习题

1．简述离子色谱仪与高效液相色谱仪的异同点。

2．离子色谱法有几种分离方式？分别适用于哪些物质的分析检测？

3．分析某水样中阴离子时，发现灵敏度较低（如色谱图a所示），请分析可能的原因，并提出解决方案以获得色谱图b。

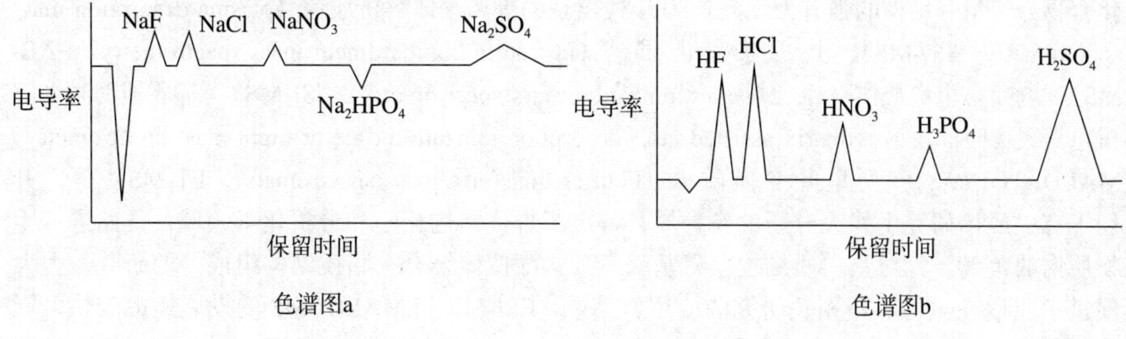

色谱图a

色谱图b

（王 晖）

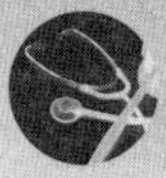

第十三章　质谱法及其联用技术

“质谱”（mass spectrum）即质量的谱，用以描述物质质量（通常指物质在分子或原子水平上的质量）分布的特征。质谱法（mass spectrometry，MS）是描述物质质量分布特征的方法。质谱分析可以确定或推断被测物质的分子量、分子式、分子结构等内涵信息。相对于其他测试方法，质谱法具有较高的特异性、灵敏度和准确度。随着色谱与质谱联合技术的日趋完善，质谱法已经广泛应用于各个学科领域中微量和痕量物质的定性和定量分析。在预防医学领域，应用质谱法测定环境中的有机污染物、食品中的农药残留以及人体生物标本中的脂质、蛋白质、无机元素含量等，可从分子层面明确影响人体健康的物质类别，支撑精准解决公共卫生问题。

第一节　概　述

一、质谱法简史

19 世纪末，科学家相继发现正电荷离子及其在磁场中运动发生偏转的现象。J. J. Thomson 利用低压放电离子源产生高速运动的正电荷离子束，将其通过一组电场和磁场，发现不同质荷比（质量与电荷比值）的正电荷离子，通过特定曲率的抛物线偏转轨道，依次到达检测器。这些实验现象的发现为质谱法的产生和发展奠定了重要的理论基础，尤其是让化学工作者认识到质谱方法的潜在应用价值。随着电离源和电子信号记录器技术的发展，F. W. Aston 于 1920 年率先引入了“质谱”的概念。至 1942 年，出现了第一台商用质谱仪。

20 世纪 50 年代之前，质谱技术主要用于原子能工业，如分析核燃料 ^{235}U 和 ^{238}U 同位素，以及石油化工行业，确定原油品质。50 年代之后，质谱在有机化学方面的应用得到快速发展，主要包括有机物离子裂解的机制解析和有机分子结构的推导。60 年代，气相色谱与质谱联用技术的发展，标志着质谱法用于分析复杂混合物的开端，对于推动质谱技术的发展具有划时代的意义。由于质谱法需要样品量少，且响应非常灵敏，到 70 年代，已成为测定有机化合物分子量和结构的强有力工具。80 年代出现的等离子体解析质谱（plasma desorption mass spectrometry，PD-MS）、快原子轰击质谱（fast atom bombardment mass spectrometry，FAB-MS）、电喷雾电离质谱（electrospray ionization mass spectrometry，ESI-MS）、基质辅助激光解析电离飞行时间质谱（matrix-assisted laser desorption ionization time of flight mass spectrometry，MALDI-TOF-MS）、傅里叶变换质谱（Fourier transform mass spectrometry，FT-MS）等，开创了有机质谱研究生物大分子的新领域，跨出了近代结构化学和分析化学领域，开始进入生物质谱的范畴。针对蛋白质结构、氨基酸序列、配位体结合、脂质结构组成等的研究，大大促进了质谱在生物医药相关研究的应用。其中，ESI-MS 和 MALDI-MS 的发展速度较快，影响也较大。ESI-MS 由于形成多电荷离子，可分析分子量较高的化合物。MALDI-MS 则可用

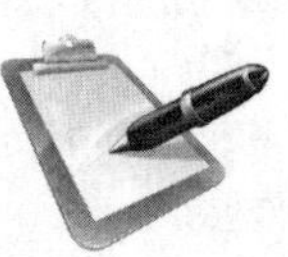

于分析分子量高达数十万的蛋白质，并可用于混合物分析。质谱离子化的发展推动了质量分析器的不断更新，尤其是 ESI-MS 和 MALDI-MS 的快速发展，拓展了飞行时间质谱仪（time-of-flight mass spectrometer，TOF-MS）的应用。此外，离子阱（ion traps）包括四极离子阱及电磁离子阱的发展，催生了新的质谱仪，如四极离子阱质谱仪（ion trap mass spectrometer，IT-MS）和傅里叶变换离子回旋共振质谱仪（Fourier transform ion cyclotron resonance mass spectrometer，FTICR-MS），后者常被称为傅里叶变换质谱仪（FT-MS）。近年来，静电场轨道离子阱（orbital ion traps）得到了快速发展，新的仪器不断推出。为解决生命科学中复杂体系内微量成分的分析，研究者将质谱法与各种色谱分析法，如高效液相色谱法（high performance liquid chromatography，HPLC）、毛细管电泳（capillary electrophoresis，CE）和气相色谱法（gas chromatography，GC）联用。此外，串联质谱法或多级质谱法作为分离分析复杂样品的重要工具，亦得到广泛应用。

除了上述有机质谱，无机质谱也得到了快速的发展。比如电感耦合等离子体质谱法（inductively coupled plasma-mass spectrometry，ICP-MS）是 20 世纪 80 年代发展起来的仪器分析方法，将 ICP 的高温电离特性和质谱的低检出限特性结合在一起，可以对多元素同时测定。此外，药学和生物科学的迅速发展对质谱法及相关技术提出了很高的要求，促进了现代质谱仪的研究与开发，而高性能质谱仪的研发又进一步推进了这些学科的深入研究。

二、质谱仪的基本组成

质谱法是将被测物质变成离子后，使用质谱仪（mass spectrometer，MS）表征其质量、电荷、结构和物理化学性质。质谱仪可用于收集目标离子的质量及其信号强度，其主要功能单元如图 13-1 所示。首先，进样系统将样品输送到质谱的真空系统中，选择合适的离子源使样品分子转变为气相离子，即离子化（ionization）。在电磁场的作用下，实现对物质的分离。对于有机化合物，如果在离子化过程中接受较多能量，新生成的离子可能进一步裂解，生成碎片离子。其后，使用质量分析器将不同离子分离，通过检测器收集离子信号。最后，检测信息被存储到数据采集单元，根据研究需要输出相关信息。

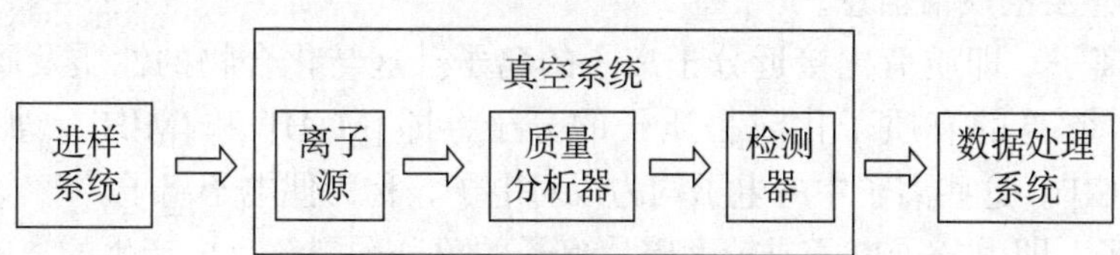

图 13-1　质谱仪的基本组成

三、基本术语

以离子的 m/z 值（质荷比）为横坐标，信号强度（常以相对丰度表示）为纵坐标作图，可得质谱图（mass spectrum）。图 13-2 为 3- 己酮的质谱图。质谱图中包含了各种分子电离后的离子信息。利用每种物质的质谱图的差异，以及典型离子信号相对丰度的特征，可实现对目标物质的定性或定量分析。

以图 13-2 为例，介绍质谱法的基本术语：

1．质荷比　即离子的质量（m）除以该离子所带的电荷数（z），用 m/z 表示，读作“m over z”。以一个 ^{12}C 原子的质量（1.99266×10^{-26} kg）的十二分之一（即 1.66055×10^{-27} kg）作为一个原子质量单位，符号为“u”（或 atomic mass unit，amu），又称道尔顿（Dalton，Da）。

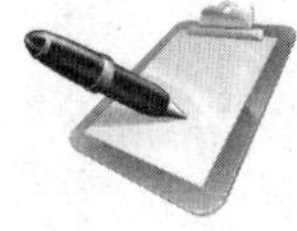

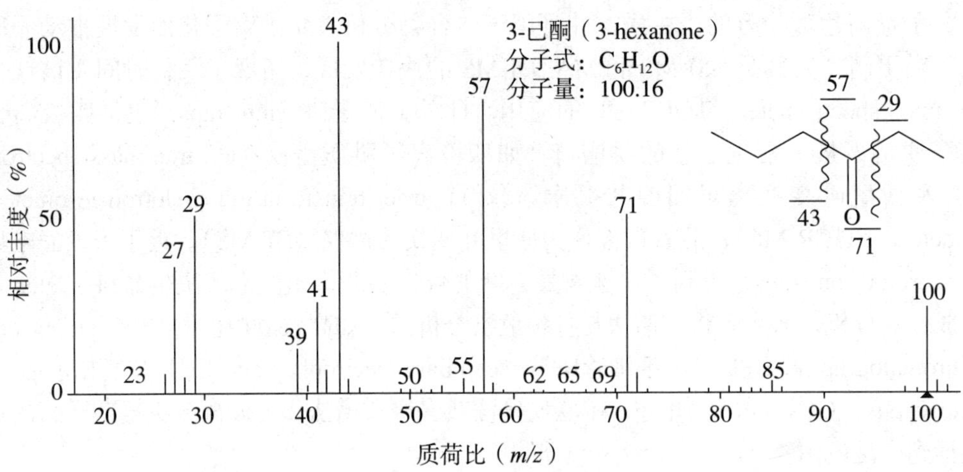

图 13-2　3-己酮的质谱图

离子的质量为组成该离子的所有元素的原子量。质谱分析中产生的离子主要携带单电荷，因此，离子的 *m/z* 通常等于离子的质量。

2．基峰和强度　基峰（base peak）是质谱图中的最强峰。图 13-2 中，基峰位于 *m/z* 43（即 $C_3H_7^{+\bullet}$）处。质谱图中常以相对丰度表示质谱峰的强度，设定基峰的丰度为 100%，其他质谱峰与基峰的信号强度的比值为相对丰度。质谱峰的强度也可以用绝对强度表示（absolute intensity），单位是每秒计数（counts per second，counts/s；或用 counts 简单表示），单位符号为 cps 或 c/s。

3．分子离子　即样品分子失去一个电子形成的正离子或得到一个电子形成的负离子。分子离子代表完整的样品分子，根据分子离子的 *m/z* 值可得到该化合物的分子量。阳离子分子离子用 $M^{+\bullet}$ 表示，“+”表示该离子有 1 个正电荷，“$\bullet$”代表自由基，也可称之为自由基阳离子；同理，自由基阴离子表示为 $M^{-\bullet}$。$M^{+\bullet}$ 和 $M^{-\bullet}$ 均含有未成对电子，称为奇电子离子。图 13-2 中，*m/z* 为 100（即 $C_6H_{12}O^{+\bullet}$）的峰为分子离子峰，可提供分子量、元素组成与碎片离子相关的结构信息，是最为重要的质谱信息。

4．准分子离子　即质荷比接近分子离子的离子。这与化合物的性质及质谱离子化的方法和条件有关。常见的有质子化或去质子的分子，即 $[M+H]^+$ 和 $[M-H]^-$；加合物离子，如 $[M+Na]^+$ 和 $[M+Cl]^-$。这些离子中的电子均为成对电子，称为偶电子离子。

5．碎片离子　即由分子离子或较大碎片离子的单分子裂解反应产生的离子。一些碎片离子相对于分子离子和其他碎片离子的丰度有所差别，可提供该碎片离子在分子中的结构位置信息。碎片离子为奇电子离子或偶电子离子。

6．同位素峰　多数元素具有丰度较低且原子量较大的同位素，会产生同位素峰。表 13-1 列出了常见元素的天然同位素丰度。由于同位素的存在，质谱峰表现为一簇峰，称为峰簇。例如萘的质谱图（图 13-3）中分子离子 *m/z* 128 上可观察到分子离子峰区有一组峰簇：*m/z* 128（100%），*m/z* 129（10.8%）和 *m/z* 130（0.8%）三个峰。离子的同位素峰的相对丰度可以通过理论计算得到。同位素峰是离子的指纹特征，对于目标物质的定性具有重要参考价值。

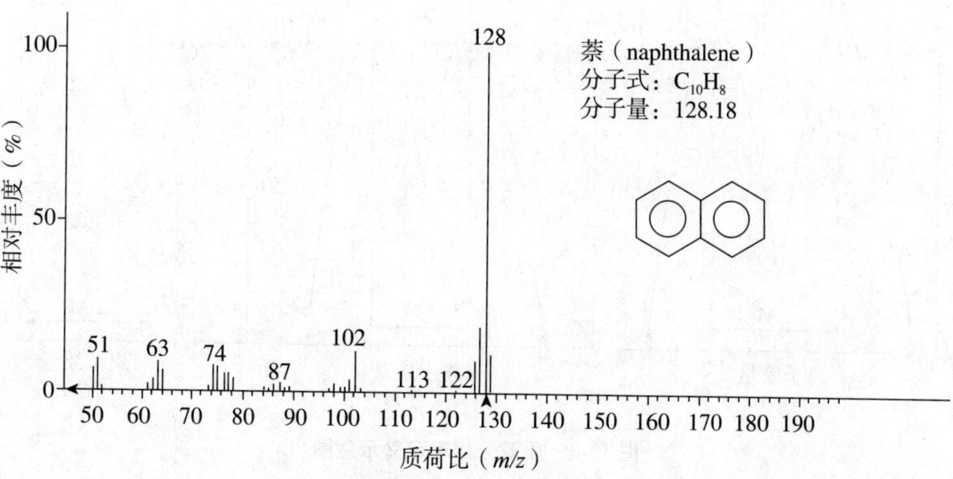

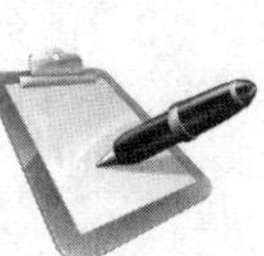

图 13-3　萘的质谱图

表13-1　常见元素的天然同位素丰度

元素	A[①]		A+1		A+2	
	名义质量[②]	百分数[③]	名义质量	百分数	名义质量	百分数
H	1	100	2	0.012		
C	12	100	13	1.08		
N	14	100	15	0.37		
O	16	100	17	0.04	18	0.21
F	19	100				
Si	28	100	29	5.08	30	3.35
P	31	100				
S	32	100	33	0.08	34	4.52
Cl	35	100			37	31.96
Br	79	100			81	97.28
I	127	100				

注：①丰度最高的同位素；②元素的相对原子质量整数；③以丰度最高的同位素作为参考。

7．质谱分辨率（resolution，*R*）　即质谱分辨相邻两个质量数离子的能力，其计算公式为$M/\Delta M$，M为离子质量，ΔM为两个质谱峰顶之间的间距。不同类型质谱的分辨率计算公式有所差别，其中最严格的是磁质谱，如图 13-4A 所示，要求两个质谱峰之间的谷高度必须低于10%。对于有机质谱而言，质谱分辨率的定义相对较为宽松，两个峰的谷低于 50%即可（图13-4B）。实际测定中，很难找到恰好在 50%谷分开的峰，所以可用单峰法表示（图 13-4C），即一个质谱峰的峰高一半处的峰宽（full width half maximum，FWHM）近似等于ΔM。对于一般有机质谱而言，ΔM是相对固定的值，因此，分辨率随着分子量的增加而变大，即对于大分子物质的定性分析更为有利。若分辨率不变（比如磁质谱），则分子量越小，ΔM越小，对于小分子物质的定性分析更为有利。

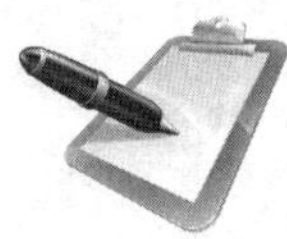

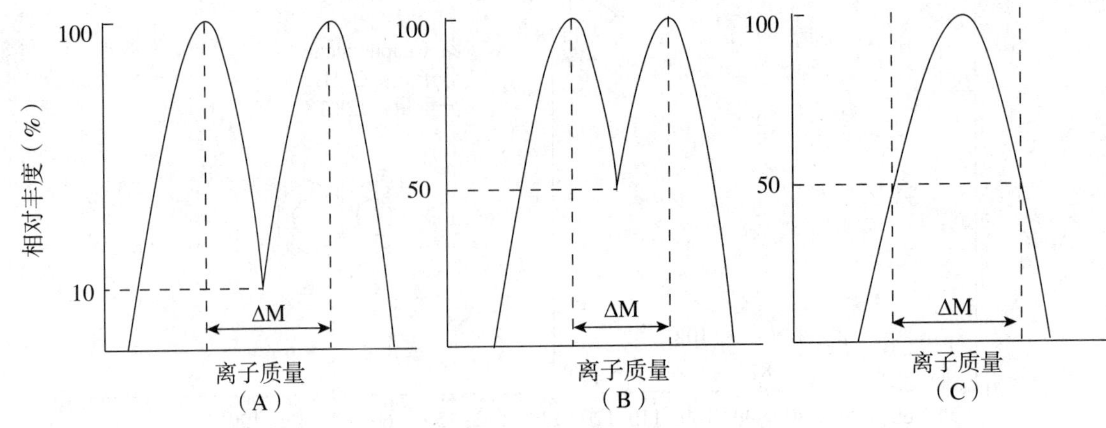

图 13-4　质谱分辨率定义示意图

四、质谱法的分类及特点

（一）质谱法的分类

质谱法的种类比较多，从应用角度可分为同位素质谱、无机质谱、有机质谱和生物质谱。根据质量分析器分离离子方法，可分为四极杆质谱、离子阱质谱、时间飞行质谱、扇形磁质谱和回旋共振质谱。按照分辨率可分为高分辨质谱和低分辨质谱。此外，质谱之间还可以通过串联，组成多级串联质谱。

（二）质谱法的特点

质谱可以提供物质的分子量和元素组成，利用质谱裂解碎片可检测官能团，辨认化合物类型，推测结构信息。质谱法具有如下特点：

1．灵敏度高且样品用量较少　有机质谱仪的检测下限可以达到 $10^{-12}\sim10^{-9}$ g，无机质谱甚至可以更低，这对于样品量较少的生物样品的分析更有优势。

2．具有专属性　提供的信息更具针对性，比如分子量、元素组成及结构信息。

3．准确度和重现性较好　质谱法可以实现较好的定性分析，可用于不同实验室分析结果的比对。质谱法的稳定性高，有助于不同实验室对分析结果进行重现，形成更为广泛的定量分析标准。

4．应用范围广　分析物包括无机物和有机物，其样品存在状态可以是气体、液体或固体。针对微量或痕量分析，质谱法往往是确定物质结构和组成的唯一技术手段。

5．仪器结构复杂，价格昂贵，使用和维修操作对相关技术人员的要求较高。

第二节　有机质谱仪

总体来看，有机质谱仪和无机质谱仪的主要区别是离子源的设计，其他功能单元主要根据分析目的的不同选取对应的进样系统、质量分析器、检测和数据处理单元进行组合优化。本节简要介绍有机质谱仪的相关知识。

一、进样系统

质谱仪只能分析和检测气相中的离子。针对样品性质，目前三种主要的进样方式如下：

（一）储罐进样

进样系统包括储气室、加热器、真空连接系统，以及一个通过分子漏斗将样品导入到离子源的接口。将储气室用辅助真空泵抽空，使加入的样品达到一定的蒸气压，再打开至离子源的阀门，样品蒸气从针孔扩散至离子源。该进样方式主要用于气体、挥发性液体或固体，样品可以在较长时间内（比如数十分钟）稳定地提供给离子源。目前，这种进样方式的应用场景较少，通常使用这种方式进样标准品校准仪器参数，有利于产生稳定的质谱信号。

（二）直接进样杆

主要适用于纯度较高、易挥发或热稳定性差的样品。内置的加热器位于进样针头的前端，加热汽化样品。一般采用玻璃毛细管装载样品，伸至电离室。这种进样方式要求样品满足如下条件：样品在离子源电离前必须气化，在气化过程中样品不发生或少发生热分解，以及样品在离子源中维持一定的蒸气压。

（三）色谱进样

组成较为复杂的样品若直接进入质谱中，离子的信号极为复杂，难于实现对目标物质的定性和定量分析。因此，需要借助合适的色谱方法分离特定组分，实现对混合物成分的鉴定。为此，气相色谱、液相色谱与质谱的联用技术已经得到广泛的应用。

1．气相色谱 - 质谱联用仪（gas chromatography-mass spectrometer，GC-MS） GC-MS主要适用于热稳定性好且易挥发的有机物质，目前能分析的物质约占自然界中有机物的20%。GC中的毛细管柱的载气流量较小，对质谱的真空度影响较小。针对质谱对柱流失要求较高的特点，目前主要采用熔融二氧化硅空心柱及键合或横向交联固定相的色谱柱。这类色谱柱更易与质谱仪离子源连接，且柱流失较少，有效降低质谱的基线。目前一般将色谱柱直接插入到质谱离子化室，同时维持传输导管至一定温度，防止色谱流出物冷凝。

2．液相色谱 - 质谱联用仪（liquid chromatography-mass spectrometer，LC-MS） 自然界中很多物质由于热稳定性差和不易挥发，不宜采用GC气化分析。相对GC而言，LC可分离的物质相对较多，与质谱法联用，可对自然界中大约80%的物质实现定性和定量分析。液相色谱与质谱联用技术的发展速度虽相对较慢，但目前普遍采用的大气压化学电离和电喷雾电离两种方式，也实现了较好的接口设计。

二、真空系统

空气分子会干扰质谱信号，同时停留在质谱中的空气分子可能与离子发生碰撞，造成信号损失。因此，质谱仪的离子源、质量分析器和检测器必须在高真空状态下工作。一般情况下，离子源的真空度应达到 10^{-3} ~ 10^{-4} Pa。质量分析器和检测器的真空度要求更高，应达到 10^{-4} ~ 10^{-5} Pa以上。目前，质谱仪的高真空系统一般由机械泵和涡轮分子泵两部分串接构成。对于与色谱联用的质谱仪，色谱的流动相会进入质谱仪中，对质谱仪的真空度产生影响。为保证色谱的流动相进入离子源后能及时、迅速地被抽走，对真空泵的抽速要求较高，以确保质谱仪系统的高真空度。

三、离子源

离子源可谓是质谱的“命脉”，提供质谱仪能够识别的离子。新型离子化方法的发展是推动质谱技术进步的关键。电离是指原子或分子获得或失去电子形成离子的过程。传统的有机质谱法主要采用电子轰击离子化（electron impact ionization，EI）和化学离子化（chemical ionization，CI）方法实现对目标物质的离子化。近年随着软离子化方法的发展，质谱法的应用

范围得到大大拓展。常用的离子化方法如下：

（一）电子轰击离子化

常见的一种 EI 源设计如图 13-5 所示。加热的灯丝发射电子束，被位于离子源另一侧的电子收集极接收，电子的能量由两极间的电位差决定。一般随着电子束的能量增大，有机物的离子化效率会逐渐增加。当能量增加至 70 eV 以上时，离子化效率接近稳定。目前，大多数标准质谱图是在 70 eV 获得的，在此条件下质谱的重现性较好。当电子束与有机气态分子在离子化室碰撞后，样品分子会发生离子化。分子失去一个电子，成为含有不成对电子的正离子（即分子离子），反应式如下：

$$M + e^- \longrightarrow M^{+\bullet} + 2e^-$$

或得到一个电子，形成带负电荷的分子离子：

$$M + e^- \longrightarrow M^{-\bullet}$$

由于电子的能量远大于有机化合物的电离能，可促使分子离子中的化学键裂解成碎片离子和自由基：

$$M^{+\bullet} \longrightarrow A^+ + B^\bullet$$

或失去一个中性分子：

$$M^{+\bullet} \longrightarrow C^{+\bullet} + D$$

按照以上裂解模式，碎片离子可以进一步裂解。EI 源仅将正离子送入质量分析器中分析。同时，离子化室中必须保证一定的样品蒸气压，对于常规质谱仪约为 10^{-6} Pa。蒸气压不能太高，以免引起分子与离子进一步反应。

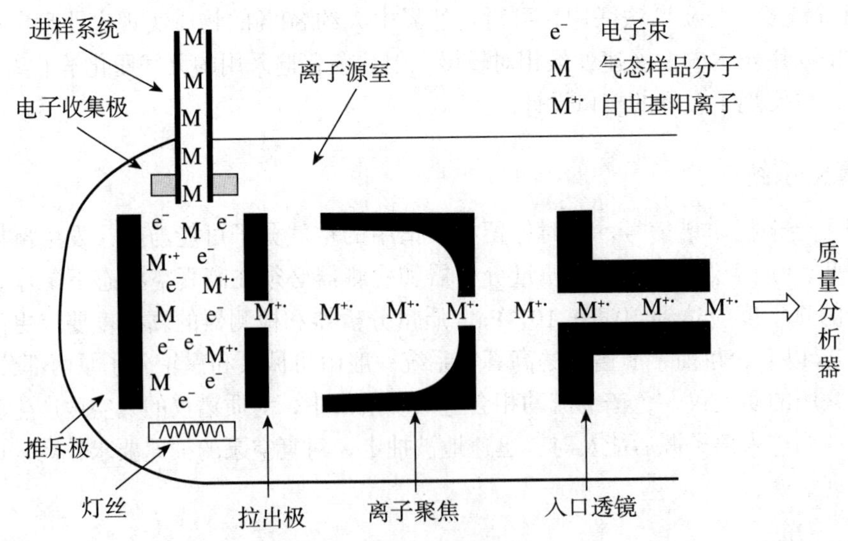

图 13-5 电子轰击离子源示意图

（二）化学离子化

CI 是一种作用力较弱的离子化方法，分子常以加合物形式形成离子，称为准分子离子。

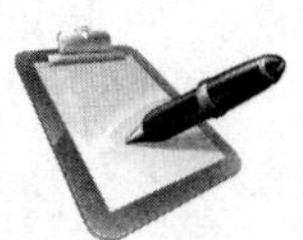

CI 引入试剂气，使用比 EI 高的电子能量，将试剂气进行离子化。以甲烷作为试剂气为例，反应式如下：

$$CH_4 + e^- \longrightarrow CH_4^{+\bullet} + 2e^-$$

$$CH_4^{+\bullet} \longrightarrow CH_2^{+\bullet} + H_2$$

$$CH_4^{+\bullet} \longrightarrow CH_3^+ + H^\bullet$$

$$CH_4^{+\bullet} + CH_4 \longrightarrow CH_5^+ + {}^\bullet CH_3$$

$$CH_3^+ + CH_4 \longrightarrow C_2H_5^+ + H_2$$

反应最终产生的 CH_5^+ 和 $C_2H_5^+$ 比较稳定，在离子化室中积累。CI 与 EI 的区别是样品分子不是与电子碰撞，而是与试剂气离子碰撞而离子化。对于具有比甲烷分子的质子亲和力（proton affinity，获取质子的能力）更高的样品分子，可发生如下反应：

$$M + CH_5^+ \longrightarrow MH^+ + CH_4$$

$$M + C_2H_5^+ \longrightarrow MH^+ + C_2H_4$$

由此可见，经 CI 源电离产生的质谱的高质量端，通常为 $[M+H]^+$ 峰。除了甲烷常用做试剂气，还有其他试剂气，如氢气、氦气、水、丁烷、异丁烷、氨气、二甲基氨和三甲基氨。可以根据样品分子的质子亲和力选择合适的气体。

CI 离子源中，由于引入试剂气，真空度较 EI 离子源低，经过多次碰撞，产生大量的低能电子，样品分子 AX 与电子碰撞产生负离子的反应过程包括：

共振电子捕获：$AX + e^-$（低能量电子）$\longrightarrow AX^-$

共振电子捕获：$AX + e^-$（高能量电子）$\longrightarrow A^\bullet + X^{-\bullet}$

形成离子对：$AX + e^- \longrightarrow A^- + X^+ + e^-$

负离子 - 分子反应：$AX + C^- \longrightarrow AXC^-$

在 CI 条件下，负离子的灵敏度较高，检测限可达到飞克（10^{-15} g）级别。

（三）电喷雾离子化

电喷雾离子化（electrospray ionization，ESI）是一种在大气压下将样品分子离子化的方法，即用静电场产生带电雾滴，随之离子从微滴中生成气态样品离子进行质谱分析。ESI 被称为是“最软的离子化方法”，是进行生物大分子的鉴定和结构分析的重要离子化方法之一，对于无机离子，有机酸、碱离子，生物大分子（如蛋白质、核酸、色素、脂质）等的定量具有明显优势。ESI 主要可对热不稳定或难于汽化的极性化合物进行分析，这些化合物在溶液中可去质子生成阴离子或接受质子成为阳离子，或者与 Na^+ 等生成加合物离子。

ESI 电离原理如图 13-6 所示。在内衬石英管的不锈钢毛细管（通常内径为 0.1 mm，外径为 0.2 mm）加上电压，作为正极。在喷雾毛细管尖端产生带电雾滴，随着溶剂蒸发，液滴表面的电荷密度不断增大。当表面电荷之间的排斥力足以克服表面张力时，雾滴开始分裂，产生较小的雾滴。这个过程反复进行，直至产生很小的雾滴，产生单个多电荷气相离子。样品分子在电离过程中，一个分子可能有多个位点产生质子化过程。ESI 质谱图是一簇不同程度质子化的分子离子峰，相邻两峰相差一个质子。对于任意两个峰，通过下面的公式可以计算样品的分子量（M）：

$$m_1 = (M + n)/n$$

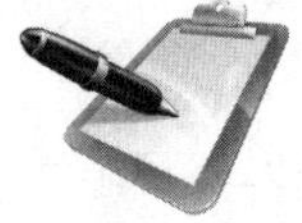

$$m_2 = (M + n + 1) / (n + 1)$$

式中 m_1 和 m_2 是两个峰对应的 m/z 值，n 为离子所含的质子数。根据此二元一次方程可以求解分子量。

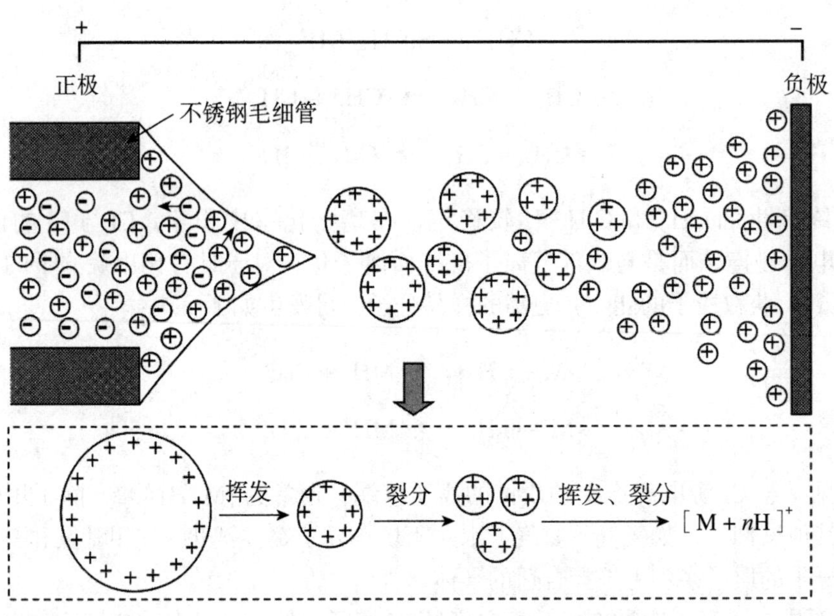

图 13-6 电喷雾电离原理示意图

（四）大气压化学离子化

大气压化学离子化（atmospheric pressure chemical ionization，APCI）也是一种在大气压下对样品分子进行离子化的方法。由 ^{63}N 放射源或放电电极产生的低能电子使试剂气体离子化，比如氮气、氧气和水分子等，经过一系列反应使样品产生正离子或负离子。由于气相中放热的质子转移反应的速率常数接近于碰撞速率常数，因此，APCI 能够高效电离样品分子，离子化效率高达 100%。相比之下，EI 源的绝对离子化效率在 0.01% ~ 0.1%之间。在 APCI 离子源中，离子 - 分子反应取决于源中的气体。比如在经高纯氮气清洗过的 APCI 离子源中，在放电电极的作用下，主要生成 $N_2^{+\bullet}$和 $N_4^{+\bullet}$，反应式如下：

$$N_2 + e^- \longrightarrow N_2^{+\bullet} + 2e^-$$

$$N_2^{+\bullet} + 2N_2 \longrightarrow N_4^{+\bullet} + N_2$$

由于常含微量的水，也会反应生成 $H^+(H_2O)_n$，反应式如下：

$$H_2O + e^- \longrightarrow H_2O^{+\bullet} + 2e^-$$

$$H_2O^{+\bullet} + H_2O \longrightarrow H_3O^{+\bullet} + HO^\bullet$$

$$H_3O^{+\bullet} + H_2O + N_2 \longrightarrow H^+(H_2O)_2 + N_2$$

$$H^+(H_2O)_{n-1} + H_2O + N_2 \longrightarrow H^+(H_2O)_n + N_2$$

如有氧气存在，可以生成 $O_2^{+\bullet}$、NO^+、$NO^+(H_2O)_n$ 和 NO_2^+。如把溶剂（B）加入到 APCI 源中，可形成正反应离子 BH^+ 和 $B^{+\bullet}$，继而进一步通过质子化将样品分子 X 离子化，反应式

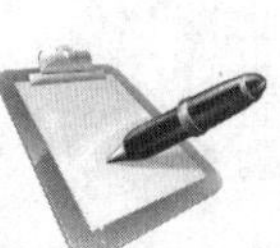

如下：

$$X + BH^{+} \longrightarrow XH^{+} + B$$

或电荷转移：

$$X + B^{+\cdot} \longrightarrow X^{+\cdot} + B$$

APCI 适用于极性较低的小分子化合物，如醇和醚类，这些物质的质子亲和力低，不能在溶液中形成质子化的离子或去质子生成阴离子。

（五）基质辅助激光解吸离子化

激光解吸离子化（laser desorption ionization，LDI）是现代质谱法最常用的离子化方法之一。将激光器放置于质谱仪的离子源外，激光采用短脉冲的方式照射样品表面，使样品离子化。适用于 LDI 分析的生物分子的分子量通常在 1000 Da 左右。能与测试样品共存，吸收入射光，防止激光直接照射样品使之破坏的物质，称为基质（matrix）。基质从激光束中吸收光能量，可控的能量转移至固相基质 - 被测物质的混合物，使之解吸，进而通过离子 - 分子反应促进离子化，同时限制被测物质聚集成大分子。这种利用基质辅助实现电离化的方法称为基质辅助激光解吸离子化（matrix-assised laser desorption ionization，MALDI）。

对于 MALDI，可以选为基质的化学物质应具备如下条件：①强烈吸收入射的激光；②较低的气化温度；③与样品有共同的溶剂；④在固相溶液体系中能分离和包围被分析的大分子而不形成共价键。MALDI 打开了质谱法应用于分析各种高分子化合物的新领域。比如测定具有不同吸收波长的化合物的混合物，只需要采用适用于基质的激光波长，即可大大简化实验操作，且单次操作即可获取大量质谱信息。目前，一般采用含苯环的有机酸作为 MALDI 的基质，比如 1,8,9- 蒽三酚、5- 氯水杨酸、9- 蒽甲酸等。

四、质量分析器

质量分析器（mass analyzer）作为质谱仪的主体部件，根据带电粒子在电磁场作用下的运动轨迹，实现对不同 *m*/*z* 离子的分离。由于大多数离子的电荷是 1，所以质荷比可等价表述为质量。常用的质量分析器包括扇形磁场质量分析器、四级杆及四级离子阱质量分析器、飞行时间质量分析器。应用质量分析器时应注意：

1．目标物必须是离子或带电粒子　样品中的原子或分子分析前均需离子化。

2．离子必须为气态　气态离子具备必需的迁移性，以穿过质量分析区域达到检测器。

3．必须在低压下操作　一般真空度大于 10^{-4} Pa。真空度越高，离子在气相中的移动距离越长，粒子相互碰撞的概率越小。

（一）扇形磁场质量分析器

如图 13-7 所示，一个质量为 *m*，电荷价态为 *z* 的离子经加速电压 *V* 加速后，获得动能 *zeV*，以速度 *v* 运动，忽略其他影响因素，则动能和位能的关系为：

$$\frac{1}{2}mv^2 = zeV \tag{13-1}$$

式（13-1）中 *e* 是一个电子的电荷。将该离子垂直射入扇形磁场中，在洛伦兹力作用下作圆周运动，则向心力和离心力平衡，即：

$$Bzev = \frac{mv^2}{r} \tag{13-2}$$

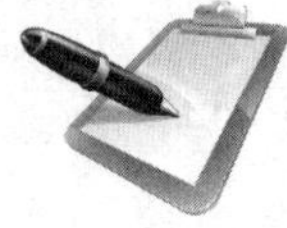

式（13-2）中 B 为磁场强度，r 为离子的运动轨道半径。合并上述两个公式可得：

$$r=\frac{1}{B}\left(\frac{2V}{e}\times\frac{m}{z}\right)^{1/2} \tag{13-3}$$

上式表明不同 m/z 的离子具有不同的轨道半径，两者成正比，说明磁场可以单独作为质量分析器。若改变加速电压，则离子的运动半径发生变化。对于仪器而言，离子的运动轨道半径 r 是固定的，上式可变换为：

$$\frac{m}{z}=\frac{er^2}{2}\times\frac{B^2}{V} \tag{13-4}$$

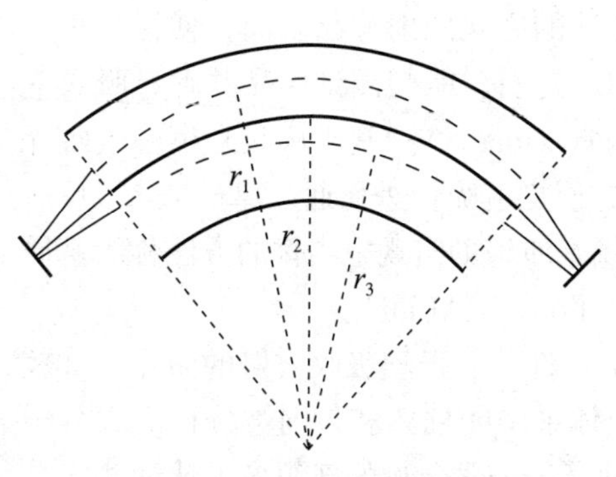

图 13-7　离子在扇形磁场中运动

由式（13-4）可知，m/z 与磁场强度的平方成正比，与加速电压成反比。若固定加速电压，改变磁场强度可以分辨样品分子中生成的各种质荷比的离子，即磁场具有质量的色散作用。利用这个作用，可以实现对不同 m/z 离子的分离。同时，通过增加磁场强度或降低加速电压可使仪器的质量范围增加；但降低加速电压会降低离子速率，使仪器的灵敏度下降。因此，扇形磁场质量分析器一般都是在最佳的加速电压下，进行磁场扫描。图 13-7 所示为单聚焦质量分析器的设计，其分辨率较低。目前市场上流行的双聚焦质量分析器，分辨率可高达 10^4，其相关原理与单聚焦质量分析器相同。

（二）四级杆质量分析器

四级杆质量分析器由四根平行电极组成，电极截面是两组对称的双曲线，简化模型如图 13-8 所示。在一对电极上加电压 $U + V\cos\omega t$，另一对上加电压 $-(U + V\cos\omega t)$，其中 U 为直流电压，$V\cos\omega t$ 为射频电压。当质荷比为 m/z 的离子沿 z 轴方向射入四级场时，其运动方程可简化为：

$$\frac{\mathrm{d}^2x}{\mathrm{d}t^2}+(a+2q\cos 2\xi)x=0 \tag{13-5}$$

$$\frac{\mathrm{d}^2y}{\mathrm{d}t^2}+(a+2q\cos 2\xi)y=0 \tag{13-6}$$

上式中 $a=\dfrac{8eU}{mr_0^2\omega^2}$，$q=\dfrac{4eV}{mr_0^2\omega^2}$，$\xi=\dfrac{\omega t}{2}$。

四级杆质量分析器中离子运动的稳定区如图 13-9a 所示，当 r_0 和 ω 固定，即四级杆的尺寸和射频频率一定时，a 和 q 的比值与 U（直流电压）和 V（交流电压）的比值成正比。对于 x 和 y 轴方向，当离子的直流电压～交流电压值处于三角形内，该离子的振幅是有限的，因而轨迹是稳定的，可能通过四级场到达检测器。如果处于稳定三角区域之外，振幅随时间增加，轨迹不稳定，这些离子将与电极碰撞消失。通过保持 U/V 比值不变，改变两者的绝对值，使扫描线通过稳定区，则扫描线与稳定区两个交点之间对应的质量范围的离子，如目标 m/z 离子

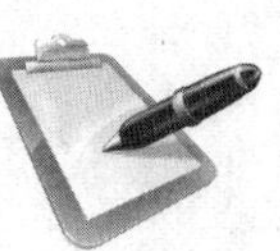

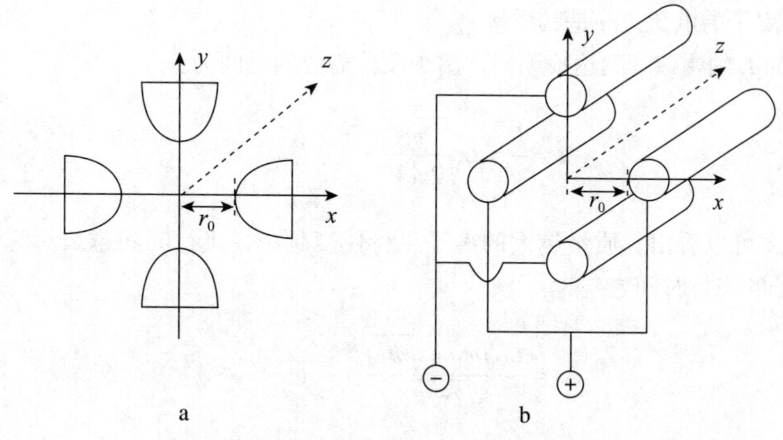

a．理想的双曲面电极　b．圆柱形电极

图 13-8　四级杆质量分析器

z 轴垂直纸面向里，与圆柱形电极的轴向平行

可以沿 z 方向到达检测器。而区域外的离子，因不稳定震荡与电极撞击而消失（如图 13-9b）。由图可见，如进一步提高扫描线的斜率，可提高质谱分辨率，但灵敏度急剧下降，因为具有稳定轨迹的离子的质量范围变窄。相反，如果降低扫描线的斜率，则灵敏度提高，但分辨率下降。四级杆质谱仪通常为低分辨仪器，是单位质量分辨仪器，通常 *m/z* 质量范围也比较低，一般小于 1000 u。

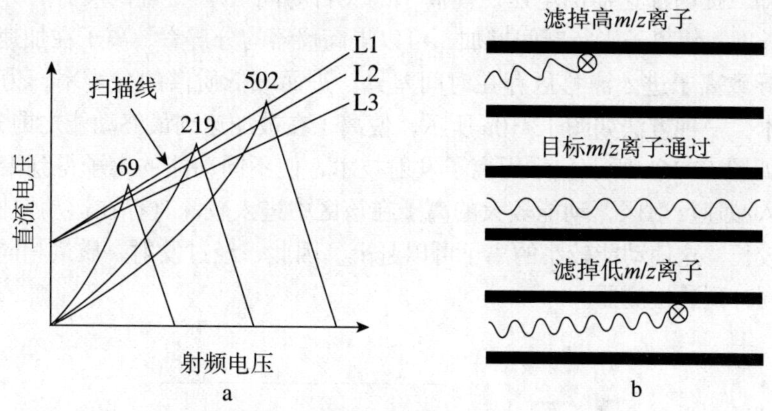

图 13-9　四级杆质量分析器示意图

（三）飞行时间质量分析器

时间飞行质谱仪（time-of-flight mass spectrometer，TOF-MS）早在 1955 年已经进行商品化，之后在 20 世纪 60 年代得到广泛应用。但是很快被分辨率较高的扇形磁场质谱仪和四级杆质谱仪所取代，主要原因是缺乏较好的离子化技术和快速数据处理系统。随着 MALDI 离子化技术和计算机技术的发展，TOF-MS 重新焕发了活力。尤其是 TOF-MS 无测定质量上限，已成为不可或缺的分析工具，原理如图 13-10a 所示。在离子源中产生的离子经电压（V）加速后获得速度（v）为：

$$v=\sqrt{\frac{2zeV}{m}} \tag{13-7}$$

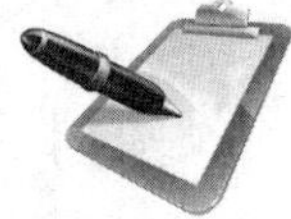

式中 ze 是离子的电荷，m 是其质量。

经过长度为 L 的飘移管到达检测器，离子飞行需要的时间为：

$$t=\frac{L}{v}=L\sqrt{\frac{m}{2zeV}} \tag{13-8}$$

由以上两式可以看出，质量越大的离子飞行速度越小，飞行时间越长。两个质量分别为 m_1 和 m_2 的离子的飞行时间之差为：

$$\Delta t=\frac{L(\sqrt{m_1}-\sqrt{m_2})}{\sqrt{2zeV}} \tag{13-9}$$

式（13-8）可转换为：

$$m=\frac{2zeV}{L^2}t^2 \tag{13-10}$$

对于尺寸固定的质谱中的特定离子，$A=2zeV/L^2$ 为常数，则式（13-10）可写为 $m=At^2$。通过对 t 求导，即 $dm/dt=2At$，则仪器的质量分辨率可近似地由时间表示：

$$\frac{m}{\Delta m}=\frac{t}{2\Delta t} \tag{13-11}$$

由上式可知，提高加速器的电压，使离子的飞行时间（t）变短，仪器的分辨率下降；而增加漂移管的长度，使离子飞行时间增加，可以提高仪器的分辨率。离子在加速前的起始位置有一定差异，导致离子进入漂移区存在时间差异，进而减低质谱的分辨率。为解决这个问题有两种加速技术。一种方法如图 13-10a 所示，使离子在被加速到最终动能之前先被栅极加速。另外一种方法如图 13-10b 所示，采用离子发射技术，使不同动能的离子得到聚焦。经过漂移管后，离子进入减速反射区，动能较大的离子在该区中进入较深（存在运动惯性），反射过来所需的时间也较长，这使动能较小的离子可以赶上。因此，经过发射，质量相同而动能略有不同的离子可以同时到达检测器。

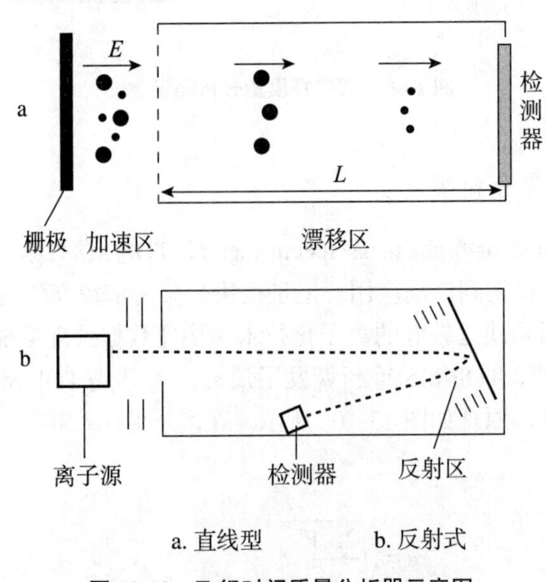

图 13-10　飞行时间质量分析器示意图

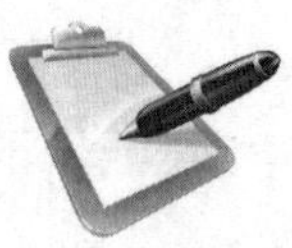

（四）串接质量分析器

串接质谱仪（tandem mass spectrometer）指两个或两个以上的质谱串接使用，涉及串接质谱之间的离子质量或电荷改变的解离过程和化学变化。常用的串接质谱中，第一级质量分析器用于选择一个前体离子（precursor ion，又称母离子），然后用适当的活化方法使这一离子裂解生成产物离子（product ion，又称子离子）及中性碎片，反应式为：

$$m_p^+ \longrightarrow m_f^+ + m_n$$

式中 m_p^+ 为前体离子，m_f^+ 为子离子，m_n 为中性碎片。第二级质量分析器用于分析离子，可以增加串联质谱的级数。如从子离子中再选择一个离子，分析最后选择的离子的碎片强度。质谱串接有两类：①空间串接：将两个质量分析器串接起来进行实验。②时间串接：利用离子储存装置运行适当的程序进行实验。考虑到采用两个质谱串联使用时，离子的丰度会有明显下降，采用两个质量分析器进行串接的相对较多。空间串接质谱中最为常用的是三重串联四级杆质谱仪和四级杆 - 时间飞行质谱仪，常用的时间串接质谱为离子阱质谱仪。需要指出的是，串接质谱与高分辨质谱是不同的概念。高分辨质谱指的是质谱仪对质量的分辨程度，而串接可以通过二级或多级离子信息实现对目标物质的更有效的分析。

五、检测系统

检测器的作用是将质量分析器输出的离子能量转变为电信号，由质谱仪的数据采集系统记录下来，产生质谱及相关信息。常用的两种检测器包括电子倍增器（electron multiplier）和微通道板（micro-channel plate）平面检测器。

（一）电子倍增器

通常在光电倍增管前加入电子倍增极，又称倍增电极。因处在阳极（anode）和阴极（cathode）之间，所以英文命名为 dynode，音译成“打拿极”。通过倍增电极，实现对离子进行再加速。图 13-11 为电子倍增器的示意图。当离子到达倍增电极时，引起二次粒子的加速。当正离子撞击负高压的转换倍增电极时，发射负离子和电子；当负离子撞击正高压的转换倍增电极时，二次粒子是正离子。当这些二次粒子加速进入连续倍增电极的弯曲形内壁时，可产生更多的二次电子。二次电子通过电子倍增器时，不断与内壁碰撞，每次碰撞可产生更多的电子，放大倍数约为 10^7。

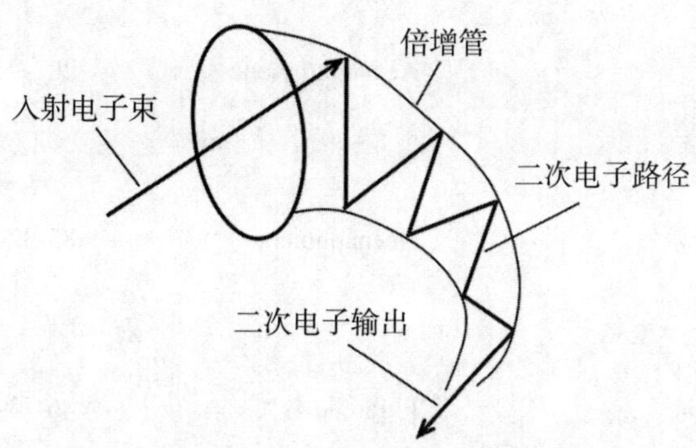

图 13-11　电子倍增器示意图

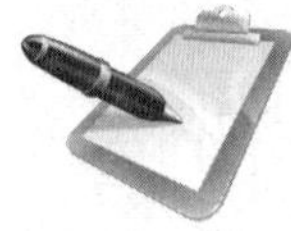

（二）微通道板

微通道板由平行的圆筒形微通道组成，单个通道的直径范围为 4 ～ 25 μm，如图 13-12 所示。当离子进入微通道时，产生二次电子，反射通过这些通道时和电子倍增器相似，不断发生更多的电子，每一通道放大约 10^5 倍。如果将微通道板同适当的方法叠加在一起，放大倍数可达到 10^8 倍。

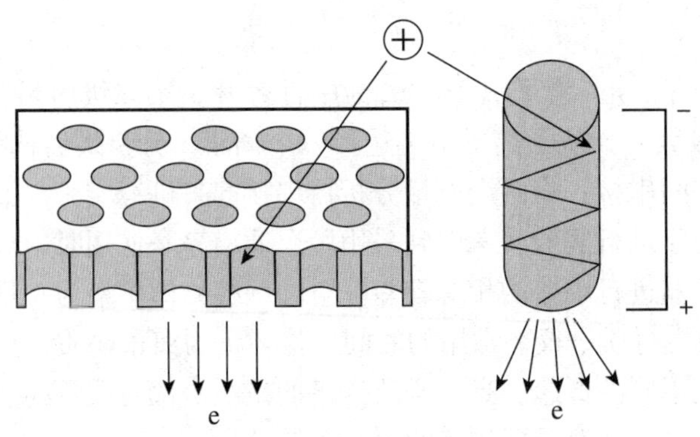

图 13-12　微通道板示意图

六、定性分析与定量分析

色谱 - 质谱数据处理包括定性和定量分析两部分。在进行数据分析之前，需要对数据进行预处理，包括背景扣除、保留时间调整等。现以环境中一类典型的有机污染物为例，说明质谱法的定性和定量分析流程。仪器选择气相色谱 - 三重四极杆质谱联用仪（gas chromatography-triple quadrupole mass spectrometer，GC-QQQ），目标物质为美国环境保护署优先控制的 16 种多环芳烃（polycyclic aromatic hydrocarbons，PAHs），这些物质的具体信息见表 13-2。

表13-2　美国环境保护署优先控制的16种多环芳烃的基本信息

分子结构	中文名称	英文名称	Cas No.	化学式	分子量
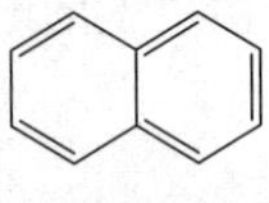	萘	Naphthalene	91-20-3	$C_{10}H_8$	128.18
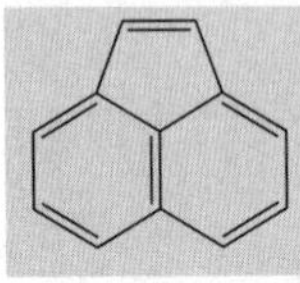	苊烯	Acenaphthylene	208-96-8	$C_{12}H_8$	152.20
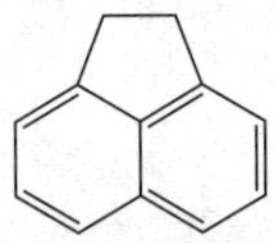	苊	Acenaphthene	83-32-9	$C_{12}H_{10}$	154.21
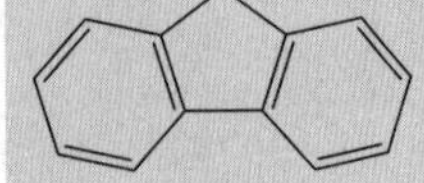	芴	Fluorene	86-73-7	$C_{13}H_{10}$	166.22
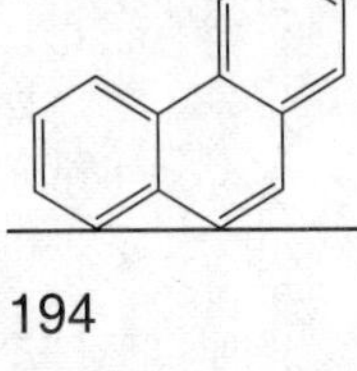	菲	Phenanthrene	85-01-8	$C_{14}H_{10}$	178.23

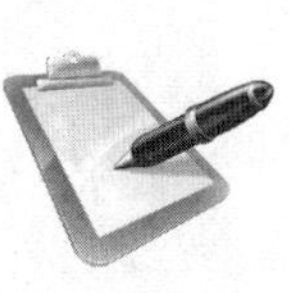

续表

分子结构	中文名称	英文名称	Cas No.	化学式	分子量
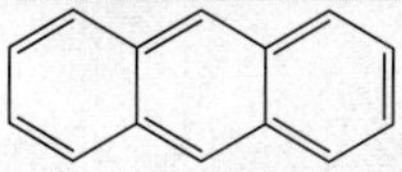	蒽	Anthracene	120-12-7	$C_{14}H_{10}$	178.23
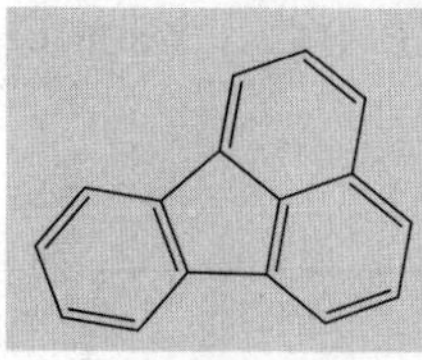	荧蒽	Fluoranthene	206-44-0	$C_{16}H_{10}$	202.25
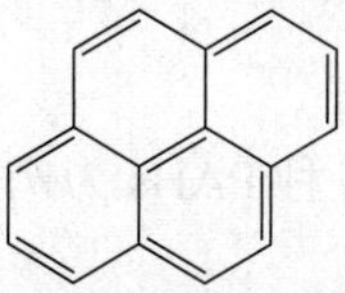	芘	Pyrene	129-00-0	$C_{16}H_{10}$	202.25
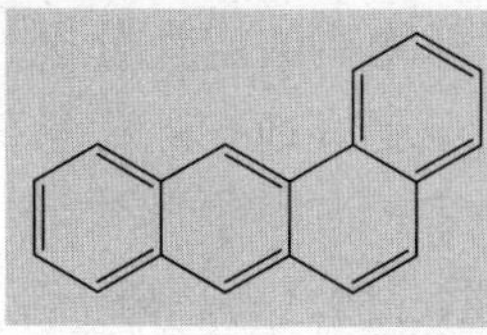	苯并（a）蒽	Benz（a）anthracene	56-55-3	$C_{18}H_{12}$	228.29
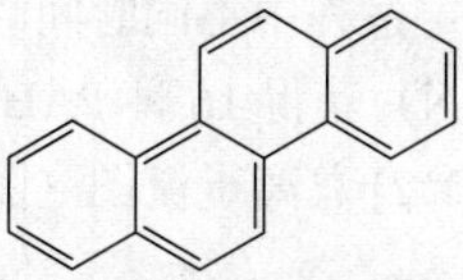	䓛	Chrysene	218-01-9	$C_{18}H_{12}$	228.29
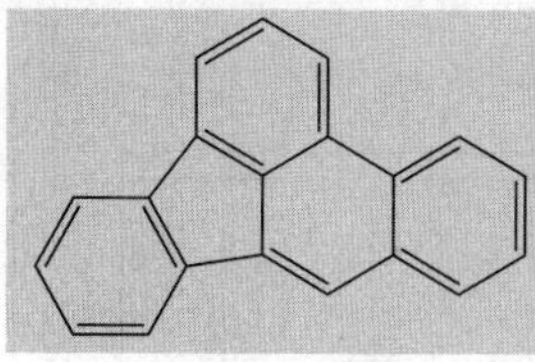	苯并（b）荧蒽	Benzo（b）fluoranthene	205-99-2	$C_{20}H_{12}$	252.30
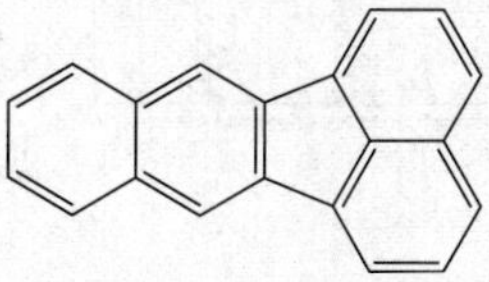	苯并（k）荧蒽	Benzo（k）fluoranthene	207-08-9	$C_{20}H_{12}$	252.30
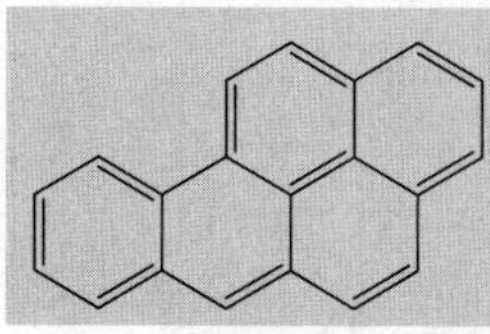	苯并（a）芘	Benzo（a）pyrene	50-32-8	$C_{20}H_{12}$	252.30
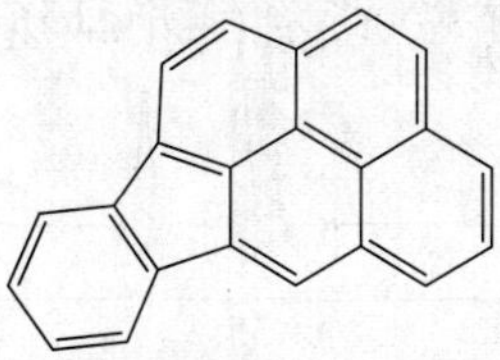	茚并（1,2,3-c,d）芘	Indeno（1,2,3-c,d）pyrene	193-39-5	$C_{22}H_{12}$	276.30
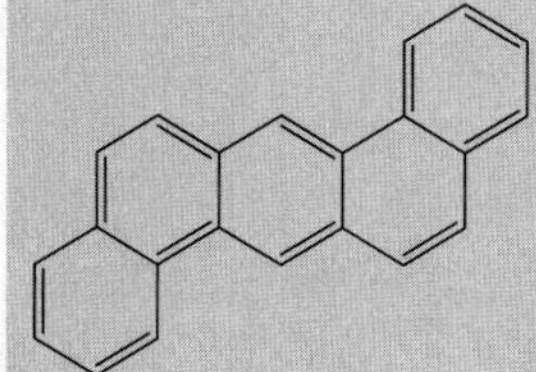	二苯并（a,h）蒽	Dibenz（a,h）anthracene	53-70-3	$C_{22}H_{14}$	278.35

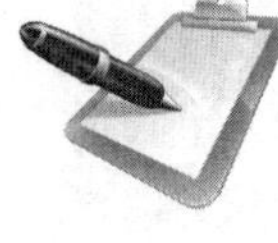

续表

分子结构	中文名称	英文名称	Cas No.	化学式	分子量
	苯并（g,h,i）苝	Benzo（g,h,i）perylene	191-24-2	$C_{22}H_{12}$	276.30

（一）定性分析

针对具体的研究目的，定性分析的流程会有所区别。现以同步分析该 16 种 PAHs 为例，介绍一般的分析流程：

1．背景扣除 复杂样品基质的质谱图有明显的背景信号，干扰对目标物质的定性分析。通过扣除背景信号，可得到更为准确的质谱图，便于与标准图谱对比。为了更好地扣除背景，空白样品应包含被测样品中可能存在的背景和基质。

2．观察色谱图 在扫描模式（SCAN）下，全量程记录色谱 - 质谱数据，称之为总离子流色谱图（total ion chromatogram，TIC），简称“总离子流图”，包含样品测定过程中不同时间的所有离子信号。使用气相色谱 - 三重四级杆质谱联用仪的扫描模式（SCAN）获得 16 种 PAHs 及氘代苯并（a）芘 [Benzo（a）pyrene-1,2,3,4,5,6,7,8,9,10,11,12-D12，BAP-D12] 总离子流图（图 13-13）。在每个色谱峰的顶部，即离子丰度最大处，获取典型质谱图。

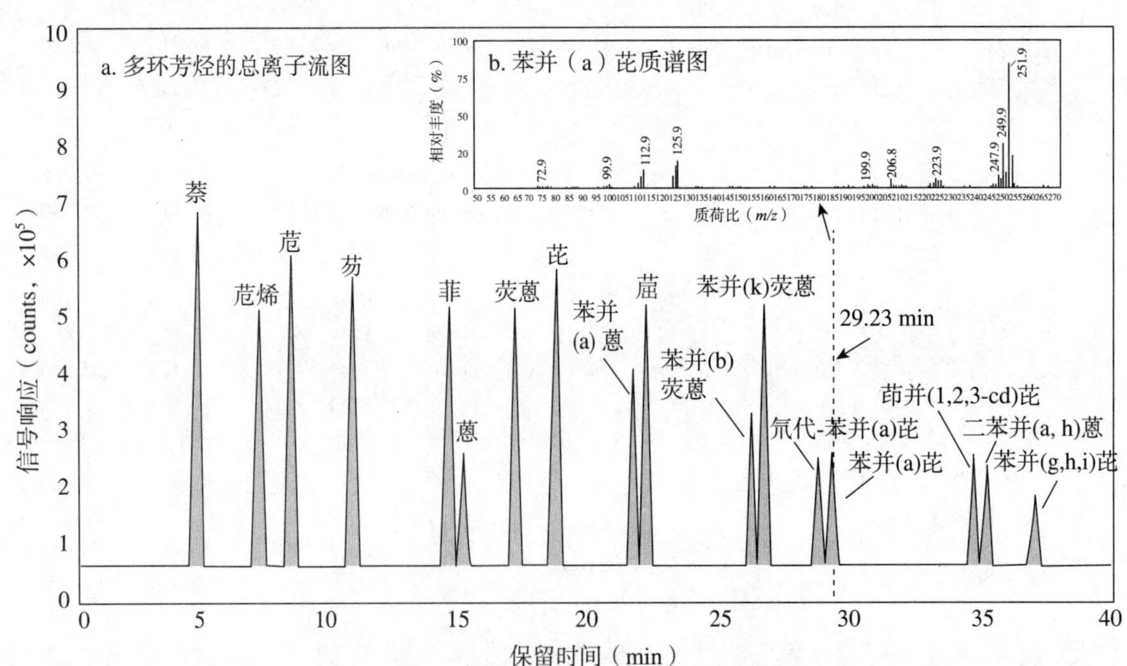

图 13-13　PAHs 的总离子流图及苯并（a）芘的质谱图

3．定性分析 质谱库检索是快速有效的化合物鉴别方法。常用的标准质谱图数据库包括 NIST library、ChemSpider、Chemindex 和 Merck index 等。目前，这些谱库收集的主要是由电子轰击离子源得到的质谱图，包含几十万个化合物。EI 源获得的质谱图除了包含分子量信息

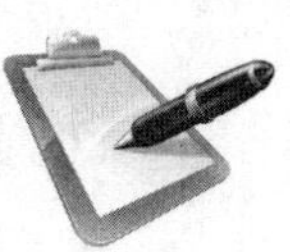

外，还有大量碎片信息，可用于推导分子结构，开展化合物结构鉴定。如图 13-13a 所示，点击保留时间为 29.23 min 的色谱峰的峰顶，得到其质谱图（图 13-13b）。通过与 NIST 图谱库比较发现（图 13-14a 和图 13-14b），该物质的质谱图是苯并（a）芘的可能性高达 91.7%（图 13-14c）。因此，可确定该峰对应的物质是苯并（a）芘，具体信息见图 13-14d。

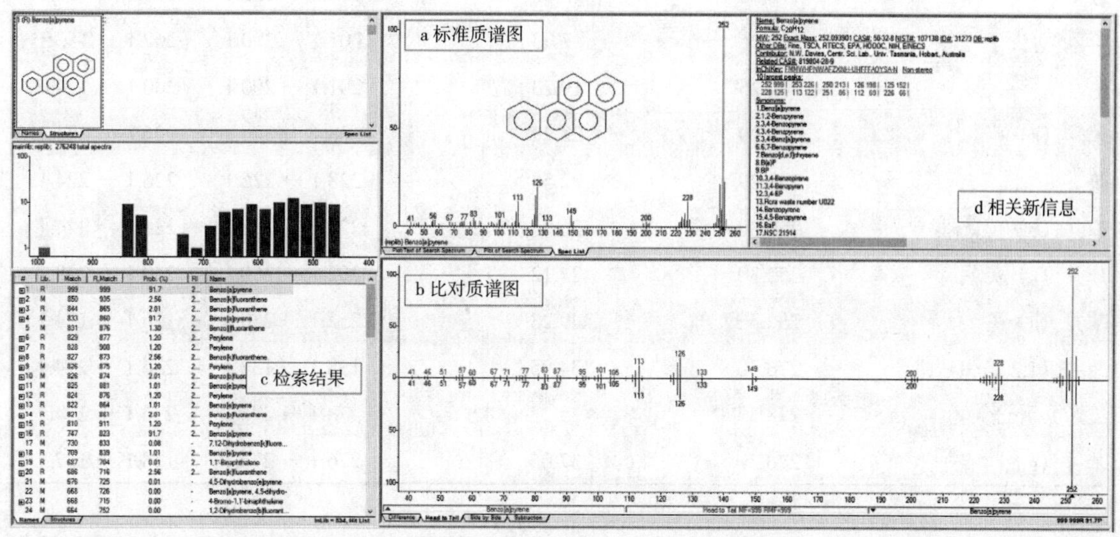

图 13-14　苯并（a）芘的标准谱图库匹配结果

4．提取离子色谱图（extracted ion chromatogram，EIC）　针对图 13-13 中的总离子流图，可以针对苯并（a）芘的分析需求分别提取 *m/z* 为 252 和 126 的 EIC，一般可排除干扰离子的影响。

5．确定离子对　对于三重四级杆质谱，确定特定物质的母离子后，对母离子进行诱导活化，可通过产生的子离子信息进一步鉴定目标物质。同时，可以利用目标物质的母离子 - 子离子对信息，对目标物质进行定性和定量分析。图 13-14 所示为苯并（a）芘的母离子（*m/z* = 252.1、250.1、126.1、125.1 等）经诱导活化后产生的子离子图，可用离子强度比较大且区别于其他干扰离子的子离子作为特征离子，比如离子对（252.1 → 250.1）。按照这种方法，可得到 16 种 PAHs 的定性和定量离子（表 13-3）。

（二）定量分析

使用气相色谱 - 三重四级杆质谱联用仪确定目标物质在质谱仪的特征离子后，分别选择一个离子对作为定量离子，同时选择一个或多个离子对作为定性离子。一般而言，习惯上选取分子量相对较大的离子对作为定量离子。有些情况下，分子量较大的离子产生的信号强度较弱，可以在基质干扰较小的情况下，选择信号较强的碎片离子与其子离子产生的离子对用于定量，以满足检出限的要求。经过综合分析，16 种 PAHs 的定性和定量离子对信息见表 13-3。

表13-3　16种多环芳烃的质谱定性和定量信息

中文名称	分子量	保留时间（min）	定量离子对	定性离子对
萘	128.18	4.90	128.1 → 102.1	128.1 → 78.1
苊烯	152.20	7.51	152.1 → 126.1	152.1 → 102.1
苊	154.21	8.73	153.1 → 77.0	153.1 → 127.1

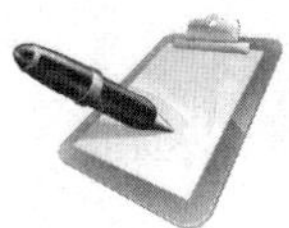

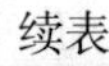

续表

中文名称	分子量	保留时间（min）	定量离子对	定性离子对
芴	166.22	10.93	166.1 → 165.1	165.1 → 164.1
菲	178.23	14.92	178.2 → 152.1	178.2 → 128.1
蒽	178.23	15.08	178.2 → 152.1	176.1 → 150.1
荧蒽	202.25	17.43	201.1 → 200.1	202.1 → 152.1
芘	202.25	19.23	201.1 → 200.1	200.1 → 174.0
苯并（a）蒽	228.29	22.20	228.1 → 226.1	226.1 → 224.1
䓛	228.29	22.58	228.1 → 226.1	226.1 → 224.1
苯并（b）荧蒽	252.30	26.95	228.1 → 226.1	226.1 → 224.1
苯并（k）荧蒽	252.30	27.12	252.1 → 250.1	250.1 → 248.1
苯并（a）芘	252.30	29.23	252.1 → 250.1	126.1 → 124.1
茚并（1,2,3-c,d）芘	276.30	34.95	138.1 → 137.1	276.1 → 274.1
二苯并（a,h）蒽	278.35	35.23	278.1 → 276.1	276.1 → 274.1
苯并（g,h,i）芘	276.30	37.05	276.1 → 274.1	138.1 → 137.1

针对选取的定性和定量离子对，积分色谱图获得其信号强度，可制作标准曲线。一般情况下，有机质谱的定量分析主要采用内标法，以苯并（a）芘为例，采用BAP-D12作为内标，其出峰位置与苯并（a）芘较为接近，如图13-13a所示。两者的浓度、信号强度、相对浓度（目标物质/内标）和相对信号强度（目标物质/内标）见表13-4，根据表中相对浓度和相对信号强度绘制标准曲线。若某样品中苯并（a）芘的信号强度是50 000，内标为10 000（浓度为100 ng/ml），则目标物质浓度为（50 000/10 000 − 0.0416）/1.5599 × 100 ng/ml = 317 ng/ml。

表13-4　内标法定量苯并（a）芘示例数据

浓度水平	BAP-D12		BAP浓度		BAP/BAP-D12	
	浓度（ng/ml）	信号强度（counts）①	浓度（ng/ml）	信号强度（counts）	相对浓度	相对信号强度
L1	100	10 050	0	650 ②	0	0.065
L2	100	9980	10	1600	0.1	0.160
L3	100	9940	20	3150	0.2	0.317
L4	100	10 020	40	6300	0.4	0.629
L5	100	9960	80	13 500	0.8	1.355
L6	100	9930	160	25 500	1.6	2.568
L7	100	10 020	320	50 500	3.2	5.040
L8	100	9990	640	100 000	6.4	10.01

①由于质谱仪存在一定波动，内标的响应信号会在一定范围内变化；

② 由于存在背景干扰，当目标物质的浓度为零时，仪器也可能有一定响应信号。

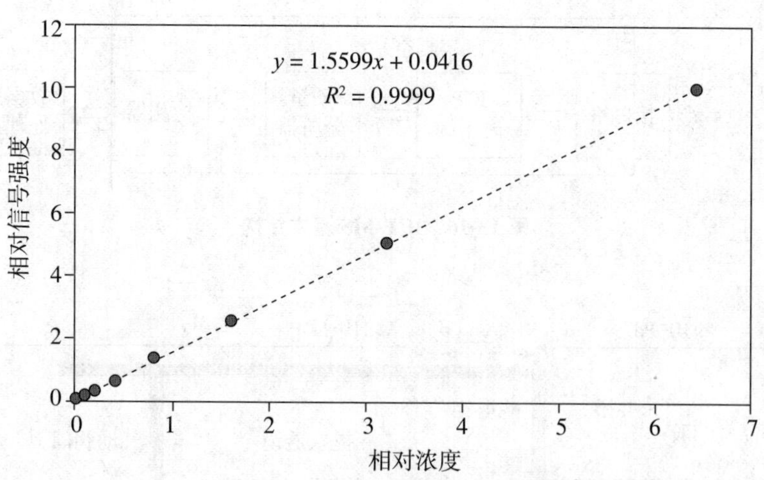

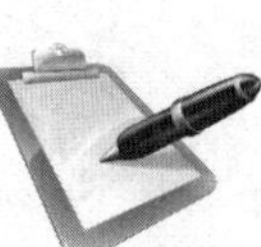

图 13-15　苯并（a）芘的标准曲线

第三节　无机质谱仪

作为质谱大家庭的重要组成部分，无机质谱仪与有机质谱仪工作原理最大的区别是物质离子化方式的不同。无机质谱仪主要包括火花源双聚焦质谱仪（double focusing spark source mass spectrometer）、电感耦合等离子体质谱仪（inductively coupled plasma-mass spectrometer，ICP-MS）和二次离子质谱仪（secondary ion mass spectrometer，SIMS）三种。相比于有机质谱的 EI 源，ICP 具有更高的电离强度。相对于火花源和二次离子，ICP 的电离效率更高，且较为稳定，因此是无机质谱中最常用的电离源。与 ICP 串联的质谱多为四级杆质谱仪，此外，离子阱质谱仪、时间飞行质谱仪、双聚焦扇形场质谱仪等也可以与 ICP 串联使用。ICP-MS 可应用于环境、食品、生物、医药、核工业、冶金等诸多领域，进行物质的形态分析和质谱成像等。除了用于元素分析外，还可利用同位素比值分析进一步拓展其应用。

一、ICP-MS 的基本结构

ICP-MS 的基本结构如图 13-16 所示，主要部件和功能如下：

1．进样系统　将样品直接汽化或者转化为气态或液态气溶胶的形式送入 ICP 离子源。

2．接口室　连接常压高温等离子体和高真空质谱仪，从 ICP 离子源中提取样品离子流。

3．ICP 离子源　将被测样品中的原子或分子在高温 ICP 中电离为带电离子。

4．质量分析器　根据离子的质荷比分离离子。

5．检测器及数据处理系统　接收质量分析器分离出的离子，同时将离子信号放大成电信号，经转换、放大和处理后提供分析结果。

6．真空系统　控制接口室、ICP 离子源、质量分析器和检测器工作的真空环境，确保离子传输的自由程足够大，降低离子之间的碰撞概率。一般由机械泵和分子涡轮泵共同实现。

二、ICP-MS 的接口和提取透镜系统

对于质谱联用而言，接口部分的设计较为关键，须确保等离子体中的离子有效传输到质谱仪，并保持离子的一致性和完整性。在质谱仪和等离子体之间存在着温度、压力和浓度的巨大差异。通常情况下，质谱要求高真空和常温，而等离子体要求常压和高温，两者之间的工作条件完全相反。目前，常用的 ICP-MS 的接口多采用双锥设计，包括采样锥和截取锥，并通过机械泵维持接口处的低真空，如图 13-17 所示。

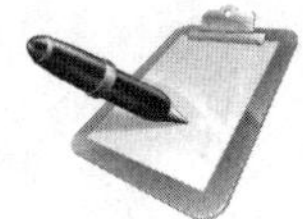

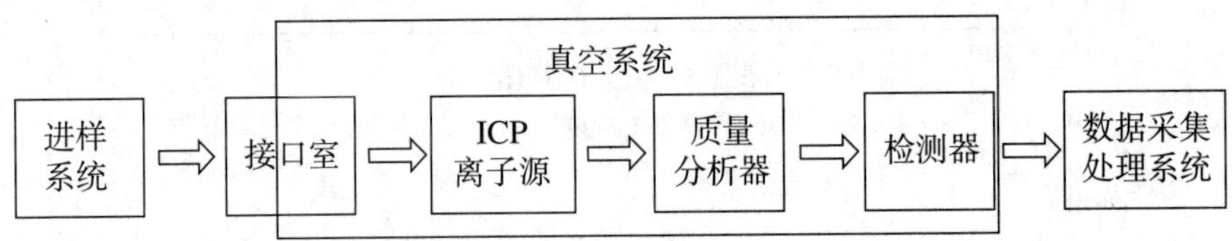

图 13-16　ICP-MS 基本结构

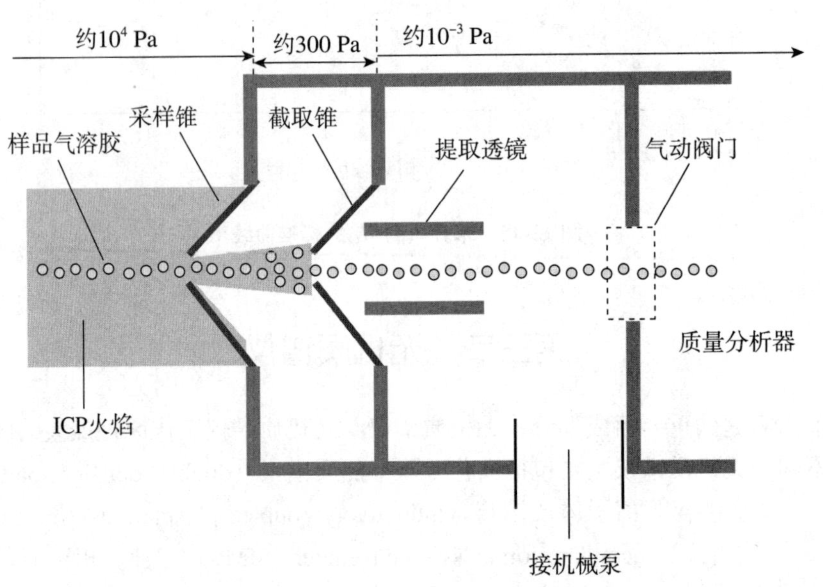

图 13-17　ICP-MS 的接口截面图

两个椎体通常采用镍或铂等抗腐蚀性较强的材料，位于前端的是采样锥，位于后端的是截取锥，两个锥体之间的腔体为膨胀室，通过机械泵维持真空度约 200 ～ 500 Pa。由于采样锥前后存在压差，大量等离子体通过采样锥进入膨胀室，气态原子、分子、离子和电子速度迅速增加，并以超声速在数微秒内膨胀，形成超声喷射流（supersonic jet）。在此过程中，由于电子温度保持着初始温度，电子密度迅速下降，可以防止离子 - 电子复合，有利于对离子开展进一步的分析工作。这种在采样瞬间等离子体组分处于“冻结”状态的物理现象称为绝热膨胀，是对元素离子进行有效测量的基础。截取锥的作用是选择来自采样锥孔的碰撞射流的中心部分，让其通过截取锥进入下一级真空，孔径大小一般为 0.4 ～ 1.0 mm。

高浓度的离子导致聚焦困难，并改变离子束的传输特性，进而致使离子传输效率低下，因此，需要离子聚焦系统将通过接口区的被测元素离子最大限度地送入质量分析器；同时，尽可能去除基体组分及非被测元素离子。离子透镜系统位于截取锥和质量分析器之间，由一组或更多静电控制的透镜组成，并使用涡轮分子泵维持一定真空度（约 10^{-1} Pa），作用是过滤截取锥截取的常压等离子气氛中的离子，送至质量分析器。此外，离子透镜还具有一个至关重要的作用，即阻止颗粒物、中性离子及光子到达质量分析器及检测器。这些粒子会污染质量分析器和检测系统，造成信号不稳并引起背景噪声，降低仪器的检测能力。

三、ICP-MS 的干扰

ICP-MS 的干扰包括质谱干扰和非质谱干扰，即基体效应（matrix effect）。质谱干扰包括多原子离子干扰、同量异位素重叠干扰、难熔氧化物干扰和双电荷离子干扰四种类型。其中，多原子离子干扰是最常见的干扰类型，主要是由两个或两个以上原子结合形成短寿命的复合离

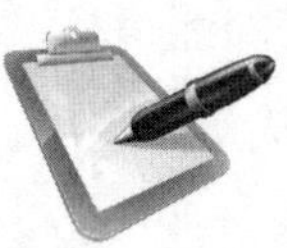

子，包括等离子体和雾化所使用的气体、溶剂和样品的基体组分、样品中其他元素离子，以及来自周围环境的氧气和氮气。丰度最大的 $^{40}Ar^+$ 对 ^{40}Ca 产生强烈干扰；^{40}Ar 与氧原子结合形成 $^{40}ArO^+$，会对 ^{56}Fe 产生明显干扰。样品中如果含有 HCl，$^{40}Ar^+$ 与 ^{35}Cl 可能结合形成 $^{40}Ar^{35}Cl^+$，对 As 的唯一同位素 ^{75}As 可造成定量干扰。常见的与等离子体相关的干扰见表 13-5，与等离子体基体或溶剂相关的干扰见表 13-6。

表13-5　常见的与等离子体相关的干扰

质量数	干扰离子	被干扰离子
39	$^{38}ArH^+$	K
40	$^{40}Ar^+$	Ca
41	$^{40}ArH^+$	Ca
54	$^{40}ArN^+$	Fe，Cr
55	$^{40}ArNH^+$	Mn
56	$^{40}ArO^+$	Fe
57	$^{40}ArOH^+$	Fe
76	$^{40}Ar^{36}Ar^+$	Se
78	$^{40}Ar^{38}Ar^+$	Se
80	$^{40}Ar_2^+$	Se
28	N_2^+	Si
29	N_2H^+	Si
30	NO^+	Si
31	NOH^+	P
32	O_2^+	S
33	O_2H^+	S
44	CO_2^+	Ca

表13-6　一些基体或溶剂中常见的干扰离子

元素	基体或溶剂	干扰离子
$^{39}K^+$	H_2O	K
$^{40}Ca^+$	H_2O	Ca
$^{56}Fe^+$	H_2O	Ca
$^{80}Se^+$	H_2O	$^{40}Ar^{40}Ar^+$
$^{51}V^+$	HCl	$^{35}Cl^{16}O^+$
$^{75}As^+$	HCl	$^{40}Ar^{35}Cl^+$
$^{28}Si^+$	HNO_3	$^{14}N^{14}N^+$
$^{44}Ca^+$	HNO_3	$^{14}N^{14}N^{16}O^+$
$^{55}Mn^+$	HNO_3	$^{40}Ar^{15}N^+$
$^{48}Ti^+$	H_2SO_4	$^{32}S^{16}O^+$
$^{52}Cr^+$	H_2SO_4	$^{34}S^{18}O^+$
$^{64}Zn^+$	H_2SO_4	$^{32}P^{16}O^{16}O^+$

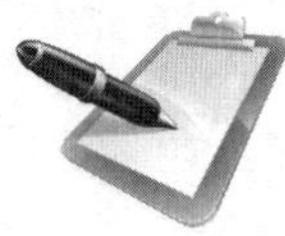

续表

元素	基体或溶剂	干扰离子
$^{63}Cu^{+}$	H_3PO_4	$^{31}P^{16}O^{16}O^{+}$
$^{24}Mg^{+}$	有机溶剂	$^{12}C^{12}C^{+}$
$^{52}Cr^{+}$	有机溶剂	$^{40}Ar^{12}C^{+}$
$^{65}Cu^{+}$	矿物	$^{48}Ca^{16}OH^{+}$
$^{64}Zn^{+}$	矿物	$^{48}Ca^{16}O^{+}$
$^{63}Cu^{+}$	海水	$^{40}Ar^{23}Na^{+}$

消除基体产生的干扰，常采用以下两种方法：

1．分离干扰元素 即利用物理化学反应或者色谱分离技术消除干扰。例如使用离子色谱分离目标元素。这种方法的缺点是增加了样品分析步骤，可能带来试剂空白以及其他可能的污染问题。

2．数学矫正法 数学矫正法在实际分析中应用较多，可以根据较高含量的干扰元素纯溶液，计算干扰系数，离线对分析结果进行矫正；或根据同位素和干扰元素的关系，推导矫正公式进行分析，在线矫正。

非质谱干扰包括空间电荷效应和高盐含量引起的物理效应，其中空间电荷效应是 ICP-MS 的基体干扰的主要原因，主要表现为分析信号受到抑制或增强。透镜的电场收集离子而排斥电子，离子被束缚在一个很窄的离子束中，不是电中性，且离子密度非常高。同电荷离子间相互排斥，离子束明显膨胀，限制了能被压缩在一个给定尺寸的离子束中的离子总数，产生空间电荷效应。同样的空间电荷力作用在所有离子上，轻离子受影响较大，被偏转严重，在透镜容纳体积之外被偏转，导致轻离子的灵敏度偏低。因此，在含有大量重元素的样品中测定微量低质量元素，抑制效应非常严重。对于含盐量较高的溶液，在被测物信号稳定之前，由于盐分在采样锥孔上沉积，信号迅速下降，即信号的损失并非由于进入 ICP-MS 系统的离子数减少，而可能是由于锥孔变小引起离子损失。因此，在分析前有必要喷入与未知样品具有类似组成的溶液 20 ~ 30 min，待仪器信号达到稳态，再开始定量测定。通常情况下，任何一种基体元素（指非被测元素）都可能对被测元素的测定产生影响，只是程度有所不同。一般规律是被测物质的质量数越小，受基体效应影响越严重；基体元素的质量数越大，产生的基体效应亦越大。另外，基体效应与仪器的透镜系统有一定关系。可采用外标法和内标法矫正基体效应。

四、定性分析与定量分析

（一）定性分析

定性分析可用以确定样品中是否存在某个元素或一组元素。一般采用质谱扫描方式进行定性分析，如连续扫描 1 ~ 240 质量数范围的元素，测定每个质荷比处离子信号的大小。若只测定有限个元素，可采用跳峰扫描方式，即固定特定质荷比离子扫描。对于快速确定已知浓度范围的特定元素是否存在，可以合理缩小扫描范围。

（二）定量分析

定量分析时，为了保证测定结果准确，需排除可能的干扰或采用合适的方法进行矫正。通常采用高纯度的金属盐（如硝酸盐）溶液制备相应的标准溶液。应避免使用金属氯化物，以防止分子离子的干扰。稀释高浓度标准溶液时，加入高纯硝酸，可防止痕量被测元素沉淀或

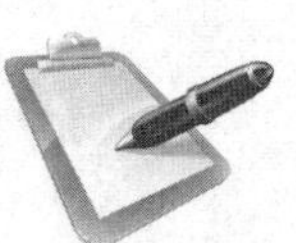

被盛放器皿内壁吸附。标准储备液须保存在密封良好的聚四氟乙烯（polytetrafluoroethylene，PTFE）材质的瓶中，且尽量放置在黑暗环境中防止发生光化学反应。对于复杂样品分析，需要采用基体匹配法，以获得准确测定结果。基体匹配是指在标准溶液加入与样品溶液中相同含量的基质成分，用以矫正基体对目标元素定量的影响。若酸浓度超过 1%（以质量计），则需要酸匹配。一般情况下，仪器的响应信号在测定过程中随时间会发生漂移，使用内标法矫正的结果相对较为可靠。

（三）半定量分析

半定量分析与定量分析的主要区别是无需对标液进行基体匹配。分析固态样品时（比如激光烧蚀），需选择合适的固态多元素标样或者合适的液体标样。半定量分析方法对于快速分析未知样品中被测元素的大致浓度较为有效。

（四）同位素分析法

元素周期表中的大部分元素具有稳定同位素，但丰度不同。通过分别测定相应同位素的离子电流强度的比值，可以确定该元素的两种稳定同位素的丰度比。假设不存在同质量异位素的干扰，且样品中被测元素丰度为天然同位素丰度（即无裂变或辐射影响丰度值），则可通过向被测样品中加入已知丰度的同位素标准品，测定混合样品中同位素丰度值（R），以获取被测样品中目标物质的含量信息。

如图 13-18 所示，将富集同位素稀释剂加入到被测样品中，可得：

$$M_x = \frac{\mathrm{M_e K(A_e\text{-}B_e}R)}{\mathrm{B}R\text{-A}} \tag{13-12}$$

上式中 M_x 为原始样品中被测同位素质量，$\mathrm{M_e}$ 为富集同位素稀释剂质量，K 为样品中被测元素原子量与稀释剂中富集同位素原子量的比值，A 为参比同位素的天然丰度，B 为稀释前样品中富集同位素的丰度，$\mathrm{A_e}$ 为富集稀释液中参比同位素的丰度，$\mathrm{B_e}$ 为稀释液中富集同位素的丰度，R 为参比同位素与富集同位素（混匀后）测得的同位素比。实际分析中，测得的同位素与天然同位素比值可能有所差别，通常使用原始样品中两种同位素测得的比值，而不采用天然丰度比值。

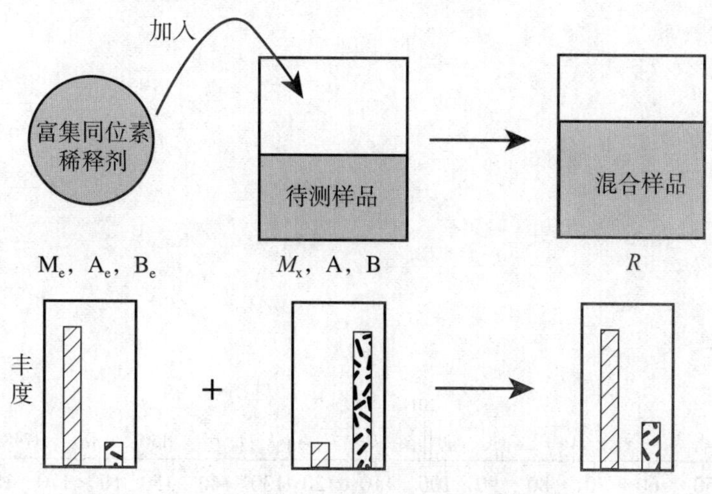

图 13-18 同位素稀释操作示意图

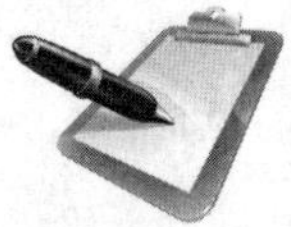

第 13 章　案例分析及思考题、习题解析

案例分析 13-1

质谱法分析车间空气

某工厂的管路出现废气泄露情况，采集气体后直接进样至单四级杆质谱仪做全扫描分析，得到质谱图（图 1）。已知该工厂共有 4 个车间，分别使用一种气体，包括芘（车间 A）、荧蒽（车间 B）、2- 苯基萘（车间 C）和 5,12- 四并苯醌（车间 D），4 个化合物的性质见表 1：

表1　化合物性质

名称	CAS No.	分子式	分子量	沸点（℃）	结构
芘	129-00-0	$C_{16}H_{10}$	202.25	393	
2- 苯基萘	612-94-2	$C_{16}H_{12}$	204.27	358	
荧蒽	206-44-0	$C_{16}H_{10}$	202.25	384	
5,12- 四并苯醌	1090-13-7	$C_{18}H_{10}O_2$	258.27	568	

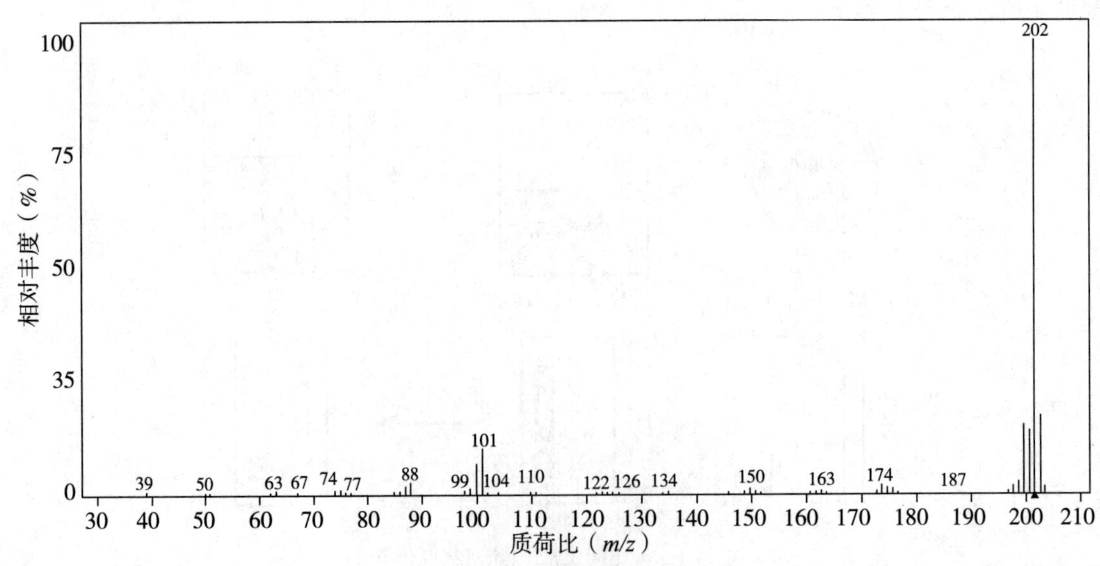

图 1　样品质谱图

当质 / 荷比大于 210，信号强度均为 0。

问题：

1．图中基峰的质荷比是多少？分子离子峰可能是哪个？

2．为什么在质荷比 200 附近会出现峰簇？

3．通过以上信息，是否能确定出现管道漏气的具体是哪个车间？若不能，请基于质谱分析技术提出进一步的分析方案。

思考题与习题

1．请简述质谱法的原理、基本组成和分类。

2．质谱的分子离子、碎片离子和同位素峰的定义是什么？

3．为什么质谱仪需要维持较高的真空度？

4．电子轰击离子源和化学离子源电离分子的原理是什么？写出主要的离子化反应式。

5．简述四级杆质谱仪过滤离子的原理。

（王　斌）

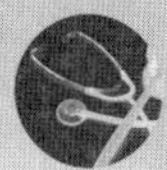

第十四章　分析方法的选择与建立

分析工作的目的是获取有关被测物质的组成、含量及结构等相关信息。其中，选择准确、灵敏的检测方法十分重要。一般情况下，化学分析法（重量分析法、滴定分析法等）适用于样品中被测物质含量较高的情况。若样品中被测物质的含量较低，可选择灵敏度较高的仪器分析法进行测定。预防医学领域所涉及的样品中的被测物质常为微量、痕量甚至超痕量组分，因此，多采用仪器分析法进行分析。对于某些突发事件如急性中毒，需要现场检测的可采用快速检验方法进行分析。对于有争议的需要进行仲裁的情况，则需选择标准方法予以裁决。

分析工作中，选择被测物质的分析方法时，若被测物质已有相关的标准方法，可对标准方法进行验证后采用该方法检测被测物质。若尚无标准方法，可参考已发表的文献中适合的方法予以检测，或新建一个分析方法。在建立新方法的过程中，可采用试验设计（experimental design）的方法以减少试验次数，优化试验方案，提高分析方法的灵敏度。

使用文献中报道的方法或新建的分析方法应用于实际样品检测前，其性能指标需要进行确认。同时，在分析工作的全过程，应积极采取有效的质量控制措施，以提升分析工作质量。应用于预防医学领域的分析方法种类众多，且新方法、新技术不断涌现。本章讨论的分析方法的相关内容仅限于本书介绍的几类常用的仪器分析法。

第一节　分析方法的选择与建立

实际工作中，选择分析方法时需要考虑的因素有很多。一般情况下，可依据分析目的、样品中被测物质的理化性质、浓度范围以及样品基体的特征，结合各类仪器分析法的准确度、精密度和检出限水平，以及方法的选择性、适用范围、测定所需分析时间的长短、分析成本的高低，同时参考实验室现有条件和既往经验等，选择适合的仪器分析方法。

一、分析方法的选择

不同类型的仪器分析法的准确度、灵敏度水平、选择性及其应用范围各有不同。

1．紫外 - 可见光吸收光谱法（UV-Vis）　对紫外 - 可见光有吸收的无机物和有机物均可采用该方法进行测定。若被测物质对紫外 - 可见光无吸收或吸收较弱，可利用显色反应，使之与显色剂生成显色化合物后再测定。该方法应用范围广，仪器简单，但干扰较多。

2．分子荧光分析法（MFS）　适用于测定具有共轭双键（如含有芳香基团、不饱和杂环等）的有机物。分子荧光分析法的特点是方法的选择性强，灵敏度较高，仪器易操作。

3．原子吸收光谱法（AAS）　主要可用于金属和类金属元素的测定。该方法灵敏度高，分析速度快，多用于单元素的分析测定。

4．电感耦合等离子体原子发射光谱法（ICP-AES）　相比较于原子吸收光谱法，该方法可

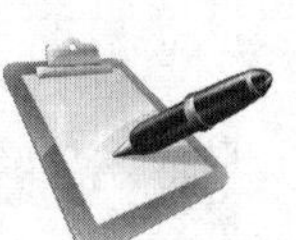

同时进行几十种元素的定性和定量分析。分析速度快，灵敏度较高。

5．原子荧光光谱法（AFS） 主要可应用于 As、Sb、Bi、Pb、Sn、Se、Te、Hg 等易挥发元素的测定（氢化物发生 - 原子荧光光谱法）。该方法的选择性好，灵敏度高，但应用范围受限。

6．气相色谱法（GC） 适用于检测沸点低、易挥发且热稳定的有机物（约占有机物的 15%～20%）。方法的分离效果好，分析速度快，灵敏度高。定性分析时，可与红外、质谱等仪器联机使用。

7．高效液相色谱法（HPLC） 可用于沸点较高、不易挥发且热不稳定的有机物（约占有机物的 75%～80%）的分析。与气相色谱法相比，该方法的应用范围宽，但分析速度较慢，流动相消耗有机溶剂较多。

8．离子色谱法（IC） 可应用于多种阴、阳离子的分离检测。方法的分析速度快，选择性好，灵敏度高。

9．质谱法（MS） 实际应用中，质谱法多与其他仪器分析方法联用，如与气相色谱、高效液相色谱、电感耦合等离子体联用，对有机物和无机物进行定性、定量和结构分析。

10．电化学分析法（ECA） 可用于具有电化学活性的无机物和有机物的分析。电化学分析法的种类较多，大部分电化学分析法所用仪器相对简单（多为小型仪器），操作简便，且方法的选择性较好，灵敏度较高。

一般情况下，若被测物质是无机元素，可选择原子吸收光谱法（如单元素的分析）、电感耦合等离子体原子发射光谱法（多元素的同时分析）、原子荧光光谱法（易形成气态氢化物的无机元素的分析）作为分析方法，也可采用紫外 - 可见吸收光谱法、分子荧光分析法或电化学分析法进行测定。多种无机阴离子或阳离子的同时分析，可采用离子色谱法。若被测物质是有机物，可采用紫外 - 可见光吸收光谱法、分子荧光分析法或电化学分析法进行检测；对于复杂基质中多组分的测定，可优先选择气相色谱法、高效液相色谱法以及气相色谱 - 质谱、高效液相色谱 - 质谱等联用技术进行分析。

二、分析方法的建立

样品采集后，若选择仪器分析法对被测物质进行分析，分析方法的建立主要包括样品预处理方法和仪器工作条件的选择和优化。

（一）样品预处理方法的选择和优化

样品预处理是分析工作的关键环节。选择样品预处理方法时，需综合考虑被测物质的理化性质、样品中被测物质的含量水平、样品中共存物对测定可能带来的干扰，以及所选择的仪器分析法的选择性和灵敏度。如测定前，对样品中低含量的被测组分进行必要的浓缩和富集，以匹配仪器分析法的灵敏度。样品中共存物较多，且对测定产生干扰时，可采用过滤、离心、萃取、沉淀、分解、衍生等方法分离、去除干扰物，提取和富集被测物质。或可采用色谱分析法，如气相色谱法、高效液相色谱法等分离被测物质与干扰物。

样品预处理过程中，可针对具体的处理方法进行优化。如采用液 - 液萃取的方法对样品进行预处理时，可对萃取剂的种类、用量、萃取温度、萃取时间、溶液酸度等萃取条件进行优化，以提高萃取效率。对于某些不适于仪器分析法直接检测的被测物质，可通过衍生反应将被测物质转化为便于仪器分析法检测的新物质。例如对于不能发射荧光的无机物，可使之与有机试剂发生反应，生成具有荧光特性的物质后再测定。这其中，可通过优选衍生试剂和优化衍生反应条件，达到提高检测方法灵敏度的目的。

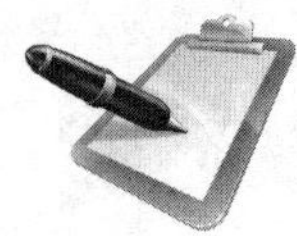

（二）仪器工作条件的选择和优化

使用仪器分析法对被测物质进行分析时，选择和优化仪器工作条件，在一定程度上，可提高分析方法的灵敏度。例如，应用紫外 - 可见吸收光谱法进行分析时，可对测定波长、狭缝宽度、比色皿光程等实验参数进行选择和优化，以增大被测物质对测定波长的吸收值。采用分子荧光分析法进行分析时，可对激发波长和荧光波长进行选择和优化，提高被测物质的荧光强度。气相色谱分析中，可通过优化选择色谱柱（填充柱或毛细管柱、固定相类型、柱长等）、温度（柱温、气化室和检测器温度）、载气及其流速、检测器类型等实验条件，获得最佳灵敏度，完成对被测物质的分析工作。

第二节 常用的试验设计方法

化学分析中，测量结果常常会受到各种因素的影响，且不同因素对测量结果的影响也不尽相同。有的因素会显著影响测量结果，有的因素对测量结果的影响则相对较小。同时，各因素对测量结果的影响还可能存在交互作用，且同一种因素的取值发生变化时，其对测量结果的影响也可能存在差异。

鉴于分析过程中各因素对测量结果影响的复杂性，特别是在影响因素较多，因素的取值范围较大的情况下，想找到最有利于测量结果的各影响因素取值及其最优组合，常需要花费大量时间，进行多次试验，而最终得到的试验结果有可能并不是最优化的试验条件。若想有效地解决此类问题，可采取试验设计的方法安排试验。试验设计是指在各影响因素的取值范围内，科学有效地设计试验方案。通过对试验数据的解析，分析各因素对测量结果影响程度的差异及各因素间是否存在交互作用，并求得最优化的试验条件的一种方法。应用试验设计的方法安排试验，可在一定程度上减少工作量、有效节省分析时间和分析成本，提高工作效率。

在新建分析方法的过程中，可采用试验设计的方法，对样品预处理方法和仪器工作条件进行优化，以有效提高分析方法的灵敏度。

一、基本概念

1．试验指标（experimental index） 即试验设计中，衡量试验效果的物理量。试验指标可以是单一指标，也可以是多个指标。同时，试验指标既可以是定性指标，如颜色的深浅；也可以是定量指标，如吸光度、峰高、峰面积等。

2．试验因素（experimental factor） 即能够影响试验指标量值的物理量。如气相色谱分析中，多个因素可能影响被测物质的分离度，如固定相、柱温和柱长、载气流速等。

3．因素水平（level of factor） 即试验设计中，试验因素的取值。如高效液相色谱分析中，流动相的流速可以选择 0.4 ml/min、0.6 ml/min、0.8 ml/min、1.0 ml/min 四个水平进行比较试验。

二、试验设计方法简介

试验设计时，可根据试验目的，确定试验指标、试验因素和因素水平。可参考试验因素的个数及其水平数，选择适合的试验设计方法进行试验。通过对试验结果的统计分析，考察各因素对测量结果的作用大小及各因素间是否存在交互作用。同时，可求得最优化的试验条件，预测试验指标的最优值。

如前所述，化学分析中，被测物质的测量结果常受到多个因素的影响，且每个因素可有多个取值。单因素试验设计是指在试验过程中，每次只改变一个因素的水平进行试验，其他因

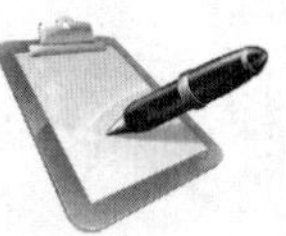

素的水平固定不变，依次考察各因素对试验指标的影响。采用单因素试验设计，可以清楚直观地观察到每个试验因素对试验指标的影响程度。但是，如果各因素间存在交互作用，采用单因素试验设计法选择的试验条件可能不是最优化的试验条件。此外，当试验因素及其水平数较多时，采用单因素试验设计法，试验次数较多，工作量较大，工作效率较低。此种情况下，可采用多因素试验设计的方法，如同时试验法和序贯试验法安排试验。

（一）同时试验法

同时试验法即在试验因素的取值范围内，同时进行多因素、多水平的试验，通过对试验结果的解析，得到最优化的试验条件的试验设计方法。常用的同时试验法有析因试验设计（factorial experiment design）、正交试验设计（orthogonal experiment design）和均匀试验设计（uniform experiment design）。

1．析因试验设计 即试验设计时，按照析因设计表安排试验。通过解析试验结果，考察各因素的主效应及各因素间的交互效应。因素的主效应是指某试验因素对试验指标的影响程度。交互效应是指若某试验因素对试验指标的影响与另一个试验因素的水平有关，说明这两个因素间存在交互效应。若每个因素的水平数为 2，析因设计表可用 FD_n（2^m）来表示，FD 表示析因设计表，m 表示选择的试验因素的个数，n 表示完成析因试验设计需要的试验次数。FD_8（2^3）可表示一个三因素（A、B、C）两水平的析因试验设计，试验次数为 $2^3 = 8$。表 14-1 中的“+”“–”表示 A、B、C 三因素分别取值高、低两个水平，AB、AC、BC 和 ABC 表示因素间的交互效应，表中的第 2 列可用于考察各试验因素对试验指标的平均影响。

表14-1 析因设计表FD_8（2^3）

试验序号	I	A	B	C	AB	AC	BC	ABC
1	+	–	–	–	+	+	+	–
2	+	+	–	–	–	–	+	+
3	+	–	+	–	–	+	–	+
4	+	+	+	–	+	–	–	–
5	+	–	–	+	+	–	–	+
6	+	+	–	+	–	+	–	–
7	+	–	+	+	–	–	+	–
8	+	+	+	+	+	+	+	+

若以 x_i 表示试验因素，y 表示试验指标，三因素两水平的析因试验设计中，试验指标与各因素的关系可表示为：$y = \beta_0 + \beta_1x_1 + \beta_2x_2 + \beta_3x_3 + \beta_{12}x_1x_2 + \beta_{13}x_1x_3 + \beta_{23}x_2x_3 + \beta_{123}x_1x_2x_3$。式中，$\beta_0$ 表示三因素对试验指标的平均影响；β_1、β_2 和 β_3 可分别表示因素 1、因素 2 和因素 3 对试验指标的影响；β_{12}、β_{13}、β_{23} 和 β_{123} 可反映因素间的交互效应。通过计算 β_0、β_1、β_2、β_3 以及 β_{12}、β_{13}、β_{23} 和 β_{123} 值的大小，可了解和比较各试验因素的主效应以及因素间的交互效应。

2．正交试验设计 即试验设计时，按照正交表安排试验。通过极差分析和方差分析可比较各因素对试验指标贡献的大小，以及判断各因素对试验指标影响的差异是否具有统计学意义。正交表可用 L_n（t^m）表示，L 表示正交表，m 为最多可安排的试验因素的个数，t 表示因素的水平数，n 表示试验次数。

L_9（3^4）是应用较多的四因素三水平的正交表（表 14-2），可考察 4 个因素，每个因素安排 3 个水平，需要完成 9 次试验。极差分析时，首先，将 4 因素 3 水平测得的试验指标值分别

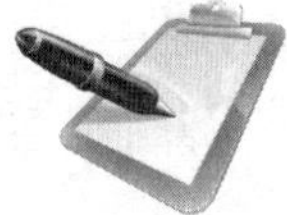

求和（记为 T_1、T_2、T_3）。其次，计算 T_1、T_2、T_3 的平均值 k_1、k_2、k_3，求得各因素 k_1、k_2、k_3 的极差（最大值与最小值之差）。其中，极差大的因素对试验指标的贡献相对较大。由各因素 k_1、k_2、k_3 中数值最大者对应的因素水平，可得到 4 因素优化的水平组合，如 $A_1B_1C_3D_2$。之后，可按照此因素水平组合进行试验，并与正交表中测得的 9 次试验指标值进行比较，验证极差分析的结果。

表14-2 正交表 L_9（3^4）

试验序号	A	B	C	D
1	1	1	1	1
2	1	2	2	2
3	1	3	3	3
4	2	1	2	3
5	2	2	3	1
6	2	3	1	2
7	3	1	3	2
8	3	2	1	3
9	3	3	2	1

3．均匀试验设计 即试验设计时，按照均匀设计表安排试验。对试验结果进行回归分析，可建立试验指标与各试验因素的回归方程，考察各因素间的交互作用，求得各试验因素优化的水平组合，并预测试验指标的最优值。均匀设计表可用 U_n（q^s）表示，U 表示均匀设计表，s 表示最多可安排的试验因素的个数，q 表示因素的水平数，n 表示试验次数。使用均匀设计表时，还可参看其使用表，按照需要考察的试验因素的数目，选取使用表中的某几列进行试验。均匀设计表 U_7（7^4）表示可考察 4 个因素，每个因素可安排 7 个水平，需要完成 7 次试验（表 14-3）。

表14-3 均匀设计表 U_7（7^4）

试验序号	1	2	3	4
1	1	2	3	6
2	2	4	6	5
3	3	6	2	4
4	4	1	5	3
5	5	3	1	2
6	6	5	4	1
7	7	7	7	7

如上所述，三种试验设计方法的试验步骤大致类同。其中，析因试验设计属于全面试验的试验设计方法，可考察各因素水平的所有组合对试验指标的影响。因此，在试验因素或水平数较多的情况下，试验次数会明显增加。如 5 因素 4 水平的析因试验设计，试验次数为 4^5 = 1024，显然，这样大的工作量有违试验设计可有效减少试验次数的初衷。正交试验设计中，利用了正交表均衡搭配、整齐可比的特性，相对于析因试验设计，可用较少的试验次数，求得优

化的因素水平组合。但是对于因素水平数较多的情况，采用正交试验设计，需要完成的试验次数仍然较多，至少为 t^2，即如果因素水平数为 6，则至少需要完成 36 次试验。若想同时考察各因素间的交互效应，则试验次数还会增加。均匀试验设计通过选择有代表性的、均匀分散的试验点安排试验，可明显减少试验次数。均匀试验设计的试验次数与因素水平数相等，即使安排的因素水平多达十几个，也只需完成十几次试验。因此，在化学研究中，当试验因素及其水平数较多时，可应用均匀试验设计法优选各试验因素的水平组合。

实际工作中，可根据需要考察的试验因素及其水平的个数，选择适合的析因、正交或均匀设计表，完成试验设计。

（二）序贯试验

序贯试验（sequential design）是指先进行几次试验，之后，通过对试验结果的解析，判断下一次的试验方向，经多次试验，求得最优化试验条件的试验设计方法。常用的有单纯形试验设计（simplex experiment design）。

单纯形即 n 维空间中具有 $n+1$ 个顶点的凸多面体。棱长相等的单纯形称为正规单纯形。二维空间中，单纯形是三角形，可考察两个因素。三维空间中，单纯形是四面体，可考察 3 个因素。n 维空间中具有 $n+1$ 个顶点的单纯形，可考察 n 个试验因素。

试验中，若需要考察两个试验因素，则构建的初始单纯形为三角形，该三角形的 3 个顶点的坐标分别对应于两个因素的 3 个水平，即需要完成 3 次试验。假设某试验设计中，试验指标的测得值越大越有利于试验结果，则可用 B、N、W 分别表示 3 次试验中测得的试验指标中的最好点、次坏点和最坏点，即 $B > N > W$。为寻找最优化的试验条件，可先舍去其中的最坏点 W。之后，通过计算可得到最坏点 W 的反射点 R。由此，可构建一个新的单纯形 BNR。

若单纯形 BNR 中，$R > B$，说明寻优方向正确，可沿此方向继续扩展，通过计算可求得一个新的试验点 E。若 $E > R$，可在构建的新单纯形 BNE 中，按照上述方法继续试验。若 $E < R$，则以 BNR 为新单纯形，继续试验。

若单纯形 BNR 中，$N < R < B$，可将单纯形收缩，通过计算求得一个新的试验点 F。比较 F 和 R 的大小，在新单纯形中继续试验。

若单纯形 BNR 中，$W < R < N$，则可通过计算，将单纯形再收缩至又一新的试验点 G。比较 G 点和 R 点的试验结果，决定下一次的试验方向，在新单纯形中继续试验。

若单纯形 BNR 中，$R < W$，可通过计算得到新的试验点 H。比较 H 点和 W 点的试验结果，再决定下一次的试验方向，在新单纯形中继续试验。

综上所述，应用单纯形试验设计时，首先，需构建一个初始单纯形，进行 $n+1$ 次试验。之后，舍去 $n + 1$ 个试验结果中对应的最差的试验点，朝着可能改善试验结果的方向，增加新的试验点，构建一个新的单纯形，其后重复上述试验步骤。直到单纯形中最好点与最坏点的试验结果相同或差异在允许的误差范围内，则寻优结束，该单纯形中顶点坐标对应的即为各试验因素最优的试验条件。

第三节　分析方法确认

测定实际样品前，需对首次使用的文献报道的方法、新建立的分析方法的各项性能指标如准确度、精密度、检出限、校准曲线进行确认。若方法的各项性能指标均能满足卫生分析的要求，则可应用该方法检测未知样品。

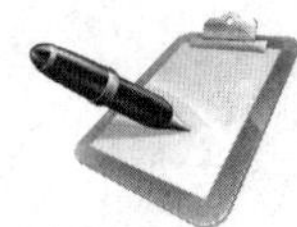

（一）准确度

分析方法的准确度可通过以下三种方法进行评价。

1．标准物质 标准物质（reference material，RM）是指具有一种或多种足够均匀和很好地确定了的特性，用以校准测量装置、评价测量方法或给材料赋值的一种材料或物质。有证标准物质（certified reference material，CRM）是指附有证书的标准物质。标准物质在其有效期内具有均匀性，其量值稳定、准确。标准物质的证书中会标示其标准值（A）及不确定度（uncertainty，U）。例如高、低两种浓度的人尿铅标准物质中，铅的标准值及其不确定度分别为（307±28）μg/L 和（104±11）μg/L。其中，不确定度是指一定置信水平下测量结果不可确定的程度，可表征被测量值的分散性，是对分析过程中各种影响因素对测量结果影响程度的一种定量表示。

标准物质可分为一级标准物质和二级标准物质，二者均为有证标准物质。一级标准物质是指采用绝对测量法或两种以上不同原理的准确可靠的方法定值，或多个实验室合作定值的物质。二级标准物质则是指采用与一级标准物质进行比较测量的方法或其他准确可靠的方法定值的物质。一级标准物质的准确度水平、均匀性和稳定性均优于二级标准物质。

标准物质需在其有效期内使用，且使用过程中，应注意其性状是否有变化、储存环境是否合乎要求。如发现异常应停止使用。使用有证标准物质评价分析方法的准确度时，选择的标准物质的基体应尽可能与样品一致或非常相似。如评价血铅的分析方法准确度时，可采用牛血铅标准物质。

可通过比较标准物质平行样（$n = 6$）的测量结果（$\bar{x} \pm t_{\alpha,f}\dfrac{s}{\sqrt{n}}$）与其标准值（$A \pm U$）的差异是否具有统计学意义评价分析方法的准确度。若$|\bar{x} - A| > \left[\left(t_{\alpha,f}\dfrac{s}{\sqrt{n}}\right)^2 + U^2\right]^{\frac{1}{2}}$，表明标准物质的测量值与其标准值间的差异已超出随机误差的范畴，该方法存在系统误差。反之，则表明该方法准确可靠。

若无适合的标准物质，则可采用测定加标回收率（recovery）或与标准方法比对的方法评价分析方法的准确度。

2．加标回收率 在校准曲线的线性范围内，测定样品中高、中、低 3 种浓度（每种浓度取 6 个平行样）的被测物质的加标回收率。加标后样品中被测物质的总浓度不应超出校准曲线的线性范围。加标回收率的计算公式如下：

$$\text{加标回收率} = \frac{\text{加标样品测量值} - \text{样品测量值}}{\text{加标量}} \times 100\% \tag{14-1}$$

一般情况下，加标回收率应在 85%～115%范围内。

3．标准方法 在校准曲线的线性范围内，比较待评价的分析方法与标准方法对相同样品中高、中、低 3 种浓度（每种浓度取 6 个平行样）的被测物质的测量结果。若两种方法测量结果的平均值间差异无统计学意义，说明待评价的分析方法准确可靠。反之，说明该方法存在系统误差。

（二）精密度

在校准曲线的线性范围内，同一天（日内）或相同实验条件下连续 6 天（日间）测定样品（或加标样品）中高、中、低 3 种浓度的被测物质，每种浓度取 6 个平行样，以日内和日间测量结果的相对标准偏差表示分析方法的精密度。一般情况下，日内和日间测量结果的相对标准

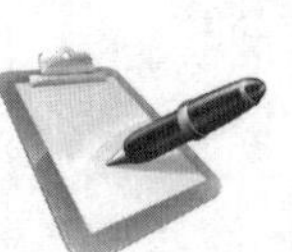

偏差应≤ 10%。

（三）检出限

分析方法检出限的大小，可以通过多次空白试验的方法获得。空白试验的测量结果为空白值（blank value）。分析过程中，实验室环境（如室内灰尘、室内存放的有机物等）、试剂（纯度、储存环境是否合乎要求等）、器皿（如吸附或污染样品溶液或标准溶液、是否清洗得当等），以及分析人员的技术水平等均有可能影响空白值的大小。空白值的大小可影响检出限的高低，特别是对于样品中痕量组分的分析，被测组分的测量值与空白值有可能处于同一数量级。因此，分析工作中，应针对空白值的来源，积极采取有效措施，尽可能地将空白值控制在低水平。

若分析方法的检出限高于样品中被测物质的浓度，可通过适当的样品预处理方法对被测组分进行必要的浓缩富集以增大其浓度，或另选其他更灵敏的分析方法。

（四）校准曲线

仪器分析法中，常采用校准曲线法对被测物质进行定量分析。因此，校准曲线的准确性会直接影响分析结果的可靠性。仪器分析法中，校准曲线多为直线。为减小误差，校准曲线的相关系数应满足 $|r| > 0.999$。

（五）分析结果的表示

实际工作中，不可能对分析对象的总体全部进行分析。与此同时，对样品进行无限多次的重复测量也是无法做到的。因此，通常是以样本有限次数的测量结果来估计总体的情况。即以样本平均值（$\bar{x}$）估计总体平均值（μ），以样本的标准偏差（s）估计总体的标准偏差（σ），则分析结果可用下式表示：

$$\mu = \bar{x} \pm t_{\alpha,f}\frac{s}{\sqrt{n}} \tag{14-2}$$

式中，$t_{\alpha,f}$ 表示显著性水平为 α、自由度为 f 时的 t 值。n 为样本的平行测量次数。

上式可表示在一定的置信水平下，以样本平均值为中心的总体平均值可能存在的范围。

第四节　分析过程的质量控制

卫生分析工作从样品采集开始，样品经必要的预处理后，选择和采用适合的分析方法进行检测，运用统计学方法对测定所得的实验数据进行检验和处理，并提交分析结果。此为分析工作的全过程。

如前文所述，分析过程中误差的客观存在，可导致测量结果偏离其真值。因此，为提高分析结果的准确性，应在分析工作的全过程实施质量控制（quality control，QC），监控分析过程和分析结果，以减小和控制分析误差，达到提升分析工作质量的目的。

（一）样品采集过程

样品采集过程中，应统一采样方法，规范采样操作，分析人员应接受过相关培训且掌握相关知识与专业技能。样品中的被测物质在采集、运输和保存过程中，应确保不损失、无污染。通过检验现场空白、运输空白等，可了解样品在采集和运输过程中是否引入了分析误差。

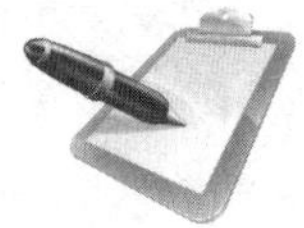

（二）样品预处理与测定过程

1．分析人员 分析人员应接受过检测方法、质量控制方法、仪器原理、仪器操作与维护等相关知识的培训，并掌握相关技能。

2．实验室环境、试剂、器皿 空白值可反映分析过程中各种因素对测量结果的影响。扣除空白值可提高被测物质分析结果的准确度。降低空白值对于样品中痕量组分的定量分析尤为重要。分析工作中，可通过净化空气、提纯试剂、减少试剂用量、规范实验室器皿清洗操作规程等措施减少实验室环境、试剂、器皿引入的分析空白。可通过空白试验检验质量控制措施的实施效果。

3．分析仪器 卫生分析工作中，多采用仪器分析法检测样品。仪器不精密可在被测物质的测量结果中引入系统误差，影响其准确度水平。分析工作中，开展期间核查，检定、校准分析仪器，以确保分析仪器的各项性能指标能够满足卫生分析的要求。

4．分析方法 因分析方法的不完善而引入的系统误差是分析误差的主要来源，选择适合的分析方法（准确度高、重现性好、灵敏度高、选择性好、分析快速、操作简便）可有效降低误差水平。可通过考察分析方法的性能指标，如准确度、精密度、检出限、校准曲线等是否能够满足卫生分析的要求来选择适宜的分析方法。

5．分析过程 应加强对试剂和标准物质的验收、制备、储存和使用，标准溶液配制，校准曲线制作及使用期限等的管理制度，规范其操作规程。样品测定时，进行平行样测试、取10%样本复测。每20个样品做一次空白试验，与样品同步分析，空白值在样品的检测结果中扣除。同时，每20个样品分析一次质量控制样品（quality control sample，简称质控样），可利用质量控制图（quality control chart）分析其测量结果，监控分析工作质量是否处于稳定和可控范围内。

质控样可使用标准物质，也可在空白样品中加入已知量的被测物质的纯物质自行制备质控样。质控样应为稳定和均质化的样品，其物理或化学特性应与常规测试样品相同或充分近似。

实际工作中，可通过累积质控样的测量结果（$n \geqslant 20$）绘制质量控制图。常用的质量控制图有平均值控制图、极差控制图、均数-极差控制图和回收率控制图。

可计算日常累积的至少20个质控样测量结果的平均值（$\bar{x}$）和标准偏差（s），以测定序号为横坐标，依据$\bar{x}$绘制中心线，依据$\bar{x} \pm 2s$和$\bar{x} \pm 3s$分别绘制上、下警戒限和上、下控制限（图14-1），绘制平均值控制图。

分析过程中，与样品同步分析的质控样的分析结果若落在中心线与上、下警戒限之间，表明分析结果仍在随机误差允许范围内，分析结果可靠。若质控样的分析结果超出上、下警戒

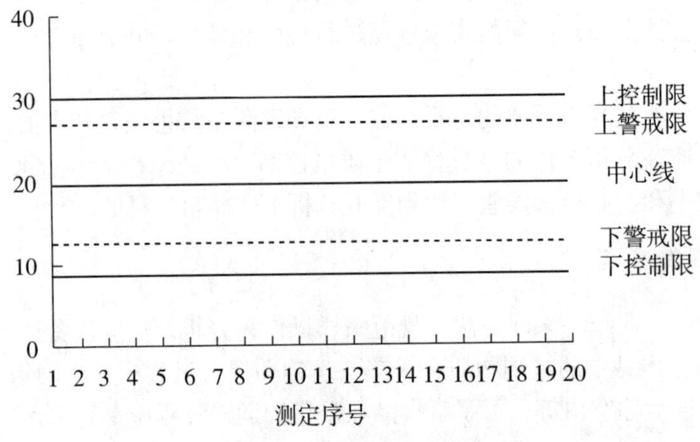

图14-1 平均值控制图

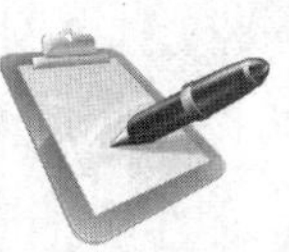

限，但仍在上、下控制限范围内，表明分析质量有失控的趋势，但分析结果仍有效，可以保留。若质控样的分析结果落在上、下控制限以外，表明分析结果已超出随机误差的允许范围，分析质量已失控，需尽快查明原因，重新测定样品。若质控样的分析结果虽然没有超出上、下控制限，但有连续 7 个测量数据出现在中心线的同一侧，同样说明分析质量出现问题，应停止分析工作，查找原因并改正。

质量控制图可用于实验室质量控制，可清楚直观地反映分析水平的变化，及时警示分析过程中可能出现的问题，监控日常分析工作的质量。

（三）数据处理过程

如实记录实验数据，应用统计方法判断可疑值的取舍，正确处理分析数据和表达分析结果，可有效减少数据处理过程中可能引入的误差，提高分析结果的可靠性。

综上所述，分析工作中，应选择适合的分析方法。试验设计方法可应用于新方法的建立。新建立的方法经确认后方可对未知样品进行检测。在分析工作的全过程实施质量控制，有利于降低分析误差，提高分析工作的质量。

案例分析14-1

毛细管气相色谱法测定尿中 N- 甲基甲酰胺

第 14 章　案例分析及思考题、习题解析

小赵是预防医学专业的学生，老师让他查阅有关 N,N- 二甲基甲酰胺（DMF）的相关文献。通过查阅文献，小赵了解到 DMF 是一种性能优良的工业有机溶剂，在石油化工、医药、染料、农药等多个行业应用广泛。DMF 可经呼吸道、皮肤和消化道进入体内，主要靶器官为肝脏，对胃、皮肤粘膜、胚胎发育和心血管系统等也有一定的毒性作用。研究表明 DMF 接触者班末尿中 N- 甲基甲酰胺（NMF）浓度与作业环境空气中 DMF 的浓度呈线性正相关，其值能反映皮肤和呼吸道接触 DMF 的量。

在老师的指导下，小赵采集了 DMF 接触者的班末尿，拟采用超声萃取的方式提取尿中 NMF，离心后，取上清液，毛细管气相色谱法进行测定。通过预实验小赵发现，样品预处理过程中，萃取剂用量（A）、萃取时间（B）、离心时间（C）及离心机转速（D）4 个试验因素可能影响尿中 NMF 的萃取效果。每个因素拟考察 3 个水平，A：1.5、2.0、2.5 ml；B：10、20、30 min；C：10、15、20 min；D：1000、3000、5000 r/min。

问题：

1．可采用何种定量方法？

2．如何优化样品预处理方法？

思考题与习题

1．某有机物可吸收紫外光，同时具有荧光特性，适宜选择何种分析方法？

2．气相色谱法和高效液相色谱法各适于测定何种物质？

3．同时试验法与序贯试验法有何不同？

4．与析因试验设计法相比，均匀试验设计法有何优点？

5．质控图有何作用？

（崔　蓉）

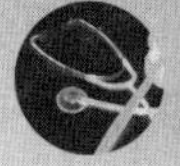

参考文献

[1] 康维均．卫生化学［M］．8 版．北京：人民卫生出版社，2017.

[2] 周颖．卫生分析化学［M］．上海：复旦大学出版社，2014.

[3] 毋福海．分析化学［M］．2 版．北京：人民卫生出版社，2014.

[4] 郭旭明，韩建国．仪器分析［M］．北京：化学工业出版社，2014.

[5] 刘约权．现代仪器分析［M］．3 版．北京：高等教育出版社，2015.

[6] 康维均，毋福海，孙成均，等．现代卫生化学［M］．3 版．北京：人民卫生出版社，2020.

[7] 许晓文，杨万龙，李一峻，等．定量化学分析［M］．3 版．天津：南开大学出版社，2016.

[8] 杨铁金．分析样品预处理及分离技术［M］．北京：化学工业出版社，2007.

[9] 李磊，高希宝．仪器分析［M］．2 版．北京：人民卫生出版社，2015.

[10] 李昌厚．紫外可见分光光度计［M］．北京，化学工业出版社，2005.

[11] 郭爱民，杜晓燕．卫生化学［M］．7 版．北京：人民卫生出版社，2013.

[12] 邹学贤．分析化学［M］．北京：人民卫生出版社，2006.

[13] 北京大学化学系．仪器分析教程［M］．北京：北京大学出版社，1997.

[14] 曾泳淮．仪器分析［M］．北京：高等教育出版社，2003.

[15] 朱明华．仪器分析［M］．北京：高等教育出版社，2000.

[16] 中华人民共和国国家卫生和计划生育委员会，国家食品药品监督管理总局．食品安全国家标准 食品中亚硝酸盐与硝酸盐的测定：GB 5009.33-2016［S/OL］．北京：中国标准出版社，2016：[2022-10-19]．https://www.tech-food.com/kndata/detail/k0227025.htm.

[17] 刘广福，王硕，孙蕊，等．分光光度法同时测定肉制品中的硝酸盐和亚硝酸盐［J］．安徽农业科学，2013，41（20）：8706-8707.

[18] 魏要武，史玉坤，陈峰，等．紫外分光光度法直接测定车间空气中己内酰胺［J］．交通医学，2003，17（4）：459-460.

[19] 邓莉，向莉，陈轩，等．无花果中维生素 C 含量的测定［J］．食品安全质量检测学报，2019，10（13）：4413-4416.

[20] 郑京平．水果、蔬菜中维生素 C 含量的测定 - 紫外分光光度快速测定方法探讨［J］．光谱实验室，2006，23（4）：731-735.

[21] 贾聪聪，刘丽艳，王亚文，等．紫外分光光度法测定热敏纸中的双酚 S［J］．河北大学学报（自然科学版），2020，40（2）：144-150.

[22] 许金钩，王尊本．荧光分析法［M］．3 版．北京：科学出版社，2006.

[23] 吕玉光．仪器分析［M］．北京：中国医药科技出版社，2016.

[24] HIGSON S. Analytical chemistry［M］. New York：Oxford University Press，2004.

[25] HARRIS D C. Exploring Chemical Analysis. 5 ed. New York：W.H. Freeman and Company，2013.

[26] 干宁，沈昊宇，贾志舰，等．现代仪器分析．北京：化学工业出版社，2016.

[27] 毋福海，张加玲．卫生化学［M］．2 版．北京：科学出版社，2016.

[28] 许春向，邹学贤．现代卫生化学［M］．北京：人民卫生出版社，2000.

[29] 胡曼玲．卫生化学［M］．5 版．北京：人民卫生出版社，2004.

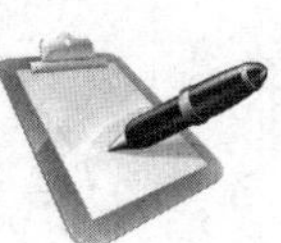

[30] 汪正，邱德仁，张军烨．电感耦合等离子体原子发射光谱分析进样技术［M］．上海：上海科学技术出版社，2012.

[31] 郑力行．卫生检验基础［M］．上海：复旦大学出版社，2003.

[32] 张加玲．卫生化学［M］．北京：中国协和医科大学出版社，2003.

[33] 辛仁轩．等离子体发射光谱分析［M］．北京：化学工业出版社，2005.

[34] 郑国经，计子华，余兴．原子发射光谱分析技术及应用［M］．北京：化学工业出版社，2009.

[35] 张锦茂．ATC 005 原子荧光光谱分析技术［M］．北京：中国质检出版社，中国标准出版社，2011.

[36] 赵静．现代仪器在食品分析中的应用［M］．北京：化学工业出版社，2012.

[37] 中华人民共和国水利部．中华人民共和国水利行业标准 SL327.3-2005 水质硒的测定原子荧光光度法［S］．北京：中华人民共和国水利部，2006.

[38] 刘明钟，汤志勇，刘霁欣．原子荧光光谱分析［M］．北京：化学工业出版社，2007.

[39] 降升平．原子光谱分析技术及应用［M］．北京：化学工业出版社，2020.

[40] 任玉红，王艳红．现代仪器分析技术［M］．济南：山东人民出版社，2014.

[41] 杨桂娣．现代仪器分析［M］．北京：高等教育出版社，2020.

[42] 姚开安，赵登山．仪器分析［M］．2 版．南京：南京大学出版社，2017.

[43] 华东理工大学，四川大学．分析化学［M］．7 版．北京：高等教育出版社，2018.

[44] 武杰，庞增义．气相色谱仪器系统［M］．北京：化学工业出版社，2007.

[45] 许国旺．现代实用气相色谱法［M］．北京：化学工业出版社，2006.

[46] 吴烈钧．气相色谱检测方法［M］．2 版．北京：化学工业出版社，2006.

[47] 孙毓庆．现代色谱法及其在药物分析中的应用［M］．北京：科学出版社，2005.

[48] 傅若农．色谱分析概论［M］．北京：化学工业出版社，2003.

[49] 刘国诠，余兆楼．色谱柱技术［M］．北京：化学工业出版社，2006.

[50] 王晓春，梁丽，周焕英．基于 QuEChERS 净化 / 气相色谱法测定蔬菜及水果中 16 种有机氯农药残留［J］．分析测试学报，2021，40（3）：401 ～ 405.

[51] 汪正范．液相色谱分析技术［M］．北京：中国质检出版社，中国标准出版社，2016.

[52] 于世林．高效液相色谱方法及应用［M］．3 版．北京：化学工业出版社，2019.

[53] 魏福祥．现代仪器分析技术及应用［M］．北京：中国石化出版社，2014.

[54] 张寒琦．仪器分析［M］．3 版．北京：高等教育出版社，2020.

[55] 牟世芬，朱岩，刘克纳．离子色谱方法及应用［M］．3 版．北京：化学工业出版社，2018.

[56] 于世林．图解高效液相色谱与应用［M］．北京：科学出版社，2009.

[57] 杜晓燕，毋福海，孙成均，等．现代卫生化学［M］．2 版．北京：人民卫生出版社，2009.

[58] 赵新颖，屈锋，牟世芬．离子色谱技术的重要进展和我国近年的发展概况［J］．色谱，2017，35（3）：223-228.

[59] 李刚，孙萍，朱岩．离子色谱的抑制系统及相关技术的发展［J］．中国无机分析化学，2015，5（4）：24-34.

[60] 陈爱连，丁卉，方琳美，等．二维离子色谱法同时测定 4 种无机阴离子和葡萄糖酸根离子［J］．色谱，2015，33（12）：1333-1337.

[61] 李林林，朱英存．离子色谱 - 电感耦合等离子体质谱联用（IC-ICP-MS）测定水体中的砷形态［J］．生态毒理学报，2013，8（2）：280-284.

[62] 王海蓝，陈引生，石晶盈．离子色谱法在食品检测中的研究进展［J］．食品安全质量检测学报，2013，4（5）：1437-1441.

[63] 陈倩，于泓．整体柱离子色谱的研究进展［J］．分析测试学报，2011，30（6）：705-712.

[64] 张维．离子色谱法在公共卫生检测中的新进展［J］．中国卫生监督杂志，2012，19（1）：44-49.

[65] 叶明立，胡忠阳，潘广文．毛细管离子色谱法同时测定饮用水中痕量碘离子、硫氰酸根和草甘膦［J］．分析测试研究简报，2011，39：1762-1765.

[66] 诸寅，朱岩，王丽丽．液相微萃取 - 离子色谱法测定污水中痕量芳香胺［J］．色谱，2012，30（4）：345-349.

[67] 王真，姜振邦，李仁勇．离子色谱法测定空气中的氨、肼和乙醇胺［J］．色谱，2016，34（10）：972-975.

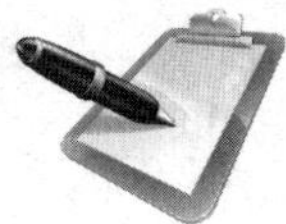

[68] 李偲文，张小东，于泓．离子色谱法同时测定离子液体中的三氟乙酸根、氟硼酸根及卤素离子［J］．色谱，2010，28（7）：708-711.

[69] 要志丹，马继平，胡钢强，等．离子色谱 - 氢化物发生原子荧光法测定海水中 4 种不同形态的砷［J］．青岛理工大学学报，2014，5：58-63.

[70] 李雪梅，陈莹，张学梅，等．离子色谱法测定水产品中的多聚磷酸盐［J］．辽东学院学报（自然科学版），2016，23（3）：157-160.

[71] 陈耀祖，涂亚平．有机质谱原理及应用［M］．北京：科学出版社，2001.

[72] 盛龙生．有机质谱法及其应用［M］．北京：化学工业出版社，2018.

[73] 李冰，陆文伟．ATC 01 电感耦合等离子体质谱分析技术［M］．北京：中国质检出版社，中国标准出版社，2017.

[74] 游小燕，郑建明，余正东．电感耦合等离子体质谱原理与应用［M］．北京：化学工业出版社，2014.

[75] GROSS J H. Mass Spectrometry.2 ed. Heidelberg，Germany：Springer，2004.

[76] SPARKMAN D，PENTON Z E，KITSON F G. Gas Chromatography and Mass Spectrometry：A Practical Guide［M］. 2ed. Singapore：Elsevier，2013.

[77] 倪力军，张立国．基础化学计量学及其应用［M］．上海：华东理工大学出版社，2011.

[78] 潘祖亭．分析化学［M］．北京：科学出版社，2010.

[79] 倪晓丽．化学分析测量不确定度评定指南［M］．北京：中国计量出版社，2008.

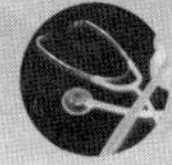

中英文专业词汇索引

A

B

C

D

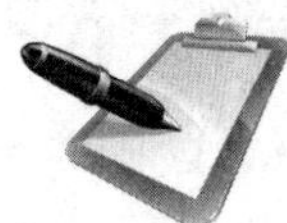

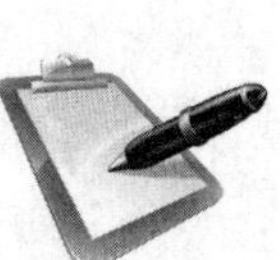

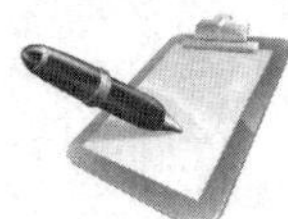

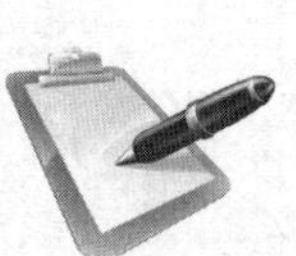